个性化髋膝关节置换术

Personalized Hip and Knee Joint Replacement

原　著　Charles Rivière
　　　　Pascal-André Vendittoli

主　译　李子剑　钱文伟　温　亮

副主译　王志为　谢　杰　孙相祥

译　者

李子剑　北京大学第三医院
王志为　首都医科大学附属北京朝阳医院
温　亮　首都医科大学附属北京朝阳医院
钱文伟　北京协和医院
谢　杰　浙江大学医学院第一附属医院
孙相祥　西安市红会医院
马德思　首都医科大学附属北京朝阳医院

北京大学医学出版社

GEXINGHUA KUANXI GUANJIE ZHIHUANSHU

图书在版编目（CIP）数据

　个性化髋膝关节置换术 /（法）夏尔·里维埃,（加）
帕斯卡 - 安德烈·文迪托利原著；李子剑，钱文伟，温亮
主译 . – 北京：北京大学医学出版社 , 2022.7
　书名原文：Personalized Hip and Knee Joint Replacement
　ISBN 978-7-5659-2638-9

　Ⅰ . ①个… 　Ⅱ . ①夏… ②帕… ③李… ④钱… ⑤温…
Ⅲ . ①髋关节置换术②人工关节－膝关节－置换 　Ⅳ . ① R687.4

　中国版本图书馆 CIP 数据核字 (2022) 第 066080 号

个性化髋膝关节置换术

主　　译：李子剑　钱文伟　温　亮
出版发行：北京大学医学出版社
地　　址：（100191）北京市海淀区学院路 38 号　北京大学医学部院内
电　　话：发行部 010-82802230；图书邮购 010-82802495
网　　址：http ://www.pumpress.com.cn
E－mail：booksale@bjmu.edu.cn
印　　刷：北京金康利印刷有限公司
经　　销：新华书店
责任编辑：冯智勇　　责任校对：靳新强　　责任印制：李　啸
开　　本：889 mm × 1194 mm　1/16　印张：16.5　字数：499 千字
版　　次：2022 年 7 月第 1 版　2022 年 7 月第 1 次印刷
书　　号：ISBN 978-7-5659-2638-9
定　　价：198.00 元
版权所有，违者必究
（凡属质量问题请与本社发行部联系退换）

原著者

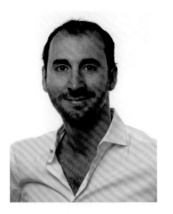

Charles Rivière 是伦敦帝国理工学院（MSK 实验室）、伦敦西南择期骨科中心（South West London Elective Orthopaedic Centre）和 De l'Arthrose-Clinique Du Sport 中心（波尔多，梅里尼亚克，法国）的一名法国关节重建外科医生和骨科临床研究员。他的主要研究方向是开发和评估用于植入髋关节和膝关节假体的个性化技术，即运动学对线技术。在波尔多完成骨科手术培训后，他在巴黎（Pr. T. Judet）、伦敦（Mrs. Sarah Muirhead-Allwood）和蒙特利尔（Pr. P. A. Vendittoli）完成了 3 年的髋膝关节重建的专科医师培训。他的另一位导师 Justin Cobb 在关节置换保守技术方面的造诣影响了他的手术理念。2015 年，他获得 Aix-Marseille 大学的博士学位。目前，他在伦敦帝国理工学院担任骨科名誉高级临床讲师。他的研究主要发表在同行评议的期刊和国际会议上。

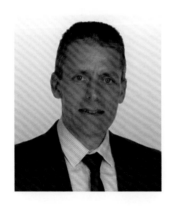

Pascal-André Vendittoli, MD, MSc, FRCS (C) 是 Maisonneuve-Rosemont 医院 / 蒙特利尔大学的外科教授和骨科临床研究员。他的主要研究方向是评估新的外科技术和新的骨科植入物，主要采用前瞻性和随机试验的方法。在大骨科手术培训后，他在澳大利亚墨尔本接受了髋关节和膝关节重建方面的专科培训，并在意大利佛罗伦萨与 Paolo Aglietti 一起接受了膝关节置换专科培训。2005 年，他获得蒙特利尔大学生物医学科学 / 临床研究硕士学位。

Vendittoli 是蒙特利尔大学骨科科研主任。近年来，他在同行评议的骨科学术会议上发表论文 300 多篇，并受邀担任讲者 200 多次。在同行评议期刊上发表了超过 125 篇关于髋关节和膝关节置换术的学术论文。作为外科教授，他指导了多名学生（硕士、博士和博士后）和关节置换术方面的研修生。他目前是蒙特利尔大学髋关节和膝关节重建博士后工作站的主任。

2003 年，他获得了加拿大骨科学会颁发的 Alexandra-Kirkley 青年学者最佳研究奖。为此，自 2007 年起，他被魁北克基金会授予临床研究员称号。2009 年，他获得了美国髋关节学会颁发的"John Charnley 奖"。2010 年，获得了加拿大骨科学会颁发的最佳基础科学研究工作创始人奖章。2016 年，获得了加拿大骨科学会最负盛名的"Edward Samson 奖"。

致敬我的导师们，是他们的教导和支持为我的职业生涯铺平了道路。感谢我的家人，他们的支持和爱永无止境。还要感谢并致敬本书的读者，因为你们拥有非凡的好奇心、创造力和胆大心细——这些是优秀外科医生的关键素质，你们充分认识了"卓越"一词的含义并知道如何实现它。

Charles Rivière

我想向所有我读到过、听到过或遇见过的手术技术革新的支持者致敬。开创性的工作需要超越自己的视野，经历不确定性并肩负变革的风险。他们让我学会坚信自己的内心，而不仅仅是那些已经确立的思想。我衷心感谢这些先行者，是他们在每天激励着我，让生活充满了无限可能。当他们读到这些话时，一定会意识到我说的就是他们自己，尽管谦逊又会让他们产生怀疑。

Pascal-André Vendittoli

译者前言

  髋膝关节置换手术经历了数十年的发展，取得了巨大的成功，目前已接近成为标准化、流程化的手术。随着社会人口老龄化的进程，越来越多的老年人需要接受髋膝关节置换手术。据不完全统计，我国每年的髋膝关节置换手术量已超过 70 万台。因为手术技术的成熟，更多的年轻患者接受了置换手术，这也为髋膝关节置换手术提出了更高的要求。而传统的关节置换手术虽然能显著减轻关节疼痛，改善关节功能，但患者的满意度并不理想。这在膝关节置换的患者中尤其明显，传统的膝关节置换患者的满意率仅为 80%~85%，还有很大的提升空间。

  传统的膝关节置换手术受限于最初材料学和假体设计的条件，更多地考虑了肢体的机械学属性，忽略了患者的个体差异，按机械学对线形式将假体安放在垂直于机械力线的位置，虽然假体远期生存率得到了保证，但也明显地改变了膝关节的生物力学环境，有可能是造成患者术后膝关节僵硬、疼痛和不满意的原因。运动学对线的膝关节置换理念为关节外科医生打开了新的一扇窗，让人看到了一种截然不同的理论体系。运动学对线追求恢复术前原始关节面的位置，不松解软组织，恢复膝关节的自然运动学。机械学对线的支持者认为恢复原始关节面的位置固然好，但如果合并发育异常，胫骨假体放置在过度内翻的位置难免对假体的生存率有所担心。有限的运动学对线从理论上对这一顾虑给出了解决方案，遵从运动学对线的基本原则，当发育上力线超出安全范围，则在截骨时进行微调，使得下肢整体力线仍处于安全区内，这就使运动学对线的原则适用于几乎所有患者，是对患者的个性化解决方案。

  髋关节置换方面近年来逐渐打破了传统的 Lewinnek 安全区的概念，取而代之的是功能性安全区的理念，更强调结合患者个体的脊柱 - 骨盆 - 髋关节的联合运动特点来确定假体安放的合理位置，使髋关节置换手术趋于个性化和整体性。

  近年来兴起的计算机辅助导航和机器人等数字化技术为精准的个性化假体植入提供了技术支撑，使个性化的精准植入成为可能，个性化髋膝关节置换已经在理论和技术上形成了较为完整的体系。

  《个性化髋膝关节置换术》一书较为系统和全面地介绍了个性化髋膝关节置换的理论原则和手术要点，希望可以为广大关节外科医生提供参考和帮助。原著的作者采用了开放版权，体现了极高的学术理想与信念。对于本书的翻译，我们在内容和形式上均力求忠于原文，反映原著者的观点，但限于水平与时间，书中难免存在不妥之处，恳请广大读者批评指正。衷心感谢为本书出版付出大量心血的所有译者，感谢北京大学医学出版社的编辑老师，正是大家的共同努力才有了本书的出版。感谢嘉思特医疗器材（天津）股份有限公司对本书出版给予的帮助。

译 者

原著序言

　　非常荣幸能为这本名为《个性化髋膝关节置换术》的著作贡献自己的微薄之力。这是一个纷繁复杂的主题，所围绕的主线是如何选择最合适的假体组件以及最适配个体解剖的植入方式。这种关节置换的个性化方法并不局限于过去的标准，比如患者的体型和性别。在我从事膝关节置换术的初期，我就意识到它应该需要更精准的操作流程，尤其是在我 1974 年访问洛杉矶的 Leonard Marmor 之后。1972 年，Marmor 开展了由他命名的第一个"保守全膝关节置换术"。它包括两个独立的股骨髁表面置换组件，并分别与两个聚乙烯胫骨平台组件相关节，保留胫骨髁间棘和交叉韧带。但采取这种植入方式发现有 1/3 患者的内外侧胫骨平台宽度存在显著差异，因此导致了不对称的假体置换。这种解剖学特性可以解释固定平台全膝关节组件旋转定位的窘境，以及许多与假体失败相关的临床并发症。

　　除了解剖学和技术上的考量之外，个性化的概念还需整合另一个重要因素，即患者的生理年龄。在我的执业生涯中，我一直反对"60 岁以下的患者不应接受关节置换"这个断言，虽然到目前为止还经常遇到这种过时的说法。它应被新的观念所取代，即特定年龄使用特定类型的假体，同时要考虑患者的一般状况、活动类型（尤其是职业类别）和体育运动水平。对于年轻患者，选择的假体必须尽可能保留骨和软组织。这将使未来可能的翻修手术变得更容易，使其几乎可以与初次手术相媲美。髋关节表面置换和部分膝关节置换术是这种"保守"关节置换术概念的较好例证。对于体弱的老年患者，手术的目标应该是最大限度地减少手术风险。因此，髋关节置换术中需预防假体周围骨折和脱位的风险，膝关节置换如有可能尽量采用单间室置换，这些都是合理的选择。而在这两个年龄段之间，假体选择的术者间差异可能较大。

　　在实施个性化的关节置换时可能会遇到许多障碍。许多医院虽然假体组件库存足够大，但是只有少数的假体设计类型。这通常是由行政有关的经济因素造成的，但是有时也可能是科室主任决定的。主任可能偏好更宽容的假体，比如后稳定型膝关节假体，而不是保留骨质更多的其他类型假体，并鼓励其他医生使用他偏好的假体。现代社会对手术的监管日益严格，经常看到年轻的医生通过掌握一种设计假体的植入来寻求安慰，因此不能理解和掌握个性化的植入方法。只有在消除这些阻碍因素后，患者个性化关节置换的概念才会得以有效应用和推广。

　　由于所用假体和植入技术的多样性，保证个性化植入的安全性和有效性可能较为困难。随着技术的进步，先进的辅助对线工具可能会在这一领域发挥越来越大的作用，并有可能成为未来的标准。因此，3D 手术规划、计算机辅助手术、机器人技术和增强现实技术可能成为未来的关键工具，并可能为医生提供额外的法律保护。必须针对经济学上的限制达成持久的解决方案。除了上述因素外，应牢记个性化髋膝关节置换术中最重要的因素：承认和接受日益复杂的学习曲线。

《个性化髋膝关节置换术》是一部优秀的作品，它通过高效的编纂，最大程度地保证了内容的时效性和临床相关性。本书所有章节均由该领域的国际专家撰写，这些专家均有相关主题的编写经验。此外，本书非常重视循证证据。本书的插图丰富，并有效地展示了手术过程的细节。向完成这项艰巨任务的 Charles Rivière 和 Pascal-André Vendittoli 表示热烈祝贺！

Philippe Cartier

塞纳河畔纳伊，法国

原著前言

　　髋关节和膝关节置换术是非常成功的手术，尽管它们的残留症状和并发症发生率不可忽视。不满意的临床结果主要与假体关节的生物力学较差有关。然而，假肢组件的材料、设计以及精确辅助植入技术方面的最新进展并没有改变现状。这可能是因为髋关节和膝关节组件植入技术的"金标准"旨在为所有患者以类似的方式植入假体，而忽略了每个人独特的关节解剖学和运动学。关节置换的系统性植入技术最初是为了简化手术过程而设计的，目的是使植入过程更加可靠。

　　这些系统性技术自从20世纪70年代（髋关节）和80年代（膝关节）在全球范围推广以来，关节置换术学界已经发生了巨大变化。医生变得更加专业，基本都接受过专科培训，培训目标是成为单个关节（髋关节或膝关节）或手术类型（关节置换）的专家。假体设计变得更加复杂，包括组配式、各种形状和尺寸。通过使用辅助技术工具（例如计算机或机器人辅助手术、患者个性化截骨导板）和术前或术中三维动态规划，使假体植入的精度和准确性显著提高。过去几十年的这些变化，加上最近因为忽视个体解剖学和运动学导致有害临床结果的证据，促使关节置换术朝着更加个性化的方向发展。

　　这本《个性化髋膝关节置换术》旨在为从系统性手术到个性化手术的模式转变铺平道路。它是一本供执业医生或专科培训医生使用的实用手册，为了实现髋关节和膝关节疾病患者的最佳治疗效果，本书介绍了个性化植入假体组件的相关知识；详细阐述了旨在保留个体特异性关节解剖学和运动学的个性化手术技术和组件设计，以及这些技术背后的基本原理；还介绍了实现精准个性化植入的辅助技术工具。

　　我们希望本书能成为骨科临床实践中重大理念变革的奠基石，并强调了目前同质化、简单化手术方式的不利影响。凭借人才、专业知识和技术的支持，关节置换的"个性化和菜单点菜式"理念将在未来发挥重要作用。我们感谢所有作者，凭借他们杰出的智慧、专业知识和奉献精神，完成了如此高质量的、全面的、循证的并配有丰富插图的工作。追求"遗忘的关节"（forgotten joint）是我们的最终目标。

　　借此，我们决定创建一个名为"个性化关节置换术协会"（Personalized Arthroplasty Society, PAS）的国际协会。该协会将引领从系统性手术到个性化手术的模式转变（参见网站：www.personalizedarthroplasty.com）。该协会的目标是：
- 通过出版物（科研论文和书籍）和教育活动（如学术大会和研讨会）来提升"个性化关节置换术"理念的形象。
- 促进"个性化关节置换术"领域的网络合作、信息共享、教学指导、执业机会、领导力培训和专业发展。
- 通过教科书、在成熟的同行评议的PubMed期刊上发表的论文、教育活动（年度学术大会、研讨会）和专科培训游学活动，规范"个性化关节置换术"的教学。

- 支持"个性化关节置换术"的评估和细化（研究和审核角色）：支持个性化关节置换术的评估项目。将启动与 OTSR 期刊（5 年 IF：1.968）的合作并出版专栏（PAS 版）。

我们欢迎各位进行会员申请，并期待与你们建立牢固的学术合作和友谊关系。

Charles Rivière

伦敦，英国

Pascal-André Vendittoli

蒙特利尔，QC，加拿大

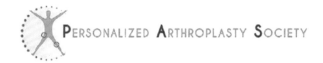

目 录

第六篇　使用特定假体进行个性化膝关节置换

第七篇　使用特殊工具获得假体定位的个性化膝关节置换

第1章　循证医学与个性化医学的矛盾与共存

1.1　什么是循证医学？

循证医学（evidence-based medicine, EBM）的核心思想是整合现有的最佳临床研究证据、医师的专业知识和患者的意愿，三者结合以制订患者的干预措施[1]。循证医学与传统医学有着重要区别。传统医学以个人经验为主，医生根据自己的临床实践经验和高年资医师的指导来处理患者。1990年，戈登·盖亚特（Gordon Henry Guyatt）教授首次提出"循证医学"一词，后由大卫·萨科特（David Sackett）教授等进一步完善和推广。萨科特教授认为循证医学实践过程中有"三个要素"：最佳证据、临床技能、患者意愿[1]。接下来，我们将系统地讲述这三个方面。

1.1.1　最佳证据

在实施干预之前，医务人员必须保证该治疗措施是有效的，是利大于弊的。通过对未经证实的治疗方案、诊断工具等提出质疑，可以避免医务人员广泛地使用无效的或弊大于利的治疗方案。循证医学系统而科学地为我们提供了评估医疗干预措施有效性的工具，以判断这些干预措施的证据是否有力度和令人信服。"现有的最佳证据"意味着：某些证据要比其他证据更好。这就引出了循证医学的一个关键原则：证据的等级。许多医疗人员都知道"证据金字塔"，即把高质量的证据放在金字塔的顶部，把低质量的证据放在金字塔的底部[2]。循证医学有助于我们区分哪些研究是高质量的，哪些研究是低质量的。然而，这种分类并不是二元的，证据的质量是一个连续体。一般来说，关于治疗疗效问题的最高质量证据来自随机对照试验（randomized controlled trials，RCTs）和对随机对照试验的系统评价。原因是，如果操作正确，随机化的过程会平衡组间已知和未知的各种因素，组间唯一的区别是试验的变量。然而，随机对照试验并不永远是我们的最佳选择，当存在严重方法论缺陷而无法践行随机双盲的情况下，循证医学允许大家使用较低等级的证据[3]。例如，一项研究的规模太小，无法平衡不同群体间的各种因素，这可能导致该研究证据级别降低。前瞻性队列研究通常属于Ⅱ级证据，因为它们缺乏随机化过程，因此它们的结果偏倚更大，质量更低。回顾性病例对照研究属于Ⅲ级证据，因为它们比前瞻性研究的偏倚更明显，比如回忆偏倚。病例报告为Ⅳ级证据，因为它们缺乏对照组，不能确定效果是因为治疗，还是诸如时间之类的其他因素。专家观点是Ⅴ级证据，因为观点很容易受到个人理念、利益冲突等影响。将批判性的视角应用到研究中，将有助于我们选择更有效的干预措施。

1.1.2　临床技能

循证医学的质疑者常道，循证医学否定了医生的价值，而倾向于使用一种冷漠、刻板的医学公式，这种公式只建立在证据的等级上[4]，而事实并非如此。最佳证据不能代替临床医生的培训和经验，仅凭证据是不足以做出临床决策的，循证医学需要专业知识和最佳证据的结合。JAMA系列的文献使用指南是一个重要的循证医学资源，它指导我们如何评估特定的证据是否适用于特定的患者[5]。它教导临床医生问自己："研究中的患者和我的患者相似吗？"要回答这个问题，临床医生必须运用他们的专业知识去判断。例如，一项主要包含患有合并症的老年女性的研究结果并不适用于身体素质优秀的年轻男性运动员，即使这个研究的证据质量非常高。

1.1.3　患者意愿

循证医学的第三个要素就是患者的意愿和选择[6, 7]。虽然这一要素最常被遗忘，但是它历史悠久，自20世纪90年代以来就写入了循证医学的正

1

式定义中[1]。除了现有的最佳证据和临床医生的专业知识，我们还必须考虑到患者的意愿。例如，一个刚退休的有运动需求的骨关节炎患者可能比一个非常年长的患者更重视假体的寿命。同样，工作繁忙的年轻职员可能更倾向于选择一个能够让自己尽快恢复工作、重返职场的治疗方案。这一原则强调，循证医学并不是一套刻板的公式，也不是一种能够适用于所有患者的万金油。

1.2　循证医学有缺点吗？

　　循证医学并不完美，而且还在不断发展当中。循证医学的不足之一是执行起来有难度，正确地执行需要大量的培训和练习。然而，任何一种技能的熟练使用都需要培训和练习，外科医生也要经过 10 年甚至更长时间的培训才能成为专家。另外，循证医学还存在可行性问题，最高质量的证据（即 RCTs）往往需要花费数年时间和数百万美元才能完成。然而，如果随机对照试验不可行，也可以参考队列研究、病例对照研究或单个病例随机对照研究，即使它们没有随机双盲对照试验那么有效力，但可以提供比经验治疗更好的证据。除此之外，有时决策制定者和临床医生会忘记仅凭证据是不够的，他们会过度追求最佳证据。其实临床上的很多医疗决策都需要将最佳证据与患者意愿相结合，这与个性化治疗的原则是一致的。循证医学的缺陷还有人们常常错误地认为研究的结果只适用于大多数普通患者，而不适用于特殊的个别患者。对此，许多循证医学的书籍[5]和会议[8]都就如何将循证医学应用于特殊患者提供了明确的指导。

1.3　什么是个性化医学？

　　个性化医学源于基因组学，在肿瘤的靶向治疗中有着独特的应用。其理念是，将患者划分为不同的风险组（如某生物标志物的存在与否），并对不同的风险组给予不同的治疗[9]。这一理念在骨科也有明确的应用，特别是在关节置换术中，许多患者对术后的关节不满意，尽管没有并发症[10]。运动学对线可以更好地恢复关节解剖和软组织平衡，定制假

体可以更准确地恢复患者原本的关节，手术机器人可以完成术中精准截骨，还有 3D 打印等技术，这些都是通过个性化干预促进骨科领域发展的创新。这听起来不错，但定制的假体和其他技术创新都会提高手术的成本，我们需要证据去证明，证明患者花更多的钱是值得的。

1.4　循证医学和个性化医学是否矛盾？

　　当问及戈登·盖亚特教授这个问题时，他答道："我觉得这个问题有点可笑"[11]。循证医学的很多成果和方法论被误读、错读或刻意歪曲，对医务工作者产生了很多误导，比如认为循证医学是教条主义、是刻板的公式，没有考虑到患者的意愿或患者之间的差异，否定医师的价值，文献类型决定证据等级，等等。这些错误观念导致了人们认为个性化医学是循证医学的对立面，个性化医学和循证医学是矛盾的。那么现在就让我们来纠正这些误解。

- **循证医学是教条主义**。循证医学不是教条，它是一套指导方针，帮助我们决定医疗干预是否有效和安全，以及研究证据是否适用于我们的患者。医师的专业知识、决策力和判断力在循证医学的每一个阶段都发挥着作用。
- **循证医学没有考虑到患者的意愿**。循证医学的三个基本原则之一是，在选择干预措施时，应考虑患者的意愿和患者之间的差异。在设计研究和选择研究结果时，循证医学主张将患者作为合作者[13]，共同参与医疗决策[12]。
- **循证医学没有考虑到患者之间的差异**。我们可以通过亚组分析对不同的患者根据研究变量进行分类，从而得出不同的结论[14]，如研究扩髓与非扩髓髓内钉治疗胫骨骨折的情况时，开放性骨折与闭合性骨折的治疗效果不同[15]。
- **循证医学否定了医师的价值**。循证医学的三个基本原则之一是医师的专业知识不能被证据所替代。临床专家仍然需要依据自己多年的临床经验和专业知识决定这些证据是否适用于特定的患者。
- **文献类型决定证据等级**。除了基于文献类型的证据金字塔，GRADE 分级对证据质量有新的补充。

由于伦理或可行性的原因，患者不能随机分组时，单病例随机对照试验（N of 1 trial）可以弥补随机对照试验的不足。单病例随机对照试验是基于单个患者的多重交叉设计的临床试验，整个研究中只有一个研究对象，研究对象交替接受两种不同的处理措施，并重复多次 [16]。这种单病例随机对照试验不仅具备传统随机对照试验的优点，可以采用随机、盲法控制偏倚，而且可以让医生确定某种治疗方法是否对特定的患者有效，提供了比经验治疗更好的证据。

- **循证医学缺乏创新。** 循证医学不是亘古不变的教条，而是与时俱进的，在大胆探索中继承和发展。循证医学中的一些创新包括：加速证据传播的方法（myorthoevidence.com），扩展应用范围的方法（GRADE 分级）[17]，快速综合信息的方法（bmj.com/rapid-recommendations），以及不断发展的数据分析方法等，特别是对于非随机对照试验的相关数据。

1.5　循证医学与个性化医学能否共存？

循证医学与个性化医学并不矛盾，且相辅相成。个性化医疗促进了骨科和其他领域的发展和创新。然而，在个性化治疗被广泛采用之前，仍然需要对其有效性、安全性以及成本 - 效益进行评估。例如，可以随机分配患者接受传统的单间室膝关节置换术（unicompartmental knee arthroplasty, UKA）和定制假体的 UKA，循证医学的结论可通过对大量个性化治疗病例的循证研究而不断刷新。因此，个性化医学与循证医学的共存必然是大势所趋。

（Kim Madden, Mohit Bhandari 著

钱文伟 译　王志为 审校）

参考文献

1. Sackett DL, Rosenberg WM, Gray JA, Haynes RB, Richardson WS. Evidence based medicine: what it is and what it isn't. BMJ. 1996;312(7023):71–2.
2. Panesar SS, Philippon MJ, Bhandari M. Principles of evidence-based medicine. Orthop Clin North Am. 2010;41(2):131–8.
3. Guyatt GH, Oxman AD, Kunz R, Vist GE, Falck-Ytter Y, Schünemann HJ, GRADE Working Group. What is "quality of evidence" and why is it important to clinicians? BMJ. 2008;336(7651):995–8.
4. Wilson K. Evidence-based medicine. The good the bad and the ugly. A clinician's perspective. J Eval Clin Pract. 2010;16(2):398–400.
5. Guyatt GH, Haynes RB, Jaeschke RZ, et al. Users' guides to the medical literature: XXV. Evidence-based medicine: principles for applying the Users' guides to patient care. Evidence-based medicine working group. JAMA. 2000;284:290–6.
6. Kelly MP, Heath I, Howick J, Greenhalgh T. The importance of values in evidence-based medicine. BMC Med Ethics. 2015;16(1):69.
7. Guyatt G, Montori V, Devereaux PJ, Schünemann H, Bhandari M. Patients at the center: in our practice, and in our use of language. ACP J Club. 2004;140(1):A11–2.
8. McMaster Evidence-Based Clinical Practice Workshops. https://ebm.mcmaster.ca/.
9. Academy of Medical Sciences. Stratified, personalised or P4 medicine: a new direction for placing the patient at the centre of healthcare and health education (Technical report). 2015. https://acmedsci.ac.uk/download?f=file&i=32644.
10. Gunaratne R, Pratt DN, Banda J, Fick DP, Khan RJK, Robertson BW. Patient dissatisfaction following total knee arthroplasty: a systematic review of the literature. J Arthroplast. 2017;32(12):3854–60.
11. Guyatt G, Jaeschke R. Evolution of EBM. Part 1: EBM and personalized medicine. Are they different? 2018. https://empendium.com/mcmtextbook/interviews/perspective/197445,evolution-of-ebm-part-1-ebm-and-personalized-medicine-are-they-different.
12. Montori VM, Breslin M, Maleska M, Weymiller AJ. Creating a conversation: insights from the development of a decision aid. PLoS Med. 2007;4(8):e233.
13. Sacristán JA, Aguarón A, Avendaño-Solá C, Garrido P, Carrión J, Gutiérrez A, Kroes R, Flores A. Patient involvement in clinical research: why, when, and how. Patient Prefer Adherence. 2016;10:631–40.
14. Sun X, Ioannidis JP, Agoritsas T, Alba AC, Guyatt G. How to use a subgroup analysis: users' guide to the medical literature. JAMA. 2014;311(4):405–11.
15. SPRINT Investigators, Sun X, Heels-Ansdell D, Walter SD, Guyatt G, Sprague S, Bhandari M, Sanders D, Schemitsch E, Tornetta P 3rd, Swiontkowski M. Is a subgroup claim believable? A user's guide to subgroup analyses in the surgical literature. J Bone Joint Surg Am. 2011;93(3):e8.
16. Guyatt G, Jaeschke R, McGinn TPART. 2B1: therapy and validity. N-of-1 randomized controlled trials. In: Guyatt G, Rennie D, Meade MO, Cook DJ, editors. Users' guides to the medical literature. New York: McGraw-Hill: American Medical Association; 2002. p. 275e90.
17. Iorio A, Spencer FA, Falavigna M, Alba C, Lang E, Burnand B, McGinn T, Hayden J, Williams K, Shea B, Wolff R, Kujpers T, Perel P, Vandvik PO, Glasziou P, Schunemann H, Guyatt G. Use of GRADE for assessment of evidence about prognosis: rating confidence in estimates of event rates in broad categories of patients. BMJ. 2015;350:h870.

第一篇
个性化髋关节置换

第2章　与髋关节置换有关的髋部解剖和生物力学

要点

- 外科医生需要应对因性别、地理区域或特定疾病而变异的解剖结构。
- 外科医生需要调整他们的手术技术和/或假体位置，或使用定制的假体，以应对各种解剖变异。
- 植入假体位置必须精确，因为组件位置的错误会改变关节基本的生物力学参数，影响临床疗效。
- 对关节解剖结构的动态/功能定位和股骨侧假体与髋臼假体的相互作用更清晰的认识有益于髋关节置换术的开展，促进未来创新。

现代全髋关节置换术和髋关节表面置换术均已被证明有良好的长期临床效果。材料、工程技术的进步以及对关节解剖学和生物力学认知的深入，促使了关节外科的成功。成功的髋关节置换手术依赖于对髋关节解剖结构及其生物力学的正确理解。在本章中，我们将回顾这些要点。

2.1　正常髋关节生物力学

自从早期 Etienne-Jules Marey 利用计时摄影方法捕捉人类运动模式以来，对人类步态的研究已经取得了进展。红外摄像机、肌电图仪和力平台等技术的进步，不仅扩展了对人体运动学的理解，且对关节置换手术对人体生物力学产生的影响有了更深入的了解。步态实验室的发展揭示了更准确、但也更复杂的髋关节在体内的动态功能，使髋关节生物力学的重要性变得越来越突出。

2.1.1　运动学

由于其球 - 窝结构，髋关节可在三个平面（矢状面、冠状面和水平面）内运动。然而，一些作者将股骨头描述为螺旋线（或椭圆体）形状 [1]。与真正的球 - 窝关节相比，这种特殊的形状更不易半脱位。此外，这种形状可能有助于产生最理想的应力大小和分布 [2]。同样，髋臼软骨的马蹄形几何形状已被证明可以优化接触应力的分布。因此，明确了这些解剖学特征之后，我们立即认识到在保持稳定性的同时允许活动度是球形假体植入物面临的第一个挑战。

矢状面上有髋关节最大的**被动关节活动范围**：平均而言，屈曲可以达到100°（伸膝状态下）和140°（屈膝状态下，腘绳肌放松）。后伸可达15°~20°。在冠状面上，外展范围为10°~45°，而内收范围为10°~30°。外旋可达60°，内旋可达30°，当髋关节屈曲、软组织放松时，旋转范围可进一步加大（外旋可达90°，内旋可达60°）。然而，这些数值因人而异。性别、年龄、个体患者解剖结构（股骨颈干角、股骨颈偏心距、髋臼倾角……）和体育活动水平等特征可以改变髋关节运动范围。例如，由于股骨颈和髋臼盂唇之间的撞击延迟，髋外翻的受试者往往比髋内翻受试者有更大的峰外展角。

作为一名骨科医生，了解**日常活动中髋关节运动范围的数据**非常重要。例如，将脚放在地板上系鞋带需要髋关节屈曲125°、外旋19°和外展15°；上楼梯需要大约70°的髋关节屈曲，而下楼梯则需要屈曲35°。**步态**是人类特有的。它是一系列不平衡相的衔接，实际的步态比人眼所能看到的要复杂得多。矢状面测量（图2.1）显示，在随着下肢向前移动以准备足跟着地时的摆动相后期，髋关节呈最大程度屈曲（35°~45°）。然后，随着身体向前移动，髋关节伸直，在脚跟离地时达到后伸峰值。运动也涉及冠状面和水平面。外展发生在迈步的摆动相，并在脚趾离地后达到最大。在足跟着地时，髋关节转为内收并在整个站立相保持内收状态。髋关节在摆动相向外旋转，而为了给足部着地提供合适的角度，髋关节则会内旋。随着对侧髋部向前移动，

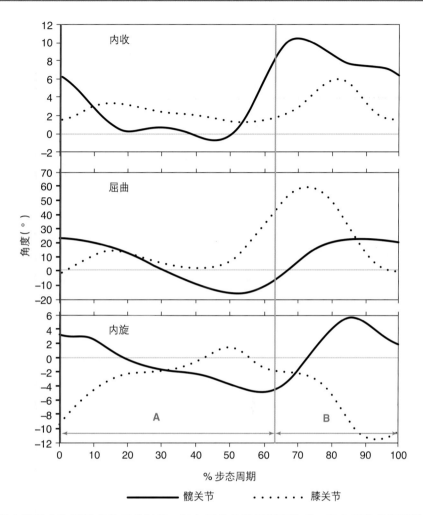

图 2.1　正常步态周期中髋关节和膝关节的三维运动。红色垂线代表脚跟落地时，绿色垂线代表脚掌抬起时。A 为站立相，B 为摆动相

内旋逐渐消失。还应考虑在行走过程中骨盆的运动（在矢状面、轴位和冠状面）。骨盆运动因人而异，其幅度取决于多个参数，例如步行速度、骨盆和髋部解剖结构（例如骨盆宽度）、脊柱和髋部的柔韧性等。这种骨盆运动可能显著影响髋关节的生物力学和其退行性变的风险。当腿向前移动时，骨盆会发生轴向旋转（约 8°）。在脚趾离地前也有一侧骨盆的升高（对应着冠状位 5° 的旋转），Jean Dubousset 由此提出"骨盆脊柱"（"pelvic vertebra"）的概念。因为髋关节运动在个体间差异很大，并且可能在动态情况下对假体组件产生有害影响（边缘载荷、撞击），亟须进一步研究[3]。

2.1.2　动力学

关节反作用力是对外部作用在关节上的力在关节内产生的应力。对于髋关节来说，这是平衡体重和外展肌群张力的力矩臂以保持骨盆水平的结果。髋关节接触力是地面对体重的反作用力和内部肌群收缩力的组合。由此髋关节反作用合力可以通过内置测量应变功能的假体获得体内数据或通过分析的方法（2D 模型或更复杂的 3D 模型）进行计算。在一个简单的 2D 模型中，当处于直立位置，两条腿均等地支撑身体的重量时，重力矢量位于左右髋部的中点。由此，股骨头各支撑 1/2 的体重。这时，这个模型中骨盆是稳定的，不需肌肉反作用力。在单腿站立时，5/6 的体重作用在支持侧的股骨头上；重力矢量是垂直的。相应的，外展肌群的作用力指向与垂直线呈 30° 角的内上方。可以在骨盆正位片上标定体重和外展肌群的杠杆力臂（图 2.2）。因此，外展肌群的力乘以其力臂（外力矩）必须等于体重乘以其力臂（内力矩），以保持骨盆平衡。由于外展肌群

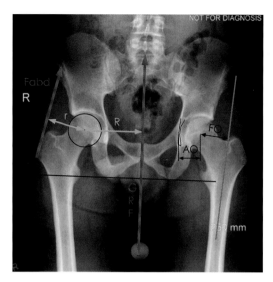

图 2.2　骨盆前后位（AP）X 线平片。Fabd，外展肌肌力；GRF，地面反作用力；FO，股骨偏心距；AO，髋臼偏心距；r，外展肌力臂；R，体重力臂

的有效力臂比体重的有效力臂短得多，外展肌群的合力必须几倍于体重。由此，在行走过程中髋关节合力的峰值可达到体重的 1.8～4.3 倍[4]。对于跑步或滑雪等活动，这一峰值可能会增加达体重的 8 倍。这凸显了这些力将在假体组件的选择、植入、磨损和耐用性方面起到重要作用。行走过程中最大的接触压力位于股骨头的前上区，而对于髋臼，上后方区域具有更大的约束作用。从站姿到坐姿或从坐姿到站姿时，由于髋臼后角边缘的接触面积较小，接触压力较高。当髋关节屈曲时，接触区域会向后移动。站立过程中通常有两个髋关节合力峰值：第一个发生于其早期，第二个发生于其后期。还应考虑几乎没有被研究过的、方向位于水平面中的力。由于尚未完全了解它们的作用，当医生努力尝试优化假体组件运动方式时，这种水平面上的力可能会使这些努力功亏一篑。

　　许多参数会影响髋关节接触合力的强度和合力的再分配。从力学的角度来看，**外展肌群的力臂**（与颈干角和股骨颈长度相关）和体重的力臂（与骨盆宽度相关）是两个重要参数，之所以重要是因为它们可以被全髋关节置换术（total hip arthroplasty，THR）改变。体重的大小也有显著影响。外展肌群的力臂增加时，相应的维持骨盆水平所需的外展肌力将减小。这会趋向于减小髋关节的反作用力。同样，更宽的骨盆会增加体重的力臂，单腿站立时关

节的接触力也会增加。与之相反的情况也成立，并且这一规律也适用于置换后的髋关节。正如我们在本章开始所提到的，原生的髋关节实际上比简单的球 - 窝模型复杂。**软骨和骨骼的弹性**，髋关节负荷大引起髋臼变形导致的**轻微的形合度降低**，螺旋状的股骨头外形，以及髋臼和股骨颈的方位都是在髋关节接触应力的大小和再分配中扮演复杂角色的参数。除了滑动外，非球形的外形允许滚动运动，而在逻辑上完美的球 - 窝模型只允许滑动运动。因此，研究表明这些螺旋状或椭圆体形状有助于优化应力的大小和再分配。类似的，软骨弹性可以优化负荷转移，但它在关节置换术中损失掉了。如 Sanchez Egea 所报道的，在体外，髋臼前倾角的减少会急剧增加髋关节负荷。减小股骨前倾角或颈干角时[5]，也可以观察到类似的结果。然而，也应该考虑体内股骨侧和髋臼侧前倾 - 外展之间的相互作用。事实上，观察髋臼和近端股骨位置之间的相互作用更贴近实际应用。因此引入了联合前倾角的概念，并建议使股骨柄和髋臼杯前倾角的总和接近 37°[6]。准确的联合前倾角有可能使股骨头和髋臼杯相对运动更协调，在全部运动范围中不会发生髋关节的撞击。

　　在假体关节中，**股骨头直径、关节面曲率差值和髋臼杯植入方向**是影响股骨头 / 髋臼接触面积（或接触面）、髋关节接触应力的重要参数。对于更大直径的股骨头，股骨头和髋臼杯之间的接触面积理应更大。然而，接触面的大小与髋臼杯的内侧直径密切相关，这一内径同时也决定了关节面曲率差值。因此，太大的曲率差值会减少接触面面积，导致高磨损率。另一方面，曲率差值小的髋关节中髋臼和股骨头接触更紧密和接触面积更大，这减小了接触面边缘和髋臼杯缘之间的距离，增加了髋臼杯边缘负重和磨损的风险。当股骨头假体和髋臼杯之间的接触面延伸到髋臼杯缘之外时会发生边缘负重，这会导致局部压力大幅度增加、润滑机制的损坏和磨损增加。现已知曲率差值是边缘负重现象的一个重要影响因素[7]。这对于大直径金属对金属（MoM）关节面尤其重要。臼杯植入使用 45° 或更小外展角以避免过度磨损。避免边缘负重现象对金属对金属表面置换来说尤其重要。髋臼杯前倾对磨损的影响不那么直接，应与股骨侧的倾角一起考虑[8]。然而，改变臼杯外展角和 / 或前倾角将以相反的方式影响前上方和后下方髋臼杯 - 股骨头的接触面积。对于

坚硬对光滑的承载界面组合，选择 22 mm、28 mm 或 32 mm 股骨头对内衬磨损率没有显著影响。不过，因其影响承重组件之间的滑动位移，体积磨损会随着假体股骨头尺寸的增加而增加。

2.2　髋关节解剖的个体差异

为了在生理上恢复髋关节生物力学，THR 手术需要尊重患者个体的解剖。然而，髋关节解剖有高度的个体差异。因此增加的手术难度尤为明显，尤其考验术者通过既定的假体植入物恢复存在无限变异方式的自然髋关节解剖结构。因此，利用有限的假体种类去恢复患者无限的解剖差异是当前全髋关节置换术（THR）的难点之一。

髋关节解剖有性别差异吗?

除了年龄、体重和身高在髋关节解剖的个体差异中起主要作用之外，还有其他因素与解剖差异有关，比如性别。性别是与解剖差异相关的重要因素

之一[9-13]，骨盆有着明显的性别特征：①在髋臼侧，与男性相比，女性的骨盆更宽，髋臼更深，髋臼前倾角更大（18° *vs.* 21°）[14]，髋臼外展角更大（38.5° *vs.* 36°）[15]（图 2.3）。这些差异的部分原因是女性骨骼发育要适应分娩的需求，使产道更宽。随着骨盆的增宽，体重力臂的增加，因此女性适应性地进化出更深的髋臼使外展肌 - 偏心距力臂增加，从而降低生理性骨盆 - 体重力臂的作用。②在股骨侧，与男性相比，女性的股骨头直径更小（根据身高和体重校正）、股骨前倾角更大、股骨髓腔更窄。股骨颈干角更小、股骨偏心距更小（48 mm *vs.* 55 mm）。③另一个重要区别是女性的骨密度较低，尤其是在更年期后，增加了假体周围骨折的风险。在金属对金属髋关节表面置换中，这些解剖学差异对关节置换的影响非常明显，女性较小的股骨头和较深、较前倾的髋臼都增加了手术失败的风险。④此外，男性和女性的髋关节活动度也存在差异：女性的屈曲和内旋大（髋关节屈曲 90° 状态下），而男性的伸直和外旋大。

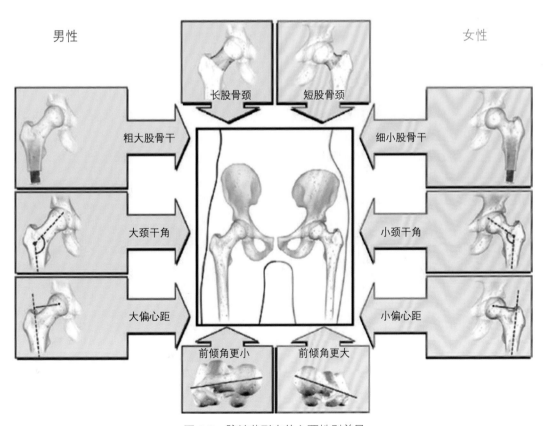

图 2.3　髋关节形态的主要性别差异

是否存在种族/民族差异？

20 世纪 50 年代，许多研究发现了白种人的骨盆比黑种人更宽（包括骨盆入口和出口），这可能与白种人所在的地理纬度较高有关。目前，许多理论可以解释世界各地骨盆形状的差异。近期出现的气候适应论认为，高纬度（北部）地区的人们骨盆更宽，这有助于保存热量和能量[16]。它质疑了最初的、且现在被广泛接受的进化妥协论，即骨盆形状是在双脚直立行走和新生儿安全分娩之间妥协和平衡的结果。另外，在后天的成长和生活中，环境因素和生活方式（如营养、运动）也会影响骨盆形状，这与种族/地理因素同等重要。例如，活动量是颈干角的重要影响因素，随着活动量的增加，股骨颈内翻增加[9, 10]。此外，除了髋关节的性别差异[18]，骶骨的形状和脊柱骨盆矢状位排列的种族差异也已被证实[17]。

"正常"的髋关节存在吗？

除了性别和种族差异之外，还有一些个体解剖学差异也会导致病理改变。X 线片显示 6% 健康人群的髋关节可存在髋臼后倾，然而在骨关节炎和 Legg-Perthes-Calve 病（儿童自限性股骨头缺血坏死）中髋臼后倾的发生率则分别高达 20% 和 42%[19, 20]。髋臼过深（coxa profunda）在人群中的发生率约为 5%～20%[21]。髋臼后倾是髋关节发育不良的一种特殊形式，其特征是髋臼向后外侧倾斜，易发生股骨颈与髋臼前缘和纤维盂唇的撞击。类似的，髋关节发育不良在健康成年人群中的发生率为 3.6%～4.3%[22]，这会为假体置换手术带来技术挑战，尤其是在严重髋关节发育不良的病例中，可能存在髋关节脱位、双腿不等长、髋臼后上侧缺损和髋臼后倾等问题。骨盆-股骨的动态研究使前倾和后倾的概念更加复杂。首先，站立位的骨盆倾斜度因人而异，白种人中平均为 12°，约有 6° 的标准差[17]。其次，仰卧位、站立位和坐位之间的骨盆倾斜度不同，因此髋臼的功能位置也不同，这是通过腰椎矢状面的活动度来实现的[23-25]。所以不能忽视这些解剖学的动态变化，尤其是在确定臼杯的位置时：仰卧位时，骨盆被动前倾，减少了髋臼的一部分前倾；而在站立位和坐位时，情况正好相反，髋臼的前倾角增加[24, 26]。对于股骨颈干角，Boese 等在综述中指出健康人群的个体差异范围可以从 98°

到 160°，而在骨关节炎患者中股骨颈干角的差异范围减小（115°～155°）[27]。颈干角也会影响偏心距，因为偏心距与颈干角和颈长密切相关。同样，股骨前倾角也可能发生变化，导致 >40° 的前倾或后倾；鉴于常规正位髋关节 X 线片在评估股骨前倾角和偏心距时不太准确，因此术前三维影像学检查或者术中 3D PSI 导板是必要的。除了这些关键的髋关节解剖重建参数外，股骨髓腔的形状也是因人而异的，可通过髓腔闪烁指数(canal flare index, CFI) 和皮质-髓质指数（cortico-medullary index）测得（图 2.4）[28]。髓腔形状在非骨水泥固定中尤其重要，因为骨-假体界面需要通过假体与骨的自然压力而紧密结合。在一些复杂的病例中，术者可能更偏好髋关节表面置换（图 2.5）。此外，股骨头的血管也存在解剖学差异，尤其是臀下动脉和旋股内侧动脉，了解这些血管差异对髋关节置换术很重要[29]。综上，髋关节置换术除了恢复其功能外，还要考虑髋关节解剖的个体差异。

2.3 影响临床结果的解剖结构改变

2.3.1 对于假体组件的定位

髋关节置换术和髋关节表面置换术旨在减轻疼痛，恢复髋关节的功能和活动度。假体位置影响着

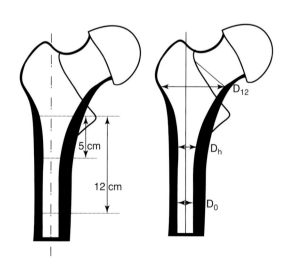

图 2.4 髓腔闪烁指数(canal flare index, CFI)=D_0/D_{12}；皮质－髓质指数（cortico-medullary index）= （内侧＋外侧的皮质厚度）/D_0

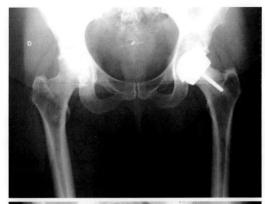

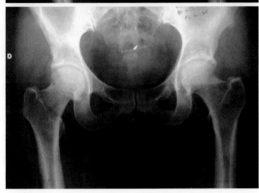

图 2.5　患者女，50 岁，髓腔闪烁指数（CFI）极小，使用常规假体很难恢复其股骨偏心距。图为髋关节表面置换术后 X 线片，功能及解剖恢复良好

临床结果的方方面面，如功能、磨损率、并发症和假体寿命等。

旋转中心

在冠状面上，髋臼偏心距定义了旋转中心（见图 2.2）。通过内移髋臼侧假体，减少了体重力臂，从而减少外展肌群所需的力，达到减少关节反作用力的作用。然而，如果内移过量，会降低外展肌的张力，则可能需要调整股骨偏心距来平衡。因为增加股骨偏心距可以恢复整体偏心距（髋臼和股骨偏心距的总和），从而保持外展肌群足够的张力[30]。如果整体偏心距减小，外展肌群的张力就会下降，则会发生假体不稳定。相反，如果整体偏心距增加，外展肌群的张力过度，可能会导致粗隆区疼痛，并且股骨的扭矩力增加，可能导致假体松动[31]和假体周围骨折。当新的旋转中心相对于自然旋转中心偏向外侧时，必须减小股骨偏心距以保持大粗隆和骨盆之间的原始位置。然而，股骨偏心距的减少直接导致了外展肌力臂的减小，这意味着外展肌群必须产

生更大的力量来稳定骨盆，这会增加关节的反作用力和磨损事件的发生。U 形标记（U landmark）可以通过几何测量技术来找到理论上的旋转中心：旋转中心的高度和宽度与骨盆的高度和宽度之间比值恒定。这一技术适用于双侧都存在解剖异常的患者[32]。

臼杯的位置

全髋关节置换术（THA）需要去除髋臼盂唇并减小股骨头的大小。因此，髋关节稳定性无法保持不变。天然髋臼 170° 覆盖股骨头，而臼杯假体的设计为 180° 覆盖（表面置换假体的覆盖度 ≤ 170°）。因此，臼杯位置的确定必须考虑髋关节的稳定性以避免假体撞击与磨损。根据旋转中心确定臼杯位置时必须考虑两个角度：倾斜角和前倾角。臼杯的倾斜角将通过影响 CPCR（摩擦面中心到边缘的距离）和 CPER（摩擦面边缘到边缘的距离）影响边缘负载。臼杯倾斜度越小，CPCR 越大，从而降低边缘负重。此外，边缘负重会影响关节腔的润滑状态和滑液的流动规律，进一步增加磨损率。关于臼杯的前倾角，臼杯前倾可以避免后脱位，是保持假体稳定性的一个重要手段。话虽如此，臼杯的前倾并不是髋关节稳定性的唯一决定因素，其他因素（例如手术方式、假体设计、股骨头直径、股骨的前倾角）也起着重要作用。目前已经有多种在术中定位臼杯的方法，例如通过关节内部（髋臼后缘、前缘、横韧带）和 / 或关节外部（骨盆平面）的解剖标志等。Lewinnek 首次提出了臼杯植入"安全区"的概念，定义为 15° ± 10° 的前倾角和 40° ± 10° 的倾斜角，臼杯"安全区"可以有效防止后脱位。然而，随着对腰椎 - 骨盆矢状面运动学和髋臼功能位的理解加深，更加个性化的"安全区"挑战了传统 Lewinnek "安全区"的观点[33, 34]。关节置换术正在逐渐从统一的操作转变为个性化治疗[33, 34]。

股骨柄定位

股骨柄位置不良将影响髋关节解剖结构和生物力学的恢复。股骨柄的内翻或外翻会增加或减少股骨偏心距和外展肌力臂，从而影响临床结果。同样的，错误地调整股骨柄的角度将改变力臂，引起撞击，并影响股骨头和臼杯的接触位置。最重要的是，股骨柄的位置与双下肢不等长直接相关，关节置换术后下肢不等长是美国外科医生被起诉的第二大原因[35]。

2.3.2 假体的特性

如前所述，假体组件的位置可以改变原生髋关节解剖结构和生物力学，同时假体组件本身也会产生同样影响，因为假体本身与原生解剖结构并不相同。首先，股骨侧从螺旋状转变为圆球形会引起解剖结构的改变。研究表明，与真正的球 - 窝关节相比，这种特殊的螺旋状关节降低脱位率并有助于优化应力大小和分布。其次，髋关节置换术中需要切除髋臼盂唇，这强调了手术操作会改变原有解剖。在正常的髋关节生物力学中，盂唇的存在相当于一层加压关节液，可以润滑关节和支撑分配负重。盂唇和关节液在股骨头周围形成密封层，通过抽吸效应来提高髋关节稳定性 [36]，增加接触面积，从而减少接触应力。再次，在股骨头直径方面，常规假体的股骨头直径范围为 22 ~ 36 mm，而女性的平均原生股骨头直径为 49 mm，男性为 53 mm。股骨头直径减小导致了稳定性降低：众所周知，随着股骨头直径的增加，脱位率会随之降低。除了会增加脱位率，股骨头直径的减小也可能对本体感觉产生负面影响。此外，股骨偏心距会影响活动范围和增加假体撞击的风险（撞击也受臼杯位置和股骨柄前倾角的影响）。而假体撞击可能导致臼杯松动、假体不稳定、磨损增加和内衬断裂。直径较大的股骨头使偏心距更佳，降低假体撞击的风险，提供更大的活动范围。研究表明，当股骨头直径 ≥ 32 mm 时，撞击风险可以忽略不计 [37, 38]。股骨内侧偏心距由股骨柄的设计决定，其大小与所用的假体组件密切相关。最后，15 ~ 20 cm 长的钛或钴铬合金股骨柄可以改变股骨干的杨氏弹性模量（Young's modulus of elasticity），这引出了关于改变本体感觉和应力遮挡的概念。微型股骨柄和表面置换可以通过保留股骨干自然形状和弹性模量来获得更好的本体感觉，主要用于经常进行冲击运动（跑步）的患者，尽管评估其疗效的方法有限。此外，使用传统的股骨柄，一部分应力绕过干骺端区域直接传递到股骨干，在非自然状态下进行骨重塑，因此改变了原始骨结构。而髋关节表面置换保留了自然状态下的应力分布，可以避免传统股骨假体的缺点。

2.4 什么时候重建髋关节解剖结构是安全的？

骨关节炎分为原发性骨关节炎和继发性骨关节炎。在原发性骨关节炎病例中，患者的原始解剖结构是正常且可以恢复的，而在继发性骨关节炎病例中，患者的髋关节解剖结构和生物力学是异常的，从而导致了软骨损害。正如 Karimi 等 [39] 所述，我们必须关注年轻患者，因为年轻人中继发性关节炎的比例更高。"在髋关节置换术时，哪些髋关节解剖结构是可以恢复的？"这个问题的答案仍然有待商榷。

大多数导致髋关节退行性变的异常解剖结构，如凸轮型 FAI（cam type）和钳夹型 FAI（pincer type），都会在现代假体组件植入后自动纠正。然而，严重异常的髋关节解剖结构，如异常股骨和 / 或髋臼前倾或髋臼向内突出症（Otto 骨盆），则需要术中人工进一步纠正，因为上述疾病的生物力学条件极差。对于异常股骨和 / 或髋臼前倾的患者，我们应该：①评估个体脊柱 - 髋关节关系以理解髋臼功能位；②结合髋关节活动度（ROM）进行 3D 规划，以预测最佳假体位置和选择适当型号的假体。对于髋臼向内突出症（Otto 骨盆）或髋臼覆盖不良（髋臼发育不良），必须重建远离原始解剖的新的旋转中心。在 Otto 骨盆的病例中，无论严重程度如何，髂坐线仍然是重建旋转中心的良好解剖标志。将其髋关节旋转中心向外侧移位，可以避免不稳定和撞击的发生。髋臼覆盖不良则可通过自体骨移植或金属垫块来矫正。

股骨近端的解剖结构因人而异。髋内翻和髋外翻，以及不正常的股骨偏心距，通常需要特别关注和尽力恢复。除了发育性髋关节疾病，股骨近端解剖结构的任何改变都会影响临床结果 [40]。本章的后续章节将详细介绍如何恢复严重股骨近端解剖异常以及相关手术方案。然而，髋关节表面置换似乎是保持自然髋关节股骨侧解剖结构的最佳方法，尽管有一定的技术难度。进行髋关节表面置换时，必须特别注意因凸轮型 FAI 的撞击而退化的原始髋关节的偏心距。为了获得良好和稳定的临床结果，需要在表面置换的同时矫正撞击。

由于关节磨损，骨关节炎通常会导致解剖上的双下肢不等长，但也不应忽视骨盆倾斜和关节僵硬所导致的功能性腿长差异。为了避免术后双下肢不等长，我们应该术前充分理解与考虑这些机制。在术中，下肢长度差异可以通过调整股骨柄的位置和股骨颈的长度来恢复，但有时会因为改变旋转中心（如髋关节发育不良和 Otto 骨盆的病例）而导致功能性双腿不等长。随着软组织重塑，这些功能性腿长差异通常会在术后 1 年内缓解。

2.5　假体恢复原始髋关节解剖的局限性

目前，假体的植入有两种局限性。首先，假体的种类有限，不能个性化适应所有患者。对于大多数股骨柄，股骨偏心距随着假体型号的增加而增加；当患者的髓腔宽度和股骨偏心距不匹配时，就会出现问题（图 2.6）。然而，组配式假体，尤其是组配式股骨假体（组配颈和组配柄），在最近的几十年里为这类特殊病例提供了解决方案。其次，假体的设计受限，例如由于假体颈断裂的风险，无法制造股骨颈过长的假体。这意味着即使是定制假体，

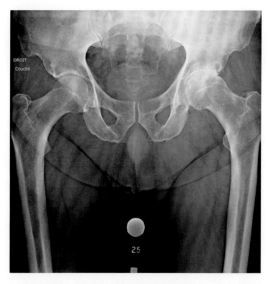

图 2.6　患者男，72 岁，股骨偏心距较大、颈长较长，然而髓腔较窄，若使用常规假体则需要选择一个较小的型号以适应他较窄的髓腔，但这种假体无法恢复其较大的生理偏心距。为了在小髓腔和大偏心距之间取得平衡，我们决定使用定制假体

在治疗严重解剖结构异常时也会遇到困难。定制假体有时能帮助术者处理异常解剖结构，例如严重的髋内翻（图 2.7）。然而，非骨水泥固定的模式不变

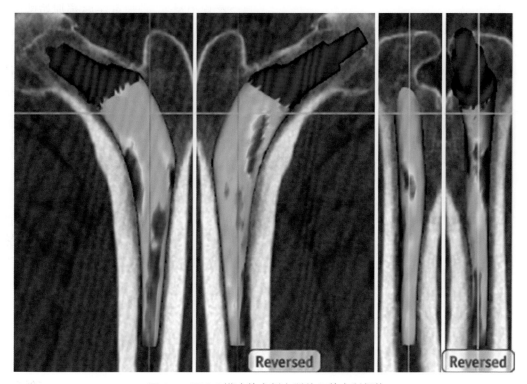

图 2.7　图 2.6 描述的病例中所使用的定制假体

（即使假体与髓腔压配良好），股骨柄必须承受的扭矩更高，因此我们应该继续监测特殊病例中定制假体的远期寿命。

2.6　总结

近期材料学和假体工程学的迅猛发展，为恢复髋关节解剖的个体差异提供了技术可能。越来越多的技术方案和假体类型的出现，使关节假体几乎可以适配所有的股骨和髋臼。与此同时，随着对髋关节生物力学的理解愈发深入，股骨 - 髋臼的动态关系颠覆了髋关节解剖的经典观点。这些新概念、新观点既是挑战，也是机遇，应该成为我们未来研究的重点。

（Romain Galmiche, Henri Migaud, Paul-E. Beaulé 著

钱文伟 译　王志为 审校）

参考文献

1. Menschik F. The hip joint as a conchoid shape. J Biomech. 1997;30(9):971–3.
2. Gu D-Y, Hu F, Wei J-H, Dai K-R, Chen Y-Z. Contributions of non-spherical hip joint cartilage surface to hip joint contact stress. Conf Proc IEEE Eng Med Biol Soc. 2011;2011:8166–9.
3. Dujardin F, Selva O, Mejjad O, Pasero D, Piraux JL, Thomine JM. Intra and interindividual variations of pelvic mobility in normal adult walk. Rev Chir Orthop Reparatrice Appar Mot. 1995;81(7):592–600.
4. Bergmann G, Deuretzbacher G, Heller M, Graichen F, Rohlmann A, Strauss J, et al. Hip contact forces and gait patterns from routine activities. J Biomech. 2001;34(7):859–71.
5. Sánchez Egea AJ, Valera M, Parraga Quiroga JM, Proubasta I, Noailly J, Lacroix D. Impact of hip anatomical variations on the cartilage stress: a finite element analysis towards the biomechanical exploration of the factors that may explain primary hip arthritis in morphologically normal subjects. Clin Biomech. 2014;29(4):444–50.
6. Dorr LD, Malik A, Dastane M, Wan Z. Combined anteversion technique for total hip arthroplasty. Clin Orthop. 2009;467(1):119–27.
7. Underwood RJ, Zografos A, Sayles RS, Hart A, Cann P. Edge loading in metal-on-metal hips: low clearance is a new risk factor. Proc Inst Mech Eng H. 2012;226(3):217.
8. Hart AJ, Ilo K, Underwood R, Cann P, Henckel J, Lewis A, et al. The relationship between the angle of version and rate of wear of retrieved metal-on-metal resurfacings: a prospective, CT-based study. J Bone Joint Surg Br. 2011;93(3):315–20.
9. Anderson JY, Trinkaus E. Patterns of sexual, bilateral and interpopulational variation in human femoral neck-shaft angles. J Anat. 1998;192(Pt 2):279–85.
10. Gilligan I, Chandraphak S, Mahakkanukrauh P. Femoral neck-shaft angle in humans: variation relating to climate, clothing, lifestyle, sex, age and side. J Anat. 2013;223(2):133–51.
11. Milligan DJ, O'Brien S, Bennett D, Hill JC, Beverland DE. The effects of age and gender on the diameter of the femoral canal in patients who undergo total hip replacement. Bone Jt J. 2013;95-B(3):339–42.
12. Tannenbaum E, Kopydlowski N, Smith M, Bedi A, Sekiya JK. Gender and racial differences in focal and global acetabular version. J Arthroplast. 2014;29(2):373–6.
13. Wang SC, Brede C, Lange D, Poster CS, Lange AW, Kohoyda-Inglis C, et al. Gender differences in hip anatomy: possible implications for injury tolerance in frontal collisions. Annu Proc Assoc Adv Automot Med. 2004;48:287.
14. Nakahara I, Takao M, Sakai T, Nishii T, Yoshikawa H, Sugano N. Gender differences in 3D morphology and bony impingement of human hips. J Orthop Res Off Publ Orthop Res Soc. 2011;29(3):333–9.
15. Traina F, De Clerico M, Biondi F, Pilla F, Tassinari E, Toni A. Sex differences in hip morphology: is stem modularity effective for total hip replacement? J Bone Joint Surg Am. 2009;91(Suppl 6):121–8.
16. DeSilva JM, Rosenberg KR. Anatomy, development, and function of the human pelvis. Anat Rec Hoboken NJ. 2017;300(4):628–32.
17. Endo K, Suzuki H, Nishimura H, Tanaka H, Shishido T, Yamamoto K. Characteristics of sagittal spinopelvic alignment in Japanese young adults. Asian Spine J. 2014;8(5):599.
18. Legaye J, Duval-Beaupère G, Hecquet J, Marty C. Pelvic incidence: a fundamental pelvic parameter for three-dimensional regulation of spinal sagittal curves. Eur Spine J. 1998;7(2):99–103.
19. Wassilew GI, Heller MO, Janz V, Perka C, Müller M, Renner L. High prevalence of acetabular retroversion in asymptomatic adults: a 3D CT-based study. Bone Jt J. 2017;99-B(12):1584–9.
20. Krebs V, Incavo SJ, Shields WH. The anatomy of the acetabulum: what is normal? Clin Orthop. 2009;467(4):868.
21. Diesel CV, Ribeiro TA, Coussirat C, Scheidt RB, Macedo CA, Galia CR. Coxa profunda in the diagnosis of pincer-type femoroacetabular impingement and its prevalence in asymptomatic subjects. Bone Jt J. 2015;97-B(4):478–83.
22. Tian F-D, Zhao D-W, Wang W, Guo L, Tian S-M, Feng A, et al. Prevalence of developmental dysplasia of the hip in Chinese adults: a cross-sectional survey. Chin Med J. 2017;130(11):1261–8.
23. Shon WY, Gupta S, Biswal S, Hur CY, Jajodia N, Hong SJ, et al. Validation of a simple radiographic method to determine variations in pelvic and acetabular cup sagittal plane alignment after total hip arthroplasty. Skelet Radiol. 2008;37(12):1119–27.
24. Eddine TA, Migaud H, Chantelot C, Cotten A, Fontaine C, Duquennoy A. Variations of pelvic anteversion in the lying and standing positions: analysis of 24 control subjects and implications for CT measure-

ment of position of a prosthetic cup. Surg Radiol Anat SRA. 2001;23(2):105–10.

25. Lazennec J-Y, Rousseau M-A, Brusson A, Folinais D, Amel M, Clarke I, et al. Total hip prostheses in standing, sitting and squatting positions: an overview of our 8 years practice using the EOS imaging technology. Open Orthop J. 2015;9:26–44.

26. Grammatopoulos G, Gofton W, Cochran M, Dobransky J, Carli A, Abdelbary H, et al. Pelvic positioning in the supine position leads to more consistent orientation of the acetabular component after total hip arthroplasty. Bone Jt J. 2018;100-B(10):1280–8.

27. Boese CK, Dargel J, Oppermann J, Eysel P, Scheyerer MJ, Bredow J, et al. The femoral neck-shaft angle on plain radiographs: a systematic review. Skelet Radiol. 2016;45(1):19–28.

28. Fessy MH, Seutin B, Béjui J. Anatomical basis for the choice of the femoral implant in the total hip arthroplasty. Surg Radiol Anat. 1997;19(5):283–6.

29. Beaulé PE, Campbell P, Lu Z, Leunig-Ganz K, Beck M, Leunig M, et al. Vascularity of the arthritic femoral head and hip resurfacing. J Bone Joint Surg Am. 2006;88(Suppl 4):85–96.

30. Scheerlinck T. Cup positioning in total hip arthroplasty. Acta Orthop Belg. 2014;80(3):336–47.

31. Lecerf G, Fessy MH, Philippot R, Massin P, Giraud F, Flecher X, et al. Femoral offset: anatomical concept, definition, assessment, implications for preoperative templating and hip arthroplasty. Orthop Traumatol Surg Res. 2009;95(3):210–9.

32. Pierchon F, Migaud H, Duquennoy A, Fontaine C. Radiologic evaluation of the rotation center of the hip. Rev Chir Orthop Reparatrice Appar Mot. 1993;79(4):281–4.

33. Rivière C, Lazennec J-Y, Van Der Straeten C, Auvinet E, Cobb J, Muirhead-Allwood S. The influence of spine-hip relations on total hip replacement: a systematic review. Orthop Traumatol Surg Res. 2017;103(4):559–68.

34. Murphy WS, Yun HH, Hayden B, Kowal JH, Murphy SB. The safe zone range for cup anteversion is narrower than for inclination in THA. Clin Orthop. 2018;476(2):325–35.

35. Upadhyay A, York S, Macaulay W, McGrory B, Robbennolt J, Bal BS. Medical malpractice in hip and knee arthroplasty. J Arthroplast. 2007;22(6 Suppl):2–7.e4.

36. Bsat S, Frei H, Beaulé PE. The acetabular labrum: a review of its function. Bone Jt J. 2016;98-B(6):730–5.

37. Crowninshield RD, Maloney WJ, Wentz DH, Humphrey SM, Blanchard CR. Biomechanics of large femoral heads: what they do and don't do. Clin Orthop. 2004;429:102–7.

38. Matsushita I, Morita Y, Ito Y, Gejo R, Kimura T. Activities of daily living after total hip arthroplasty. Is a 32-mm femoral head superior to a 26-mm head for improving daily activities? Int Orthop. 2011;35(1):25–9.

39. Karimi D, Kallemose T, Troelsen A, Klit J. Hip malformation is a very common finding in young patients scheduled for total hip arthroplasty. Arch Orthop Trauma Surg. 2018;138(4):581–9.

40. Fottner A, Peter CV, Schmidutz F, Wanke-Jellinek L, Schröder C, Mazoochian F, et al. Biomechanical evaluation of different offset versions of a cementless hip prosthesis by 3-dimensional measurement of micromotions. Clin Biomech Bristol Avon. 2011;26(8):830–5.

第**3**章　髋关节置换术的发展和未来

要点
- 假体设计的改进和手术技术的提高大大降低了并发症发生的风险，在降低了翻修风险的同时又能恢复高水平的关节功能。
- 尽管通过辅助技术可以更精确地植入假体组件，但传统的对线技术仍可导致组件间位置不良有关的并发症。
- 假体位置的影像学表现很难预测与组件位置不良有关的并发症，但患者的脊柱-骨盆活动度可能与其相关。
- 个性化髋关节置换策略参考了腰椎-骨盆运动学和固有的髋关节解剖学。
- 髋关节置换的运动学对线技术通过创建生理性的假体髋关节（恢复自然解剖结构）和优化日常活动中的组件相互作用（建立符合脊柱柔韧性的臼杯方向）可以取得更好的临床结局。

3.1　髋关节假体设计的演变

自从 1937 年 Smith-Peterson 首次尝试使用组织间置关节成形术（使用阔筋膜和猪膀胱之类的材料）或使用玻璃铸模进行半髋置换来治疗退变性髋关节炎以来，髋关节成形术已经取得重大进步[1]。虽然首例全髋关节置换手术是 Wiles 在 1938 年完成的，但它当时是失败的。直到 20 世纪 60 年代，当时 John Charnley 爵士引入了使用丙烯酸水泥固定的"低摩擦人工关节成形术"后，全髋关节置换术才取得成功并被广泛推广。接下来的几十年，髋关节置换术逐渐发展以减少假体失败（包括松动、不稳定、磨损和骨溶解），从而适应现在患者的高运动水平和假体寿命的需求[1]。

随着锥形滑移（taper slip）和复合梁（composite beam）两种理念的建立，水泥柄的设计逐渐完善[2]。现代骨水泥技术的发展包括脉冲冲洗、逆行髓腔水泥灌注和加压技术，英国和法国骨水泥技术（English and French cementing techniques）也取得出色的结果[3]。法国技术包括完全清理髓腔，植入一个完全适配的股骨柄组件以实现线对线配合，而骨水泥仅仅起到填充空隙的作用。这项被称为"法国悖论"的原则与人们认为骨水泥壳的最小厚度应为 2~4 mm 且应完整（英国水泥技术）的观点背道而驰。然而，这项技术容易操作，并使 Charnley-Kerboull 和 Ceraver Osteal 型柄获得了良好的长期临床效果[3]。

非骨水泥假体的设计用于解决骨溶解问题，骨溶解最初被误认为与骨水泥碎屑有关（所谓的"骨水泥病"）。早期的非骨水泥柄设计欠佳，因为它们较硬（圆柱形状和铬钴合金）、全涂层而倾向于骨干固定。所以出现较多的大腿疼痛和因为应力遮挡导致的近端骨丢失[4]。之后柄的设计增加了弹性（非圆柱外形和钛合金材料），更多是部分涂层以利于近端固定和负荷传导[4]。当代的非骨水泥柄是锥形、圆柱形或解剖形的。解剖形设计的柄紧密填充干骺端，这有利于生理负荷的分布，但不能术中调整股骨前倾（图 3.1）。

与非骨水泥柄相似，第一代的非骨水泥臼杯设计不良并且失败率很高。由于锁定机制的设计欠佳，所以内衬和金属外杯之间存在过度的微动，产生了大量的聚乙烯颗粒，随后发生骨溶解和无菌性松动[1]。翻修时人们发现早期的设计在骨-假体界面有大量纤维组织，因此非骨水泥臼杯引入羟基磷灰石涂层以增强骨长入并刺激固定间隙的闭合[5]。

20 世纪 80 年代，人们认识到骨溶解是由于聚乙烯磨损颗粒的宿主反应而不是水泥碎屑引起的，从而将重点转移到减少活动界面磨损[1]。第一代超高分子量聚乙烯（UHMWPE）的耐磨性低，易容积磨损，产生的碎屑能触发假体周围组织的巨噬细胞反应，并通过活化的破骨细胞促进骨吸收。此后，开始使用低磨损的高交联聚乙烯与由陶瓷或金属（钴铬）组成的替代界面，以及最近的陶瓷化金属合

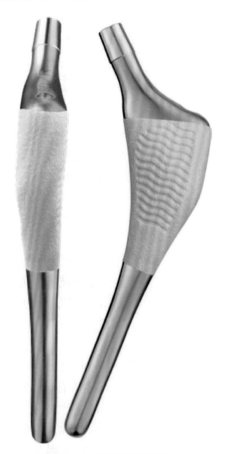

图 3.1　解剖型股骨柄

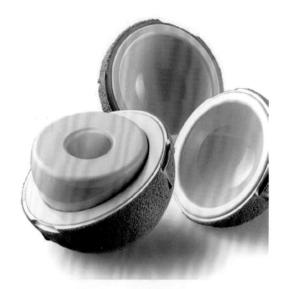

图 3.2　一体式陶瓷髋臼杯

金 Oxinium ™ [1]。经过数十年的发展（包括四代陶瓷），现代最可靠的活动界面包括金属对高交联聚乙烯、陶瓷对高交联聚乙烯和陶瓷对陶瓷 [1, 6, 7]。

增加股骨头直径可增加跳跃距离和稳定性、减少组件微分离和边缘载荷、减少假体撞击和脱位的风险，所以能改善股骨头与臼杯之间的相互作用 [8, 9]。新型的活动界面具有较高的接触表面积，可以抵抗磨粒磨损（abrasive wear），而对于第一代 UHMWPE，大直径股骨头的磨粒磨损较高。金属对金属大球头设计会导致高扭矩和头颈界面的过度的微动腐蚀（trunnionosis），并对金属磨屑产生不良临床反应 [1]。而当用于髋关节表面置换时，相同的金属对金属界面已被证明在设计合理且植入位置正确（避免边缘负荷）时是安全的 [1, 6, 7]。为了降低陶瓷内衬碎裂的风险并尽可能使用陶瓷对陶瓷大球头，开发了一种带有预装陶瓷内衬的一体式陶瓷 - 金属臼杯（图 3.2）。陶瓷对陶瓷界面中期临床效果良好，尽管有产生噪声（吱吱声）的可能，但对临床的影

响较小 [10-12]。

另一项创新是双动杯（dual mobility cup）设计，其旨在减少脱位风险（图 3.3）[13]。Bousquet 和 Rambert 认为，通过在外杯和头之间引入活动关节，患者可以获得更大范围的无撞击运动。最近的临床结果表明，双动杯可以减少初次髋关节置换和翻修术后脱位的发生率，该设计也可能适用于脊柱 - 骨盆活动受限、神经肌肉疾病或软组织张力异常患者的初次全髋关节置换 [14, 15]。

最后，保留股骨颈的短柄设计（图 3.4）[16] 有利于保留股骨近端的解剖结构和骨量，而微创手术自 21 世纪以来也显示出良好的中期效果。与传统的股骨柄设计相比，其可能的优势包括更生理性的干骺端载荷、快速恢复、减少晚期假体周围骨折以及翻修更容易，但有待证实 [16]。

这些进展促成了髋关节置换手术的成功，并使髋关节置换术被称为"世纪手术"[1]。无论哪种固定方式或活动界面，髋关节置换术通常可以恢复患肢正常功能并获得较高满意度，国家关节登记系统报告 14 年假体在位率为 95%（某些大直径金属对金属界面除外）[6, 7]。

3.2　髋关节假体植入器械的发展

传统髋关节假体的精确植入取决于外科医生的

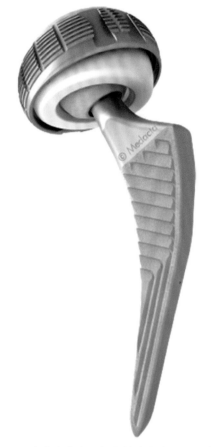

图 3.3   安装在非水泥柄上的陶瓷头——双动杯

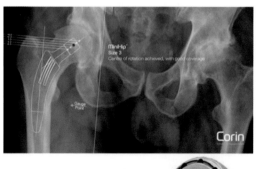

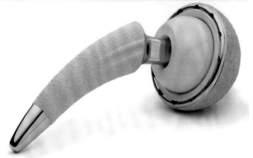

图 3.4   一种短柄设计，通过固定于股骨颈和干骺端而只在股骨近端传递载荷

视觉空间能力，诸如对线杆等基本工具的辅助。更先进的辅助对线技术可以提高外科医生定位假体组件的可重复性，恢复髋关节的生物力学和减少撞击运动范围，从而改善患者的预后。为了达到这一目标 [1, 6]，相继引入了计算机导航系统、个性化工具（图 3.5）和机器人技术。个性化工具（patient-specific instrumentation，PSI）需要进行术前 3D 影像和计算机辅助设计（computer-aided design，CAD）规划，以创建适合该患者的截骨导板，这样外科医生可以根据术前计划准确测量并定位假体组件。而计算机导航系统和机器人技术则通过术中 3D 规划来辅助植入假体，或通过定位截骨导板的位置（计算机导航）或辅助截骨（机器人技术）来实施。当用钉固定截骨导板时，或者在用锯截骨的过程中，截骨导板可能会发生轻微位移。因此，机器人技术通常比计算机导航系统更精确，因为它通常不使用截骨导板。当锯片、髋臼锉或者球磨钻位于手术规划之外的方向或位置时，机器人将切断这些电动工具的电源。尽管这些技术可提高手术精度，但与传统徒手植入假体组件的技术相比，它们的临床获益尚待证明 [6]。

3.3   髋关节入路的发展

实施髋关节置换术时有多种解剖学入路可供选择，如后侧、外侧、近端或者前侧入路。手术显露过程会破坏关节周围软组织的完整性，所以可减慢关节置换后的康复进程，有时甚至可能导致并发症（例如不稳定、残留跛行、疼痛和异位骨化）。为了减少这些并发症，开发了多种微创手术入路，例如后路小切口或其他保护肌肉的入路（包括直接前侧入路、Rottinger 入路、SupraPath 入路）（图 3.6）[1, 17]。特殊器械和短柄设计有利于各微创入路的实施 [16]。与传统入路相比，微创入路有更高的技术要求和更长的学习曲线，但微创入路可以加快康复，同时不增加脱位率 [6, 17, 18]。

3.4   髋臼假体对线技术的发展

50 年前定义的"机械学对线"技术（图 3.7）被认为是植入全髋关节组件的金标准技术 [19, 20]。它致

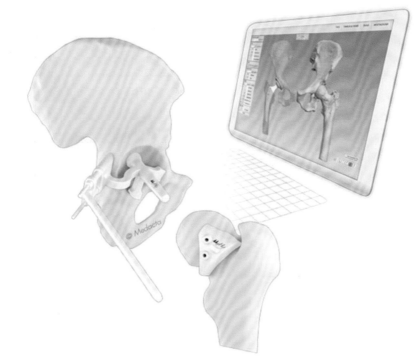

图 3.5　个性化工具——该 3D 打印的截骨导板匹配了患者的解剖结构，用于髋臼杯定位和股骨颈截骨

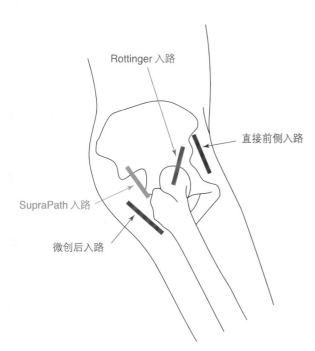

图 3.6　较常见的髋关节置换微创入路

力于实现设定的生物力学目标，而无视个别患者的解剖差异[19, 21]。内移髋旋转中心以减少假体的应力，并且假体组件定位于通用的"安全区"。目标是获得影像学上髋臼组件 15° 的前倾角和 40° 的外展角，股骨柄相对于后髁线 10°～15° 的前倾角[19-21]。辅助对线技术通过定义骨盆前平面，并考虑其在仰卧或站立位置的倾斜度，提高了臼杯定位的可重复性。这样，就出现了功能性臼杯定位（functional cup positioning）的概念[20, 22, 23]。

自从非骨水泥股骨假体应用日益广泛以来，联合前倾角[20, 24]和解剖植入[25-30]的概念之间产生了联系。非骨水泥柄必须通过稳定的压配才能获得牢固固定，从而去适应变异明显的股骨近端髓腔形态。因此，与骨水泥柄的植入不同，非水泥柄调节前倾角的能力有限，如果将髋臼杯一成不变地放置，则有较大的假体撞击风险[7, 8, 31-33]。髋臼和股骨假体之间这种动态的相互作用[34, 35]促进了联合前倾技术的发展[24]：首先准备股骨侧髓腔，保留最后的髓腔锉，然后再磨挫髋臼，臼杯植入前倾角的大小取决于观察到的股骨柄前倾角，最终的联合前倾角通常在 30°～40°。

髋关节假体的解剖植入[25-30]概念旨在恢复自然的髋关节解剖结构，重点是解剖学臼杯前倾和髋关节旋转中心的恢复。由于在日常生活活动中髋臼会有多种功能性方向以及股骨 - 髋臼相互作用，从术

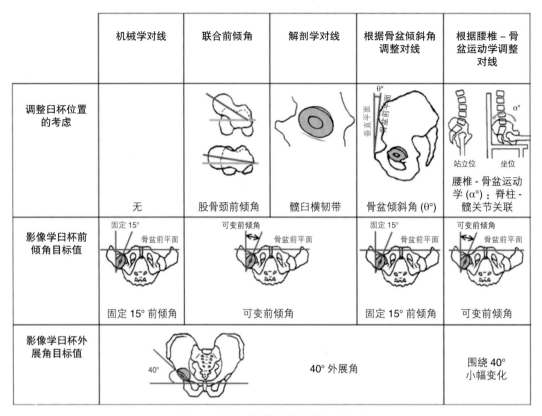

	机械学对线	联合前倾角	解剖学对线	根据骨盆倾斜角调整对线	根据腰椎 – 骨盆运动学调整对线
调整臼杯位置的考虑	无	股骨颈前倾角	髋臼横韧带	骨盆倾斜角 (θ°)	腰椎 - 骨盆运动学 (α°)：脊柱 - 髋关节关联
影像学臼杯前倾角目标值	固定 15° 前倾角	可变前倾角		固定 15° 前倾角	可变前倾角
影像学臼杯外展角目标值	40°	40° 外展角			围绕 40° 小幅变化

图 3.7 图示对线髋臼组件的多种技术

前影像计算理想臼杯方向的能力有限[36-38]，因此解剖植入的概念应运而生。它依靠术中发现，比如髋臼横韧带[25]以及使用卡尺精确测量偏心距和股骨颈长度来定义旋转中心。解剖植入旨在通过恢复自然的髋关节解剖结构来实现假体周围的软组织平衡和髋关节运动学，以改善术后髋关节功能和患者满意度[29, 39]。保留股骨颈的假体（包括表面置换[27]或保留颈部的柄设计[16, 28]）有助于解剖重建髋关节。

3.5 传统植入方式的并发症

尽管髋关节置换术非常成功，并被称为"世纪手术"，但仍然存在一些术后并发症[7, 31-33, 38]。据报道，假体松动、假体周围晚期骨折、不稳定（0~10%）[6, 7]和在没有明显并发症的情况下残留疼痛（10%~20%）[31]表明仍有余地改进内植物的设计和植入技术。假体失败导致的翻修手术仍然很多，术后 14 年的结果显示从 3% 到 8% 不

等[6, 7]。翻修手术的主要原因是无菌性松动（48%），其次是脱位（15%）、假体周围骨折（10%）和感染（9%）[6, 7]。翻修手术的风险随患者首次手术年龄的增加而降低，初次手术年龄较轻的患者需要翻修的可能性更大[6, 7]。50 多岁进行首次手术的男性患者的翻修风险约为 30%，而在 60 多岁和 70 多岁才接受首次手术的男性患者的翻修风险则分别为 20% 和 10%[7]。很多并发症与不良的假体组件相互作用有关，即与频繁发生的边缘载荷[33]和假体撞击[32, 38, 39]有关。这些并发症可以通过使用更宽容的（耐受边缘载荷和假体撞击）假体和 / 或更多个性化的植入技术来改善。

3.6 个性化植入技术可能是改善临床结果的下一个举措

腰椎的状况（个体的脊柱 - 髋关节关联）可显著影响髋关节假体边缘负荷，增加了假体撞击、脱

位和术后髋关节功能欠佳的风险 [14, 40-43]。然而，通过放射学检查评估常规植入臼杯的方向无法预测这些风险 [10, 12, 14, 32, 35, 44, 45]。尽管我们有使用 PSI、导航和机器人技术精确植入假体的能力，但它们是否可以减少脱位或改善无撞击的运动范围还不确定 [6, 46]。这可能是由于采用了一致标准的（过度系统化的）植入技术而导致的结果，而忽略了每个患者固有特征——包括髋关节解剖学和运动学。避免撞击和边缘载荷的真正髋臼植入"安全区"比以前的理解要小得多，并且在患者之间差异很大 [36, 37, 47, 48]，从而支持了个性化的假体选择和组件植入的理念。

　　为了改善未来髋关节置换术的临床结果，我们主张采用更具个性化的植入方式，该方法考虑到腰椎运动学 / 脊柱 - 髋关节的关系 [49-52] 和髋部结构解剖学 [19, 51, 52]，以重建生理和生物力学完善的髋关节。手术入路、假体设计和植入方向应取决于患者独特的解剖学和运动学特征，利用辅助植入工具来精确执行针对此患者的术前计划。通过重建生理髋关节（自然髋关节的解剖重建）和优化日常生活活动中的假体组件交互作用（适合脊椎柔韧性的臼杯对线），髋关节置换的运动学对线技术可以优化手术效果。精确的运动学对线技术，结合更宽容、耐用的现代髋关节假体组件可能达到髋关节置换术的最终目标——个性化、寿命长、活动自如的髋关节（"forgotten" hip），并且可能代表了该术式的未来。

（ Charles Rivière, Ciara Harman, Kartik Logishetty, Catherine Van Der Straeten 著　王志为 译　钱文伟 审校 ）

参考文献

1. Learmonth ID, Young C, Rorabeck C. The operation of the century: total hip replacement. Lancet. 2007;370(9597):1508–19.
2. Scheerlinck T, Casteleyn P-P. The design features of cemented femoral hip implants. J Bone Joint Surg Br. 2006;88-B(11):1409–18.
3. Langlais F, Kerboull M, Sedel L, Ling RSM. The 'French paradox'. J Bone Joint Surg Br. 2003;85-B(1):17–20.
4. Rivière C, Grappiolo G, Engh CA, Vidalain J-P, Chen A-F, Boehler N, et al. Long-term bone remodelling around 'legendary' cementless femoral stems. EFORT Open Rev. 2018;3(2):45–57.
5. Jaffe W, Scott D. Rationale and clinical application of hydroxyapatite coatings in pressfit total hip arthroplasty. Semin Arthroplast. 1993;4(3):159–66.
6. Ferguson RJ, Palmer AJ, Taylor A, Porter ML, Malchau H, Glyn-Jones S. Hip replacement. Lancet. 2018;392(10158):1662–71.
7. Commitee NS. National Joint Registry for England, Wales, Northern Ireland and the Isle of Man: 15th annual report, 2017. National Joint Registry Centre. 2018.
8. McCarthy TF, Nevelos J, Elmallah RK, Chughtai M, Khlopas A, Alipit V, et al. The effect of pelvic tilt and femoral head size on hip range-of-motion to impingement. J Arthroplast. 2017;32(11):3544–9.
9. Ezquerra L, Quilez MP, Pérez MÁ, Albareda J, Seral B. Range of movement for impingement and dislocation avoidance in total hip replacement predicted by finite element model. J Med Biol Eng. 2017;37(1):26–34.
10. Blakeney WG, Beaulieu Y, Puliero B, Lavigne M, Roy A, Massé V, et al. Excellent results of large-diameter ceramic-on-ceramic bearings in total hip arthroplasty. Bone Joint J. 2018;100(11):8.
11. McDonnell SM, Boyce G, Baré J, Young D, Shimmin AJ. The incidence of noise generation arising from the large-diameter Delta motion ceramic total hip bearing. Bone Jt J. 2013;95-B(2):160–5.
12. Tai SM, Munir S, Walter WL, Pearce SJ, Walter WK, Zicat BA. Squeaking in large diameter ceramic-on-ceramic bearings in total hip arthroplasty. J Arthroplast. 2015;30(2):282–5.
13. Heffernan C, Banerjee S, Nevelos J, Macintyre J, Issa K, Markel DC, et al. Does dual-mobility cup geometry affect posterior horizontal dislocation distance? Clin Orthop Relat Res. 2014;472(5):1535–44.
14. Dagneaux L, Marouby S, Maillot C, Canovas F, Rivière C. Dual mobility device reduces the risk of prosthetic hip instability for patients with degenerated spine: A case-control study. Orthop Traumatol Surg Res. 2019;105(3):461–6.
15. Darrith B, Courtney PM, Della Valle CJ. Outcomes of dual mobility components in total hip arthroplasty: a systematic review of the literature. Bone Jt J. 2018;100-B(1):11–9.
16. Khanuja HS, Banerjee S, Jain D, Pivec R, Mont MA. Short bone-conserving stems in cementless hip arthroplasty. J Bone Jt Surg Am. 2014;96(20):1742–52.
17. Mogliorini F, Biagini M, Rath B. Total hip arthroplasty: minimally invasive surgery or not? Meta-analysis of clinical trials. Int Orthop. 2018;43(7):1573–82.
18. Connolly KP, Kamath AF. Direct anterior total hip arthroplasty: comparative outcomes and contemporary results. World J Orthop. 2016;7(2):94.
19. Rivière C, Lazic S, Villet L, Wiart Y, Allwood SM, Cobb J. Kinematic alignment technique for total hip and knee arthroplasty: the personalized implant positioning surgery. EFORT Open Rev. 2018;3(3):98–105.
20. Bhaskar D, Rajpura A, Board T. Current concepts in acetabular positioning in total hip arthroplasty. Indian J Orthop. 2017;51(4):386.
21. Lazennec JY, Thauront F, Robbins CB, Pour AE. Acetabular and femoral anteversions in standing position are outside the proposed safe zone after total hip arthroplasty. J Arthroplast. 2017;32(11):3550–6.
22. Meftah M, Yadav A, Wong AC, Ranawat AS, Ranawat CS. A novel method for accurate and reproducible functional cup positioning in total hip arthroplasty. J Arthroplast. 2013;28(7):1200–5.
23. Maratt JD, Esposito CI, McLawhorn AS, Jerabek SA,

Padgett DE, Mayman DJ. Pelvic tilt in patients undergoing total hip arthroplasty: when does it matter? J Arthroplast. 2015;30(3):387–91.

24. Dorr LD, Malik A, Dastane M, Wan Z. Combined anteversion technique for total hip arthroplasty. Clin Orthop Relat Res. 2009;467(1):119–27.

25. Archbold HAP, Mohammed M, O'Brien S, Molloy D, McCONWAY J, Beverland DE. Limb length restoration during total hip arthroplasty: use of a caliper to control femoral component insertion and accurate acetabular placement relative to the transverse acetabular ligament. Hip Int. 2006;16(1):33–8.

26. Hill JC, Archbold HAP, Diamond OJ, Orr JF, Jaramaz B, Beverland DE. Using a calliper to restore the Centre of the femoral head during total hip replacement. J Bone Joint Surg Br. 2012;94-B(11):1468–74.

27. Girard J, Lons A, Ramdane N, Putman S. Hip resurfacing before 50 years of age: a prospective study of 979 hips with a mean follow-up of 5.1 years. Orthop Traumatol Surg Res. 2018;104(3):295–9.

28. Shin Y-S, Suh D-H, Park J-H, Kim J-L, Han S-B. Comparison of specific femoral short stems and conventional-length stems in primary cementless total hip arthroplasty. Orthopedics. 2016;39(2):e311–7.

29. Patel AB, Wagle RR, Usrey MM, Thompson MT, Incavo SJ, Noble PC. Guidelines for implant placement to minimize impingement during activities of daily living after total hip arthroplasty. J Arthroplast. 2010;25(8):1275–1281.e1.

30. Meermans G, Van Doorn WJ, Koenraadt K, Kats J. The use of the transverse acetabular ligament for determining the orientation of the components in total hip replacement: a randomised controlled trial. Bone Jt J. 2014;96-B(3):312–8.

31. Beswick AD, Wylde V, Gooberman-Hill R, Blom A, Dieppe P. What proportion of patients report long-term pain after total hip or knee replacement for osteoarthritis? A systematic review of prospective studies in unselected patients. BMJ Open. 2012;2(1):e000435.

32. Marchetti E, Krantz N, Berton C, Bocquet D, Fouilleron N, Migaud H, et al. Component impingement in total hip arthroplasty: frequency and risk factors. A continuous retrieval analysis series of 416 cup. Orthop Traumatol Surg Res. 2011;97(2):127–33.

33. Hua X, Li J, Jin Z, Fisher J. The contact mechanics and occurrence of edge loading in modular metal-on-polyethylene total hip replacement during daily activities. Med Eng Phys. 2016;38(6):518–25.

34. Rivière C, Lazennec J-Y, Van Der Straeten C, Auvinet E, Cobb J, Muirhead-Allwood S. The influence of spine-hip relations on total hip replacement: a systematic review. Orthop Traumatol Surg Res. 2017;103(4):559–68.

35. Mayeda BF, Haw JG, Battenberg AK, Schmalzried TP. Femoral-acetabular mating: the effect of femoral and combined anteversion on cross-linked polyethylene wear. J Arthroplast. 2018;33(10):3320–4.

36. Nam D, Riegler V, Clohisy JC, Nunley RM, Barrack RL. The impact of total hip arthroplasty on pelvic motion and functional component position is highly variable. J Arthroplast. 2017;32(4):1200–5.

37. Mellon SJ, Grammatopoulos G, Andersen MS, Pandit HG, Gill HS, Murray DW. Optimal acetabular component orientation estimated using edge-loading and impingement risk in patients with metal-on-metal hip resurfacing arthroplasty. J Biomech. 2015;48(2):318–23.

38. McCarthy TF, Alipit V, Nevelos J, Elmallah RK, Mont MA. Acetabular cup anteversion and inclination in hip range of motion to impingement. J Arthroplast. 2016;31(9):264–8.

39. Shoji T, Yamasaki T, Izumi S, Kenji M, Sawa M, Yasunaga Y, et al. The effect of cup medialization and lateralization on hip range of motion in total hip arthroplasty. Clin Biomech. 2018;57:121–8.

40. Pierrepont JW, Feyen H, Miles BP, Young DA, Baré JV, Shimmin AJ. Functional orientation of the acetabular component in ceramic-on-ceramic total hip arthroplasty and its relevance to squeaking. Bone Jt J. 2016;98-B(7):910–6.

41. Heckmann N, McKnight B, Stefl M, Trasolini NA, Ike H, Dorr LD. Late dislocation following total hip arthroplasty: spinopelvic imbalance as a causative factor. J Bone Jt Surg. 2018;100(21):1845–53.

42. Grammatopoulos G, Dhaliwal K, Pradhan R, Parker SJM, Lynch K, Marshall R. Does lumbar arthrodesis compromise outcome of total hip arthroplasty? Hip Int. 2019;29(5):496–503.

43. Ochi H, Homma Y, Baba T, Nojiri H, Matsumoto M, Kaneko K. Sagittal spinopelvic alignment predicts hip function after total hip arthroplasty. Gait Posture. 2017;52:293–300.

44. Abdel MP, von Roth P, Jennings MT, Hanssen AD, Pagnano MW. What safe zone? The vast majority of dislocated THAs are within the Lewinnek safe zone for acetabular component position. Clin Orthop Relat Res. 2016;474(2):386–91.

45. Goyal P, Lau A, Naudie DD, Teeter MG, Lanting BA, Howard JL. Effect of acetabular component positioning on functional outcomes in primary total hip arthroplasty. J Arthroplast. 2017;32(3):843–8.

46. Reininga IH, Zijlstra W, Wagenmakers R, Boerboom AL, Huijbers BP, Groothoff JW, et al. Minimally invasive and computer-navigated total hip arthroplasty: a qualitative and systematic review of the literature. BMC Musculoskelet Disord. 2010;11(1):92. http://bmcmusculoskeletdisord.biomedcentral.com/articles/10.1186/1471-2474-11-92

47. McCarthy TF, Alipit V, Nevelos J, Elmallah RK, Mont MA. Acetabular cup anteversion and inclination in hip range of motion to impingement. J arthroplast. 2016;31(9):264-8.

48. Pierrepont J, Hawdon G, Miles BP, Connor BO, Baré J, Walter LR, et al. Variation in functional pelvic tilt in patients undergoing total hip arthroplasty. Bone Jt J. 2017;99-B(2):184–91.

49. Stefl M, Lundergan W, Heckmann N, McKnight B, Ike H, Murgai R, et al. Spinopelvic mobility and acetabular component position for total hip arthroplasty. Bone Jt J. 2017;99-B(1_Supple_A):37–45.

50. Phan D, Bederman SS, Schwarzkopf R. The influence of sagittal spinal deformity on anteversion of the acetabular component in total hip arthroplasty. Bone Jt J. 2015;97-B(8):1017–23.

51. Riviere C. Kinematic versus conventional alignment techniques for total hip arthroplasty: a retrospective case control study. Orthop Traumatol Surg Res. 2019;105(5):895–905.

52. Spencer-Gardner L, Pierrepont J, Topham M, Baré J, McMahon S, Shimmin AJ. Patient-specific instrumentation improves the accuracy of acetabular component placement in total hip arthroplasty. Bone Jt J. 2016;98-B(10):1342–6.

第二篇

使用特定假体进行个性化髋关节置换

第4章 股骨近端解剖的重建：使用髋关节表面置换假体

要点

- 髋关节表面置换（HR）是一种个性化的髋关节置换手术，可在保留股骨近端解剖结构的情况下恢复生物力学参数。
- 通过 HR 可保留骨量，这对于股骨侧显然是一个优势。
- 稳定的髋关节可使活动范围不受限制，脱位风险很低。
- 有可能恢复高冲击力运动活动（跑步、足球、柔道、曲棍球等）。
- 与标准全髋关节置换术（THA）相比，时空步态参数的生理恢复更好。
- 没有大腿疼痛，股骨负荷最佳。
- 保存髋关节的本体感觉。
- 当出现股骨干畸形或有股骨干内植物时，HR 使手术更容易进行。

4.1 为什么要进行髋关节表面置换（利和弊）？

如今，髋关节问题越来越趋于年轻化，所以骨保留和高耐磨界面变得更加重要。金属对金属髋关节表面置换（hip resurfacing, HR）的使用已有 20 多年。为了实现骨量保留、更少的界面磨损和更高的患者活动度，手术所需的技术难度也随之增加，最终还可能难逃失败的结局。关于 HR 假体的概念，一些学者普遍希望基于此概念进行尝试，但也由于缺乏关于 HR 假体设计、摩擦学和机械特性方面的知识，不得不放弃进行此类手术的设想。

在这方面，此类手术最大的缺点是它不能适用于所有髋关节病例，也不是每位骨科医生都可以进行的。要想进行 HR 手术，外科医生每年至少需要一定的手术量。金属对金属 HR 的其他缺点是，高界面磨损碎屑会导致局部组织不良反应（adverse

local tissue reactions, ALTR）或假瘤，并且导致大量的钴离子和铬离子全身释放。在这些病例中，一般健康问题与钴水平过高有关，但在功能正常的 HR 病例中则不存在。即使我们有完美的设计和完美的技术，这种并发症也很难避免，因为没有任何髋关节手术有 100% 的成功率。除了预期的失败次数之外，还有一个不可预见的过敏问题，这种问题可能出现在 1% 的女性和 0.1% 的男性中。

众所周知的股骨侧骨储备保留，现在也适用于骨盆侧。在骨盆侧，如果技术正确，不会去除比 THA 更多的骨量。这在 HR 实践开始时并非如此，原因是术者还处于学习曲线初级阶段，此外，还缺乏大直径假体或薄的臼杯。已证实在翻修的病例中，如果密切监测患者和假体，确保在正确的时间进行翻修，相对于初次 THA，结果不会有很大差异。翻修手术后髋臼杯尺寸的增加可以忽略不计，许多论文中也没有反映有这些担忧[1]。

在现代手术过程中，发生可归因于 HR 的其他失败（如股骨颈骨折和股骨头松动）的频率已经变得非常低。如果按照专家的建议和当前实践进行 HR，患者会有更多的获益。骨量保留和更容易的翻修是显而易见的，在过去 10 年内 HR 还取得了许多其他的收益。骨密度研究显示，在 HR 后，骨量储备可以恢复到正常水平。

我们认为，HR 可使年轻及活动量较大的患者不受限制地恢复生理活动和运动活动。越来越多的随机研究证实了这种差异[2]。研究已经证实了对活动量大的 HR 患者金属对金属磨损风险没有增加，在功能正常的 HR 中，磨损产物和金属离子会随着时间的推移而减少[3]。生物力学和肌肉力矩更容易恢复到正常的自然髋关节解剖状态。相对于 THA，HR 的脱位风险一直很低，而且极其罕见。

HR 的翻修率取决于假体的类型和大小；当然，外科医生的经验明显对翻修率有很大的影响。一些作者对此抱有怀疑态度。但是在合适的患者，如患骨关节炎的年轻男性患者中，根据澳大利亚骨科协会国家关节置换登记处的登记系统数据（AOANJRR 2017），HR 后 16 年的翻修率仅为 9.5%，而在同一组中，THA 后的翻修率为 10.4%。在该队列中，临床经验丰富的外科医生组可以使存活率提高到高达 98%。

一个更出乎意料的发现是，接受金属对金属 HR 的髋关节骨关节炎患者与接受骨水泥型或非骨水泥型 THA 的患者相比，长期死亡率更低。在对检索数据中可能的混杂因素进行广泛校正后，这种差异仍然存在。尽管可能存在残留的混杂因素，但所观察到的结果相差仍然较大[4]（图 4.1）。这些发现需要进一步的证据验证，但在几个国家的髋关节登记数据中已经有报告。如今，20 年的新一代金属对金属 HR 使用经验使我们已经能够识别优劣，去芜存菁，我们应该继续在适当的患者中应用具有正确技术和经验的成熟设计。

4.2　支持髋关节表面置换的临床证据

登记系统数据

年轻患者（≤50 岁）的 THA 结局与老年患者相比结果显著较差。2016 年瑞典登记系统数据表明，在 24 年随访期间，50 岁以下患者的累积存活率为 54.2%，而 75 岁以上患者的累积存活率为 94.3%[5]。2016 AOANJRR 显示，在 10 年和 15 年随访期间，55 岁以下患者初次 THA 的累积翻修率分别为 8.5% 和 12.7%[6]。而在另一方面，这一特定人群的 HR 似乎效果更好。关于 Birmingham 髋关节表面置换系统（BHR），2016 年英格兰和威尔士国家关节登记系统[7]、2016 年澳大利亚关节登记系统[6] 和 2015 年瑞典登记系统[5] 分别报告 12 年生存率为 90.1%，15 年生存率为 89.9%，10 年生存率为 96.6%。

最近，创立了一个国际化大容量的 HR 登记中心，对手术时年龄 ≤50 岁的患者随访至少 3 年（11 386 例，平均年龄 42.7 岁）[8]。男性患者 8459 例 HR 手术（74.3%），女性患者 2926 例（25.7%），平均股骨头直径为 49.7 mm，平均随访时间为 7.6 年（3～22 年）。22 年时总生存率为 89.1%（95% CI：88.5%～89.7%）。男性患者生存率（在 21 年时为 92.7%，95% CI：92.1%～93.3%）显著高于女性患者（在 22 年时为 81.6%，95% CI：80.3%～82.9%）。

恢复运动活动

髋关节置换术后恢复运动是越来越普遍的功能需求。然而，关于这一问题的已发表研究很少，恢复高冲击运动似乎更具有挑战性。因为假体股骨头直径接近自然直径，且界面具有高耐磨性（没有股骨头骨折的风险）的特点，HR 似乎满足了这一功能需求。在几项研究报告中 HR 术后恢复低、中、高冲击运动的比例很高。迄今为止，关于髋关节置换术后恢复运动的可能性，还没有国际共识。然而，HR 可允许患者恢复不受限制的生理和运动活动。HR 术后恢复运动的比例似乎很高。但需要指出的是，没有长期研究分析过这些活动对无菌性松动的影响。最具代表性的例子是参加铁人三项运动的患者。Girard 等[9] 发现，在 48 名铁人三项运动员中，游泳、骑行和跑步的恢复率分别为 38/48（79%）、41/48（85%）和 33/48（69%）。更有趣的是，在术前，所有患者都至少参加过一次铁人三项比赛，在术后 4.7 年随访时，28/48 例（58.3%）患者再次参加了铁人三项比赛，并且术前和术后相比，他们的表现没有下降。

功能表现

HR 手术后的良好髋关节功能与手术过程中保留自然的股骨头形状直接相关。对于 HR，股骨侧骨量保留具有两个重要的效果：保留股骨颈的机械感受器和恢复股骨近端解剖结构。HR 后的解剖重建保留了外展肌和伸肌的力矩和力臂。在一项比较 THA 与 HR 的前瞻性随机研究中，HR 更好地恢复了髋关节的生物力学参数[10]。33 例（60%）THA 患者和 42 例（86%）HR 患者的腿长恢复到 ±4 mm 以内。14 例（25%）THA 病例和 29 例（59%）HR 病例的股骨偏心距恢复到 ±4 mm 以内。除了生物力学恢复，步态分析显示，HR 可恢复患者所有运动平面的正常步态模式，而 THA 则需要适应期。THA 患者术后 6 个月和术后 2 年的步行速度均低于正常受试者和 HR 患者[11]。它可以增强核心力量控制，并增加起步阶段的力量。基于静态和动态稳定性分析以及姿势协调性的研究[11, 12] 也得出了相同的结论。HR 术后比 THA 术后在平衡和姿势控制方面具有可观察到的更好的稳定性和运动模式。

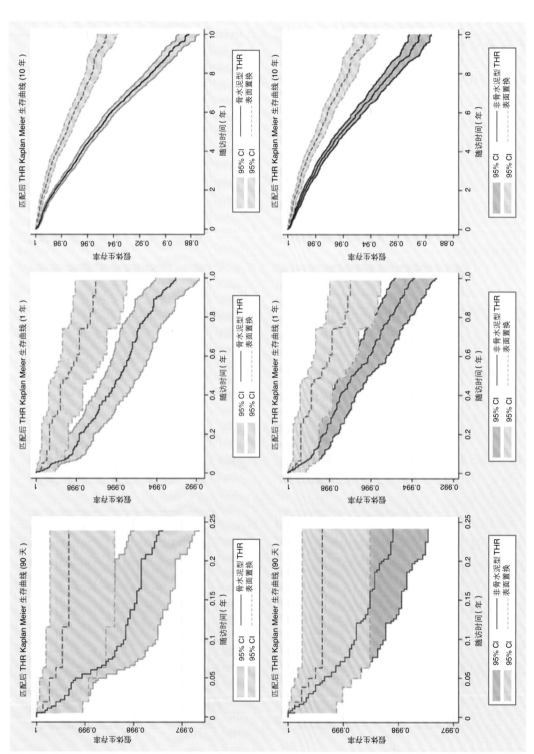

图 4.1 匹配后不同手术类型的 Kaplan Meier 生存曲线：骨水泥型或非骨水泥型全髋关节置换、金属对金属髋关节表面置换。THR，全髋关节置换

4.3 髋关节表面置换假体的最佳定位（技巧和提示）

4.3.1 髋关节表面置换术成功的要素是什么？

成功的 HR 有几个要素。最重要的是患者的选择和适当的手术技术。女性患者由于股骨头较小、髋关节发育不良发生率高以及潜在的骨质量差，失败的风险更大。炎症性疾病、缺血性坏死、大的股骨头囊肿和髋关节发育不良也可能降低存活率。最佳的适应证是原发性骨关节炎。肥胖并不是禁忌证，但股骨头的最小直径达到 48 mm 可以认为是先决条件。

后外侧入路是 HR 的首选手术入路。不需要剥离臀大肌肌腱。保留髋周软组织对血管形成和臀肌功能很重要。从距离股骨止点 5～8 mm 处切断外旋肌，保留一个小的袖套。在梨状肌处切开关节囊，而不是在头颈交界处。不要在头颈交界处进行电凝止血。保留关节囊是关键，不建议进行 360° 全关节囊切开。

髋臼杯位置对金属对金属界面的性能也至关重要。髋臼杯应按照外倾 40°、解剖学前倾进行放置。髋臼杯外倾角过大会有增加金属离子水平升高和失败率升高的风险。另一方面，小于 30° 外倾植入的髋臼杯会在屈伸时撞击股骨颈。横韧带是重要的解剖参照物。压紧后髋臼杯边缘应与横韧带成一直线。这是将髋臼杯打紧在解剖位置并避免撞击的唯一先决条件。首先准备股骨侧是一个明智的选择，这可以更好地显露髋臼，完美地确定股骨颈大小，并实现最佳的髋臼杯和股骨的前倾。

4.3.2 股骨组件位置

理解股骨颈的形状不是圆形是非常重要的。第一，它更多是卵圆形。第二个要点是股骨头颈偏心距的定义：股骨头最大径到股骨颈表面的距离。鉴于股骨颈不是圆形，这种约为股骨头/颈周长的偏心距并不是恒定的。第三，在所有髋关节假体设计中，HR 的股骨头颈偏心距最小。髋关节表面置换术后，股骨头颈直径的变化低于传统 THA。事实上，传统 THA 后的头颈直径比接近 2（假设股骨头直径为 28 mm，颈部直径为 12/14 mm），大直径股骨头

超过 3，HR 约为 1.2。这一点至关重要。股骨颈和髋臼杯或髋臼骨质之间撞击的凸轮效应也是 HR 的失败模式之一。因此，正确的假体定位至关重要，术中检测也是必不可少的。髋臼杯和股骨假体的位置是相互关联的，髋臼杯过度前倾必然导致后凸轮效应。后倾的髋臼杯导致前凸轮效应，外倾过大的髋臼杯导致上凸轮效应。

同样，过低的股骨头颈部直径改变可能不利于获得更好的髋关节屈曲。传统 THA 后，活动范围受限于"假体 - 假体"凸轮效应，而 HR 后则受限于"髋臼杯假体 - 股骨颈骨质"接触。髋关节屈曲是日常生活活动中最重要的运动。为避免髋臼杯 - 骨接触并增加屈曲功能，最大限度的股骨头颈部前移是很有必要的（图 4.2）。股骨假体相对于股骨颈中心轴的向前移位可以改善头颈部前方偏心距和髋关节屈曲。通常，股骨假体的位置与股骨颈的后皮质平齐。考虑到 1 mm 的前偏可以使髋关节屈曲增加 5°，股骨假体的向前移位是增加髋关节活动范围的一种有效方式 [13]。但头颈部前方偏心距是非常敏感的，避免大幅度降低后方偏心距很重要。

HR 是一种折中的手术方案。每次优化股骨位置时，相对的位置需要做出妥协。因此，通过增加向前移位来改善髋关节屈曲功能应小心进行，以避免减少反方向的活动范围。事实上，并不需要股骨假体的位置完全对称。总而言之，日常生活活动需要更多的屈曲而不是伸展。向前移位是改善活动范围的最有吸引力的选择。在股骨假体打紧后，去除头颈连接处的骨赘时也要小心。

股骨偏心距位置偏移的最后一点是每个金属股骨假体本身的偏心距。假体的偏心距可以达到 3～4 mm，骨水泥覆盖厚度增加 0～1.5 mm。因此，

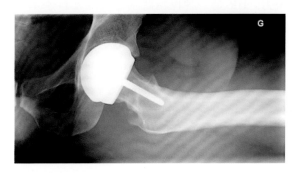

图 4.2 最佳股骨位置。股骨假体与股骨颈平行并具有生理前倾。注意从后向前的轻微前移，这产生了更好的头颈部前方偏心距

HR 股骨头颈偏心距为 3~5 mm。可以使用其他技巧来增加活动范围：

- 谨慎的股骨前方成形可以改善偏心距，并降低凸轮效应风险。但是外科医生必须意识到如果骨成形穿透颈部皮质，会有颈部骨折的风险。
- 髋臼边缘骨赘的去除至关重要。必须在髋臼前壁保留 2~3 mm 宽的骨质，以避免髂腰肌撞击的风险。如有必要，应清理髋臼杯周围的骨质。
- 不建议调整股骨柄角度。事实上，股骨假体的后倾对凸轮效应几乎没有影响，反而会导致股骨柄和颈部皮质之间的接触。
- 增加假体直径理论上可以增加股骨头偏心距。但是腹股沟疼痛、髋臼骨折和腰肌刺激的风险不允许植入太大的髋臼杯。此外，股骨组件必须固定在没有任何缺损的股骨头骨质上。

股骨组件的轻微外翻放置可获得更好的生物力学性能。与自然股骨颈相比，建议外翻 5°~10°[14]。内翻位使股骨颈部应力增高，而过度外翻会在上方产生过切。两个有效的术中参照物是股骨颈下方部分和股骨头中央凹陷。股骨克氏针应放置在相对于股骨颈下方皮质线略外翻的位置，并高出中央凹陷约 1 cm。

实现在整个股骨颈周围再现自然的股骨头颈偏心距的目标是获得最佳的髋关节活动范围，并避免股骨颈撞击髋臼杯假体的重要部分。这意味着可以针对每种畸形修正偏心距（Legg-Calve-Perthes 病、创伤后……）。这与传统 THA 非常不同，传统 THA 首先切除近端股骨，然后用股骨柄重建。股骨柄应再现患者的解剖结构、生物力学特性，并恢复软组织张力。HR 是一种保留解剖结构的外科手术，可保留股骨近端并最大限度地减少对解剖结构的改变。对于 THA，外科医生有很多植入选择：多种股骨柄尺寸、假体头的模块化、不同的股骨柄颈干角、标准或高偏心距股骨柄、不同的股骨头直径、抗脱位内衬等。对于 HR 来说，这些可能性都不存在，保留股骨近端解剖结构可以实现关节的精确生物力学重建（在随机研究中有很好的描述）。事实上，在 THA 中，生物力学恢复与股骨柄固定相关。如果股骨柄的稳定性不佳，它可能会导致假体尺寸过大和腿长增加，并增加股骨偏心距。在 HR 中，股骨组

件直径接近原有股骨头直径。假体股骨头的稳定性是即时的和最佳的，不存在尺寸不匹配的情况。

在手术结束时，评估两个假体位置的能力非常有价值。在无股骨颈畸形和标准股骨颈干角的原发性骨关节炎病例中，两个组件必须在髋关节中立位相互平行（无旋转，无外展，腿部与躯干成一直线）。这意味着股骨组件轻微外翻（140°），髋臼杯倾斜接近 40°。这一点至关重要，因为它有助于避免股骨颈与髋臼杯之间的碰撞。进行最后一次检查以检测潜在的凸轮撞击（前部或后部）。如果需要，可以在这个时候进行髋臼边缘骨成形或股骨侧的骨成形。

4.3.3　血管再形成

在开始 HR 手术之前，彻底了解股骨头的血管解剖结构是必要的。必须对沿股骨颈后外侧和内下方的支持带内的血管进行定位。在整个手术过程中，应保留支持带内的血管以及股骨头周围的所有软组织。维持股骨颈的血液供应是至关重要的。但另一方面，通常用于 HR 的后侧入路会不可避免地破坏股骨颈的主要血液供应。但是大多数研究没有报告股骨头塌陷或热诱导的骨坏死。关节炎股骨头的血液供应可能来自骨内血管，而不是支持带血管。此外，股骨骺和干骺端之间的一些血管交通支可以增加股骨颈的血液供应。但是外科医生应该意识到，这两种可能性并不意味着不需要保留支持带血管。

由于后外侧入路容易损伤血液供应的原因，已经有学者对其他入路进行了研究。每种入路的主要目标都是股骨头血管的再形成。这些入路包括直接外侧入路、前侧入路和粗隆翻转入路。迄今为止，这些手术入路都没有显示出能降低股骨头塌陷率的优势。最有吸引力的手术入路仍然是后外侧入路，但存在轻微的软组织破坏：无须松解臀大肌，无须进行环形关节囊切开，无须松解髂骨上的臀中肌，保留沿着股骨颈的网状血管和软组织。

4.3.4　股骨侧骨水泥技术

股骨侧骨水泥技术是 HR 长期存活的重要因素。应在准备好的股骨头上额外钻孔，以增加固定区域。骨水泥钻孔之间需要至少 1 cm 的距离，以避免热性

骨坏死。优选 5～10 个深度为 7 mm、直径为 4 mm 的钻孔。一些外科医生建议在小粗隆内放置抽吸装置，同时进行股骨头脉冲冲洗，以优化骨水泥渗透。然而，这可能会导致深层骨水泥渗透和随后的热坏死。使用低黏度骨水泥和穹顶钻孔就足够了。两种骨水泥应用技术的优点——将骨水泥间接填充到假体内，或在股骨头上直接填充骨水泥——仍在争论中。值得注意的是，骨水泥覆盖层和穿透深度因骨水泥黏度、股骨头骨密度、扩髓钻和股骨假体之间的间隙以及假体设计而异。

4.4 髋关节表面置换术的未来发展

这种被称为 HR 的替代性手术类型通常用于年轻患者。与 THA 不同的是，外科医生仅从髋关节中去除患病的软骨，并使用金属对金属假体进行表面置换。然而，在一些患者中，假体释放的金属颗粒可引起具有临床意义的组织反应。由于与金属病相关的失败，对金属离子和金属过敏风险的担忧导致了新的技术进展，尤其是对于女性患者，她们往往股骨头较小，过敏比例更高。虽然这项技术仍需要外科医生有丰富的临床经验，但骨科关节市场已经有了一些新的发展。

目前正在对一种带有聚乙烯臼杯的新型表面置换假体进行检测，陶瓷对陶瓷表面置换看起来是表面置换假体的合理设计。无论生产或设计什么，我们都应该意识到可能会出现的障碍和意想不到的问题。陶瓷对陶瓷的异响是 THA 中众所周知的问题。据报道，陶瓷对陶瓷髋关节的噪声发生率在 1%～29%，这取决于如何定义"噪声"[15]。一些声学研究已经区分了异响和其他类型的噪声，如金属对金属表面置换中的咔哒声、咯咯声、爆裂声和摩擦声。问题仍然是这些是否会出现在陶瓷对陶瓷表面置换界面中。大直径金属对金属髋关节置换手术中的异响与间隙增加和润滑减少有关[16]。在较新的陶瓷对陶瓷大直径全髋关节（股骨头直径高达 48 mm）中，异响率随着股骨头直径（36～48 mm）的增加而增加[17]。这些 THA 中证据充分的发现需要在即将上市的所有新型陶瓷对陶瓷表面置换界面的临床试验中加以解决和论证[18]。基于实验室进行的应力测试，高撞击导致的陶瓷碎裂应该是一个较

小的问题。希望表面置换将不会重现这些并发症，但我们必须意识到可能会出现新的问题，比如 THA 中股骨柄上大金属头引起的柄锥磨损（trunnoinosis）问题，这是我们在过去 60 年的关节手术中从未经历过的问题！

定制聚乙烯髋关节表面置换是由矫形外科医生 Derek McMinn 设计的，开创了该领域的先河。它是金属过敏患者的替代品。该髋臼杯由高交联聚乙烯制成，外表面有一层钛多孔涂层，与 RM Pressfit 杯（Matthys）一样，20 年后相对于无菌性松动的平均存活率为 94.4%。Dr. Pritchett（美国西雅图）生产了 Synovo Preserve 假体，它由高交联聚乙烯制成，比传统聚乙烯更坚固、更轻、更耐磨。两种设计都使用钴铬合金头，因此理论上仍然有过敏的风险，就像膝关节假体一样。但事实上，这些都是软对硬的界面，在活动量大的年轻患者中无法达到永久使用，因此不能成为理想的新型 HR 假体开发对象。

陶瓷对陶瓷 HR 似乎是降低磨损和过敏风险的更好方法（图 4.3）。伦敦帝国学院的 Justin Cobb 是世界上第一个用陶瓷对陶瓷假体为患者进行髋关节表面置换的外科医生。他们设计了一项临床试验来证实陶瓷假体对男性和女性都适用，因为传统的 HR 技术目前并不太适合女性患者。该新假体名为"H1"（图 4.3），有一个波浪形边缘的臼杯，BIOLOX delta 对 BIOLOX delta 摩擦界面。该波形设计旨在更好地匹配患者的解剖结构并防止发生撞击。髋臼杯外侧有钛多孔涂层，股骨头不使用骨水泥。重要的是要认识到这种设计是全新的；因

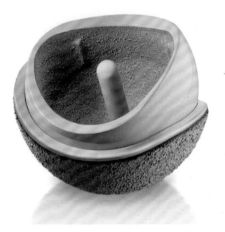

图 4.3 Pr. Justin Cobb 于 2017 年首次植入的陶瓷对陶瓷 H1® 髋关节表面置换组件（Embody, London, UK）

此，可能会出现意想不到的问题。在完全进入骨科市场之前，应该对它们进行长时间的评价。来自MatOrtho 的新 ReCerf™ 髋关节表面置换也是如此，其使用 Ceramtec 的陶瓷整体组件——股骨头和髋臼杯，没有金属组件。

其他公司正在研究具有其他界面的新 HR 设计。历史总是围绕着表面置换技术来来回回推进，因为这项手术在解剖学、生物力学和逻辑上来看是更优的治疗方法。从 20 世纪 50 年代的 Charnley 软聚四氟乙烯界面，到 1953 年的 Haboush（美国）金属对金属界面，再到 20 世纪 70 年代的 Gerard（法国）和 Muller 假体（瑞士）以及 20 世纪 80 年代的 Wagner 假体，表面置换永远都是一种选择。金属对金属表面置换术至今已有悠久的历史，开展的实验工作比典型的 THA 假体更多。至关重要的是，我们不要再犯同样的错误，我们应该警惕任何新引入的解决方案，因为这些方案目前尚未充分研究。

4.5　我们为什么建议髋关节表面置换术？（令人信服的论据）

我推荐年轻患者进行 HR 而不是 THA 的原因：

- 骨量保留：通过 HR 可保留骨量，这对于股骨侧显然是一个优势。此外，由于生理性的负荷，术后股骨颈骨密度会增加。
- 没有脱位风险：在一项随机对照试验中，Vendittoli 等 [10] 报道，HR 组的脱位率为 0，而 THA 组为 3%。Pollard 等 [19] 报道了 54 例 THA 患者的脱位率为 7.4%，而 54 例 HR 患者均未发生脱位。
- 有恢复高冲击运动活动（跑步、足球、柔道、曲棍球等）的可能。
- 时空步态参数的生理恢复。
- 生物力学参数的恢复：HR 后不可能出现腿长差异并能恢复正常股骨偏心距。
- 无大腿疼痛。
- 最佳的股骨负荷。
- 保存髋关节本体感觉。
- 即使在股骨干畸形或已有内植物无法移除的情况

下，也可以进行 HR。

（Julien Girard，Koen De Smet 著
孙相祥 译　温　亮 审校）

参考文献

1. De Smet K, Van Der Straeten C, Van Orsouw M, Doubi R, Backers K, Grammatopoulos G. Revisions of metal-on-metal hip resurfacing: lessons learned and improved outcome. Orthop Clin N Am. 2011;42(2):259–69.
2. Lavigne M, Masse V, Girard J, Roy AG, Vendittoli PA. Return to sport after hip resurfacing or total hip arthroplasty: a randomized study. Rev Chir Orthop Reparatrice Appar Mot. 2008;94(4):361–7.
3. Van Der Straeten C, Van Quickenborne D, De Roest B, Calistri A, Victor J, De Smet K. Metal ion levels from well-functioning Birmingham hip resurfacings decline significantly at ten years. Bone Joint J. 2013;95-B(10):1332–8.
4. Kendal AR, Prieto-Alhambra D, Arden NK, Carr A, Judge A. Mortality rates at 10 years after metal-on-metal hip resurfacing compared with total hip replacement in England: retrospective cohort analysis of hospital episode statistics. BMJ. 2013;347:f6549. https://doi.org/10.1136/bmj.f6549.
5. Swedish Register. https://registercentrum.blob.core.windows.net/shpr/r/Annual-Report-2015-H19dFINOW.pdf20.
6. Australian Orthopedic Association National Joint Replacement Registry. https://aoanjrr.sahmri.com/fr/annual-reports-2016.
7. 2016 National Joint Register of England and Wales. http://www.njrcentre.org.uk/njrcentre/NewsandEvents/NJR14thAnnualReportrecordnumberofproceduresduring201617/tabid/1453/Default.aspx.
8. Van Der Straeten C. Results from a worldwide HR data base. Seoul: International Society for Technology in Arthroplasty; 2017.
9. Girard J, Lons A, Pommepuy T, Isida R, Benad K, Putman S. High-impact sport after hip resurfacing: The Ironman triathlon. Orthop Traumatol Surg Res. 2017;103(5):675–8.
10. Vendittoli PA, Ganapathi M, Roy AG, Lusignan D, Lavigne M. A comparison of clinical results of hip resurfacing arthroplasty and 28 mm metal on metal total hip arthroplasty: a randomised trial with 3-6 years follow-up. Hip Int. 2010;20(1):1–13.
11. Szymanski C, Thouvarecq R, Dujardin F, Migaud H, Maynou C, Girard J. Functional performance after hip resurfacing or total hip replacement: a comparative assessment with non-operated subjects. Orthop Traumatol Surg Res. 2012;98(1):1–7.
12. Bouffard V, Nantel J, Therrien M, Vendittoli PA, Lavigne M, Prince F. Center of mass compensation during gait in hip arthroplasty patients: comparison between large diameter head total hip arthroplasty and hip resurfacing. Rehabil Res Pract. 2011;2011:586412.

13. Girard J, Krantz N, Bocquet D, Wavreille G, Migaud H. Femoral head to neck offset after hip resurfacing is critical for range of motion. Clin Biomech (Bristol, Avon). 2012;27(2):165–9.

14. Beaulé PE, Harvey N, Zaragoza E, Le Duff MJ, Dorey FJ. The femoral head/neck offset and hip resurfacing. J Bone Joint Surg Br. 2007;89(1):9–15.

15. Keurentjes, et al. High incidence of squeaking in THAs with alumina ceramic-on-ceramic bearings. Clin Orthop Relat Res. 2008;466(6):1438–43.

16. Brocket, et al. The influence of clearance on friction, lubrication and squeaking in large diameter metal-on-metal hip replacements. J Mater Sci Mater Med. 2008;19(4):1575–9.

17. Blakeney WG, Beaulieu Y, Puliero B, Lavigne M, Roy A, Massé V, Vendittoli PA. Excellent results of large-diameter ceramic-on-ceramic bearings in total hip arthroplasty. Bone Joint J. 2018;100-B(11):1434–41.

18. Tai S, et al. Squeaking in large diameter ceramic-on-ceramic bearings in total hip arthroplasty. J Arthroplast. 2014;30(2) https://doi.org/10.1016/j.arth.2014.09.010.

19. Pollard TC, Baker RP, Eastaugh-Waring SJ, Bannister GC. Treatment of the young active patient with osteoarthritis of the hip. A five- to seven-year comparison of hybrid total hip arthroplasty and metal-on-metal resurfacing. J Bone Joint Surg Br. 2006;88(5):592–600.

第 **5** 章　股骨近端解剖的重建：使用股骨颈固定柄

5.1　导言

保留颈部的假体设计通过恢复股骨近端的固有解剖结构，实现了针对患者个性化的手术。这可以保持软组织的生理性张力和髋关节的运动，提高假体髋关节功能和患者满意度，降低脱位的风险。此外，这种假体设计在降低翻修难度和减少假体应力遮挡所引起的骨量丢失方面具有明显的优势。本文作者介绍了使用带有羟基磷灰石（HA）和多孔表面涂层的股骨颈固定锥形假体——Silent™ Hip 系统的经验。在 20 世纪 90 年代中期，为解决年轻患者和高活动度患者的需求，Allan Ritchie 博士首次提出了 Silent™ 股骨柄的概念（图 5.1）。随后，一个工程师和外科医生组成的团队与汉堡大学合作使该概念进一步发展并开发出了相应的假体。该植入物获

得了满意的临床前体外评估，2003 年，临床研究开始，主要目的是评估植入物的稳定性，两位外科医生（Honl 博士和 Sullivan 博士）协助 DePuy 公司进行研究。2003 年 1 月至 11 月，他们共进行了 41 例植入手术。随后，更多外科医生对这项技术进行了更广泛的研究，并且获得了令人振奋的结果。

读者可能会惊讶读到一篇关于不再销售的假体的文章。其实，作者对该植入物的使用是非常满意的。只不过它与一种具有高失败率的大直径金属对金属假体一起销售。在律师和监管机构的压力下，即便有优秀的临床结果，该公司依然决定撤回该假体。但这个创新，对我们来说仍然值得研究，或许这种假体的概念未来会重生。

在初次全髋关节置换术时，保留健康的骨量是外科医生对年轻患者进行手术的目标。短柄股骨假体的出现，旨在以生理方式承载股骨颈的应力并且

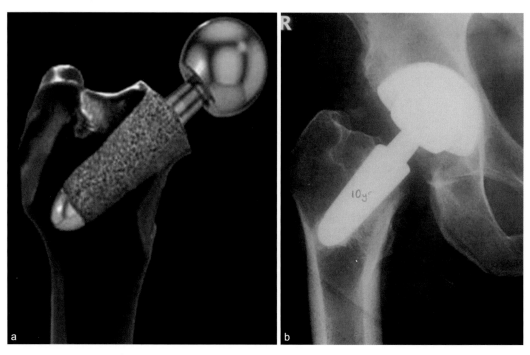

图 5.1（a）Silent™ 柄是一种带有羟基磷灰石（HA）和多孔涂层的单纯股骨颈固定的锥形假体；（b）一个随访 10 年固定良好的 Silent™ 假体 X 线片

保留骨量，使之能够在常规需要全髋关节置换术的患者群体中使用。事实上，保留有弹性的股骨近端消除了传统股骨假体近端的应力遮挡效应。对患者来说最主要的好处是翻修时还可以使用普通假体。更年轻、更活跃的患者通常对功能的期望更高，同时，这些患者更有可能接受翻修手术。

5.2　Silent™ 柄的设计原理和研究进展

2000—2010 年，市场上存在着这几种保留股骨颈的假体（图 5.2）：短柄假体、颈板系统、单纯股骨颈固定假体和股骨头表面置换假体。自 1978 年推板假体（thrust plate prosthesis, TPP）问世以来，现在已经改进到了第三代，它从 1992 年开始在临床使用。它由纯钛制成，有一个可以允许骨生长的粗糙喷砂表面。据报道，与第二代 TPP 假体设计相比，第三代 TPP 假体具有更高的生存率和更好的功能结果。由于 TPP 假体有时会导致大腿外侧疼痛并需要移除侧板。在这些病例中，颈部中心的植入物继续有良好的临床效果。观察到这种情况后，Silent™ 柄才被发明出来。

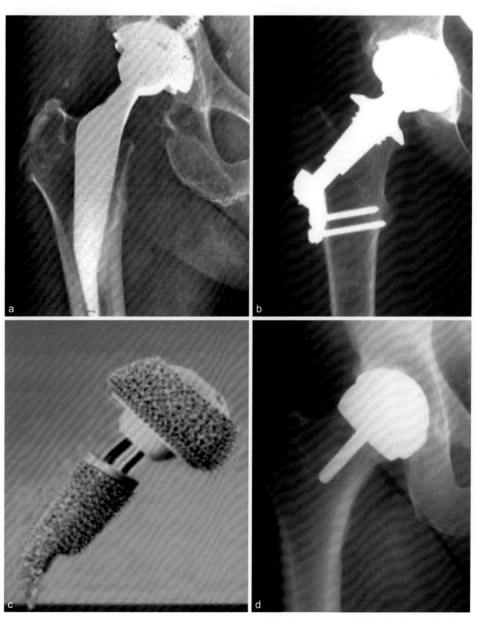

图 5.2　短柄假体（a）、颈板假体（b）、单纯股骨颈固定假体（c）和表面置换假体（d）设计示意图

Michael M Morlock 和 Matthias Honl 与 Depuy 的团队合作开发了 Silent™ 柄的最终版本。首先，他们设计了一个临床前测试，以了解植入物的生物力学，并明确其使用条件（图 5.3、图 5.4）。为了抵抗内翻力，获得足够的稳定性以确保骨的生长，在骨量良好的骨质中进行压配固定是必不可少的。在术式上，需要首先切除股骨头，进行股骨颈髓腔扩髓，然后压配植入假体。

5.3　临床数据

本节我们会报告 Silent™ 植入物的首次临床研究结果。本研究为在两个研究中心（M Honl- 德国，

J Sullivan- 澳大利亚）开展的前瞻性队列研究。其研究主要关注临床结果（采用 Harris 和 Oxford 髋关节评分来评估临床并发症的发生率和功能）和影像学结果［术后 3、6、12、18、24、60 个月拍摄标准 X 线片和 X 线立体摄影测量分析（RSA）］。Harris 和 Oxford 髋关节评分在术前和术后定期进行，随访时间超过 5 年。两国伦理委员会和监管部门均批准了本研究。

年龄在 25～65 岁、体重小于 90 kg 的髋关节骨关节炎（OA）患者被纳入本研究。排除标准为显著的股骨颈骨量丢失或严重畸形、累及至股骨颈的骨坏死、髋内翻（解剖颈干角小于 125°）、患者 Charnley 分型为 C 型（患者有其他影响行走能力的疾病）以及患有炎性疾病或 Paget 髋关节疾病的受试者。

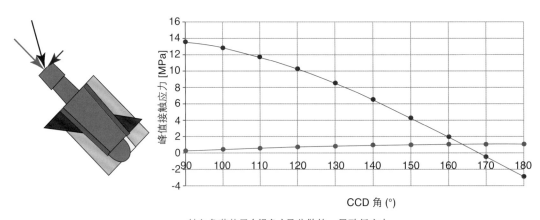

轴向负荷传导（绿色）是分散的，导致低应力
切向应力是局限的，导致高应力

图 5.3　本图显示了股骨颈上的应力分布（左图），以及当 Silent™ 柄处于生理负荷时（左图上的黑色箭头），颈干角（CCD 角）对轴向（绿色）和切向（红色）峰值接触应力的影响

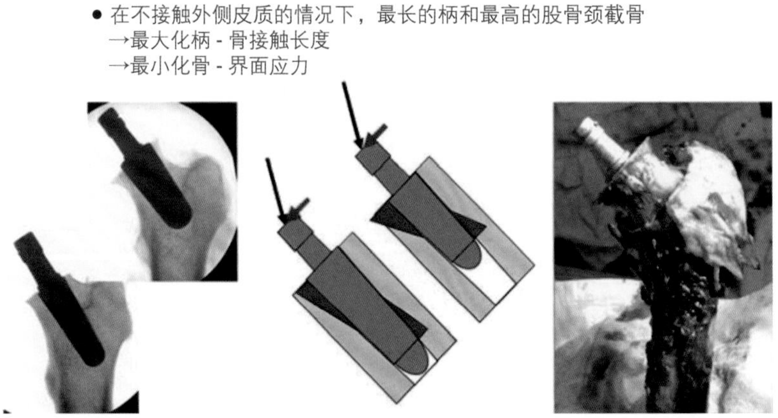

● 在不接触外侧皮质的情况下，最长的柄和最高的股骨颈截骨
　→最大化柄 - 骨接触长度
　→最小化骨 - 界面应力

图 5.4　植入 Silent™ 股骨柄的建议是在不接触股骨外侧皮质的情况下尽可能使用最长的股骨柄，以避免降低其压配程度。这将使骨柄接触长度最大化，使股骨距上的应力最小化，从而促进股骨假体和周围骨质的整合，降低假体周围骨折的风险

2003 年 1 月至 11 月期间，41 例患者接受了
Silent™ Hip 植入手术，在股骨中插入了额外的钽
珠，使其和股骨柄相接触，以便进行 X 线立体摄影
测量分析 (RSA)。队列的一般情况如下：平均年龄
50.4 岁（范围 26 ~ 65 岁），平均体重指数（BMI）
26.6 kg/m²（范围 19 ~ 37 kg/m²），18 名女性 /23 名
男性。髋关节手术的原因为：原发性 OA 28 例，发
育不良 3 例，股骨头缺血性坏死 6 例，陈旧性感染
2 例，其他疾病 2 例。除了 1 名患者采用了陶瓷 -
聚乙烯界面以外，其他患者均采用了陶瓷 - 陶瓷界
面。德国组采用前外侧入路，采用的股骨头直径为
28 mm，而澳大利亚组采用后入路，采用的股骨头
直径为 32 mm。

在术后 5 年的随访中，仅有 1 名患者失访。如
图 5.5 和图 5.6 所示，本研究获得了很好的 Harris 和
Oxford 髋关节评分。在影像学上的表现，没有患者
出现进展性的假体周围透亮线；所有患者股骨距区

域骨密度均有增加（图 5.7）。通过 18 个月随访所进
行的 RSA 显示假体移位可以忽略不计（图 5.8），表
明 Silent™ 柄具有良好的初次稳定性和远期稳定性
（骨整合）。

有 5 例患者接受了再次手术，包括髋臼假体的
翻修，但没有一例翻修了 Silent™ 柄；有 3 例患者
翻修了髋臼：1 例复发性脱位，1 例早期髋臼骨折后，
1 例腰大肌撞击。还有 1 例患者为摔倒后导致的陶
瓷内衬碎裂进行了内衬更换。最后 1 例为术后 18 个
月发生急性血源性假体周围感染，接受了关节冲洗，
更换了内衬和股骨头。

5.4 讨论

Silent™ 柄是一种保留骨量的股骨假体，仅在
股骨颈进行固定，因此与普通假体或者弧形短柄相

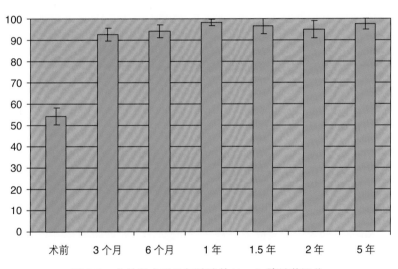

图 5.5 术前和术后 5 年随访的 Harris 髋关节评分

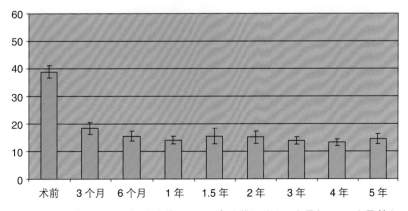

图 5.6 术前和术后 5 年随访的 Oxford 髋关节评分（0 为最好，60 为最差）

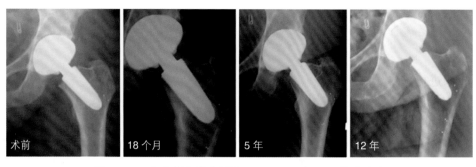

| 术前 | 18 个月 | 5 年 | 12 年 |

图 5.7　12 年的影像学分析显示 Silent™ 柄周围骨质重建

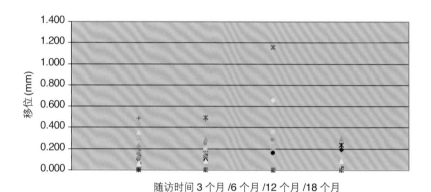

随访时间 3 个月 /6 个月 /12 个月 /18 个月

图 5.8　X 线立体摄影测量分析 (RSA) 显示 Silent™ 柄在植入后的 3、6、12 和 18 个月发生移位可以忽略不计

比，在股骨近端能承受更多的生理负荷。这可以从 X 线片上骨的重塑和股骨距的骨量保留中得到反映 [3, 4]。与表面置换手术不同，由于 Silent™ 柄仅依赖于颈部固定，因此股骨头破坏或畸形的患者也能适用（图 5.9）。此外，切除股骨头使得髋臼更容易进行磨锉和假体植入。

既往的 RSA 研究表明，股骨柄在术后前 2 年的沉降应小于 1～1.5 mm。Silent™ 柄术后的数据十分符合这个限制范围，说明假体的稳定性非常好。股骨需要在术中磨锉，磨锉出来的缺损和锥形假体非常匹配，因此能获得非常好的初始稳定性。

保留股骨颈的假体对于年轻患者来说是一个非常有意义的创新。很多临床研究证明了它的有效性 [5, 6]。然而，经济、政治和监管环境并没有给 Silent™ 柄一个在更广泛的平台上获得成功的机会。本文作者对此都觉得非常遗憾。

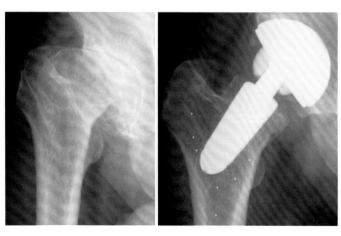

图 5.9　Perthes 病的患者植入 Silent™ 柄

案例

　　仅依赖股骨颈进行固定的短柄假体的概念并不是 Depuy 独有的。下面这个 42 岁男性病例可以证明这点，他被我们中一个作者植入了 Primoris 股骨柄。这种假体是由 Biomet 公司研发的，和 Silent ™柄类似，尽管初步结果很好，但后来似乎被人遗忘，没有继续进行研究。

　　这名患者非常喜欢跑步，但因右髋骨关节炎不得不停止这一运动（图 5.10）。在通过直接前侧入路进行了全髋关节置换术后，患者在术后第 6 周就恢复了跑步活动（图 5.11）。术后 4 年，患者仍然在跑步并且对假体的稳定性没有影响（图 5.12）。

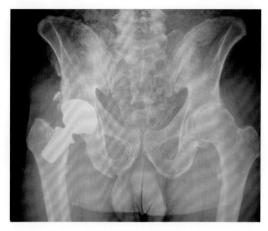

图 5.12　术后 4 年骨盆正位片，假体稳定性良好并且没有明显的应力遮挡

（Philippe Piriou，James Sullivan 著

谢　杰 译　李子剑 审校）

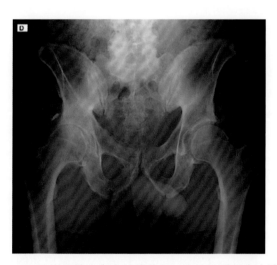

图 5.10　42 岁男性患者术前的骨盆正位片显示其有右髋骨关节炎

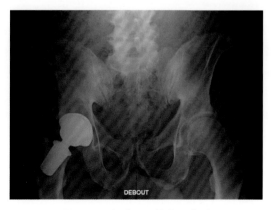

图 5.11　术后 6 周骨盆正位片

参考文献

1. Falez F, Casella F, Papalia M. Current concepts, classification, and results in short stem hip arthroplasty. Orthopedics. 2015;38(3 Suppl):S6–13.
2. Rajakulendran K, Field RE. Neck-preserving femoral stems. HSS J. 2012;8(3):295–303.
3. Tran P, Zhang BX, Lade JA, Pianta RM, Unni RP, Haw CS. Periprosthetic bone remodeling after novel short-stem neck-sparing total hip arthroplasty. J Arthroplast. 2016;31(11):2530–5.
4. Burchard R, Braas S, Soost C, Graw JA, Schmitt J. Bone preserving level of osteotomy in short-stem total hip arthroplasty does not influence stress shielding dimensions - a comparing finite elements analysis. BMC Musculoskelet Disord. 2017;18(1):343.
5. Hauer G, Vielgut I, Amerstorfer F, Maurer-Ertl W, Leithner A, Sadoghi P. Survival rate of short-stem hip prostheses: a comparative analysis of clinical studies and national arthroplasty registers. J Arthroplast. 2018;33(6):1800–5.
6. Molfetta L, Capozzi M, Caldo D. Medium term follow up of the biodynamic neck sparing prosthesis. Hip Int. 2011;21(1):76–80.
7. Giardina F, Castagnini F, Stea S, Bordini B, Montalti M, Toni A. Short stems versus conventional stems in cementless Total hip arthroplasty: a long-term registry study. J Arthroplast. 2018;33(6):1794–9.

第6章 股骨近端解剖的重建：使用定制股骨柄

6.1 导言

在髋关节骨关节炎患者中，股骨近端解剖结构变异很大[1-4]。当使用传统现成的股骨假体进行全髋关节置换术（THA）时，这种变异性可能会使髋关节的解剖和生物力学的恢复变得困难。生物力学髋关节参数如股骨偏心距（femoral offset, FO）、腿长（leg length, LL）和股骨前倾（femoral anteversion, FA）的恢复不良可能会导致跛行[5]、边缘负荷[6]、假体撞击和脱位[5]，从而影响临床结果。例如，仅减少15%的FO就会降低外展力臂并影响步态[7]，这表明准确恢复FO很重要，尤其是对功能要求高的年轻患者。

为了帮助手术医生再现THA术后股骨近端的解剖结构，传统的股骨柄通常有两种颈干角和两个股骨偏心距设计。然而，修复患者特有的股骨前倾仍然是技术上的挑战，特别是对于非骨水泥固定的假体。因此，股骨颈组配式假体有助于髋关节生物力学参数（FO、LL和FA）的恢复，并降低假体撞击的风险。然而，这种组配式假体会出现模块连接处的过度腐蚀，导致难以接受的假体颈部折断和对金属磨屑[8]的不良局部组织反应的发生；这些都阻碍了它们的广泛使用。近端负荷（干骺端固定）定制股骨柄的应用已被提出能精确恢复患者特异性的股骨近端生物力学参数[9]。它们的长期临床结果很好，在20年的随访中生存率为97%，包括非常活跃的50岁以下患者[10]。

然而，定制股骨柄需要三维成像和术前规划，手术前的准备时间更长，而且通常比传统的股骨柄昂贵。因此，目前尚不清楚有多少比例的THA患者需要定制股骨柄来实现股骨近端解剖的精确三维修复。为了解决这个问题，我们在2009年1月至2014年11月间进行了一项前瞻性观察性研究，包括所有应用了一种3D设计近端解剖羟基磷灰石（HA）涂层的非骨水泥股骨颈组配式（SPS®柄，

Symbios，瑞士）或定制股骨柄（Symbios，瑞士）的初次THA患者。

6.2 方法

队列描述

2009年至2014年，连续578例患者接受了3D规划引导下的微创前路THA手术。其中女性284例，男性294例，年龄61岁（±SD 13岁），平均BMI为26.5±5 kg/m²。为了3D重建恢复髋关节的生物力学，我们预先设定的方案确定为平均年龄48岁（SD 15.4岁）的72名（12%）患者，包括40岁女性和32名男性，应用定制的股骨柄，这组患者BMI为26.7±5 kg/m²，有12人之前经历过髋关节手术。在定制假体组中，最常见的病因为发育性髋关节发育不良（DDH）33例（46%）、原发性骨关节炎27例（38%）、股骨头缺血性坏死（AVN）6例（8%）和Legg–Perthes–Calve病6例（8%）。在余下的SPS®柄组中，原发性骨关节炎456例（80%）、DDH 18例（3.5%）、AVN 65例（13%）、Legg–Perthes–Calve病6例（1%）。定制假体组患者明显更为年轻（$p < 0.001$），发生DDH的频率更高（$p < 0.001$）。所有患者都应用羟基磷灰石涂层髋臼假体（APRIL®，Symbios，瑞士）与Biolox delta陶瓷头和内衬（CeramTec，德国）。28 mm球头用于直径44 mm及以下的髋臼杯，32 mm球头用于直径44~50 mm的髋臼杯，36 mm球头用于50 mm及以上的髋臼杯。所有手术均由一名外科医生（E. Sarial）实施，采用微创直接前方入路（minimally invasive direct anterior approach, DAA），患者仰卧位牵引台上[11]。术前患者均行低剂量CT扫描[12]，并使用HIP-PLAN®软件[13]确定假体组件的大小和位置，同时预测可能的手术困难。这项研究是根据《法国生物伦理学法》（2004年8月9日第2004-806号法律第L. 1121-1条）进行的，负责该医院的患者保

护委员会批准了这项研究。

手术计划

模拟髋臼杯的植入。3D 臼杯模板定位于髋臼内侧壁但不突破内侧壁。髋臼杯完全被髋臼骨覆盖，以避免与周围软组织特别是腰大肌肌腱的撞击。恢复髋臼的固有前倾角以及 40° 的髋臼外展角（图 6.1）。对于 DDH 患者，我们计划选择标准的 20° 髋臼前倾。股骨柄大小的选择最大限度地适合和填补干骺

端。为了确定股骨柄上下的位置，使用彩色图像模式反映出与股骨柄接触区的骨骼密度（基于 Hounsfield 单位）。为了获得良好的基本力学稳定性，手术医生假定至少应在柄的外侧部和股骨距部分与高密度骨（即皮质骨）接触（图 6.2）。还要根据髋臼偏心距和股骨偏心距之和恢复对应的整体髋关节偏心距。事实上，如果为了达到良好的骨覆盖，需要内移髋臼杯，这时股骨偏心距就需要增加相应的数量，以恢复原有的整体偏心距。一旦模拟植入髋臼杯和股

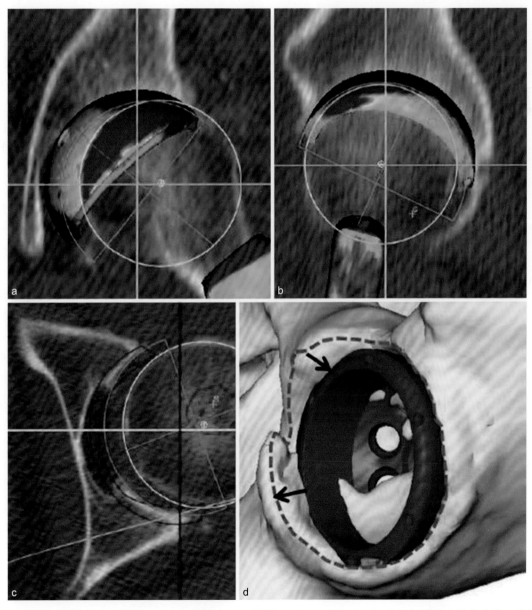

图 6.1　模拟臼杯的三维位置：冠状面（a）、矢状面（b）、轴面（c）、3D 视图（d）。为了达到基本的稳定性，我们假设髋臼杯必须在至少三个点上与高密度的骨接触：两壁和顶板。通过测量臼杯边缘到髋臼边缘的距离，特别是相对于两壁（黑色箭头）和顶板外侧的距离，确定臼杯的三维位置

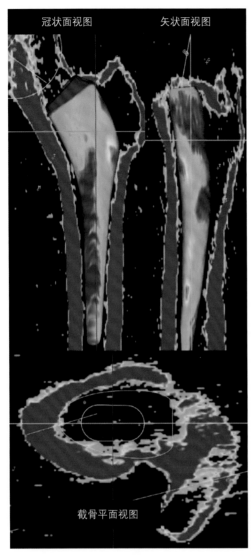

冠状面视图　　　矢状面视图

截骨平面视图

图 6.2 股骨柄的三维规划，包括冠状面和矢状面分析。手术时可获得截骨平面视图，以协助控制股骨柄的前倾

骨柄后，在术前计划中确定四个点，以模拟关节置换术引起的髋关节解剖改变（图 6.3）：①髋臼中心（centers of the acetabulum, Ac）和臼杯中心（centers of the cup, Cc）——这两点 Ac 和 Cc 之间的矢量标记为髋臼位移（acetabular displacement, AD）；②股骨头中心（centers of the femoral head, FHc）和股骨球中心（centers of the femoral ball, FBc）——这两点 FHc 和 FBc 之间的矢量标记为股骨头位移（FHD）。总体股骨位移（femoral displacement, FD）被认为是这两个矢量 AD 和 FHD 的和。目的是实现 FD=0，这意味着两个天然中心 Ac 和 FHc 的相对位置没有被 THA 改变。同时对整个下肢进行旋转分析，包括测量髋臼前倾、股骨颈前倾和足方位角（定义为双踝轴线与膝关节双后髁平面线之间的角度）（图 6.4）。基于先前关于 DAA-THA[14] 脱位风险报道的结果，我们的目标是恢复原有的股骨前倾，除非股骨前后方向的位移（FD）＞8 mm。这种情况通常见于髋关节旋转中心（COR）后移并伴有股骨前倾增加时。在本例中，定制股骨柄后倾，使股骨球中心与臼杯中心重合（图 6.5）。当观察到足方位角减小时，股骨前倾稍减少，以达到足方位 15°。对于股骨球头，可以使用四种长度来改变颈部长度：-4 mm、0 mm、+4 mm 和 +8 mm。如果 3D 重建无法通过我们的标准股骨柄（SPS® 柄，Symbios，SA）实现时，就需要使用定制的股骨柄。在此目的下，我们使用 15% 的偏心距和长度的容差以及 6 mm 的髋关节旋转中心的前后位容差。股骨柄的设计是为了最大限度地匹配和填充干骺端区（小粗隆中部每侧 20 mm）。最小柄长通过承受疲劳试验来计算。

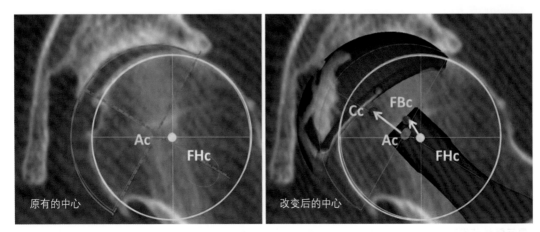

原有的中心　　　改变后的中心

图 6.3 确定原有髋臼中心 (Ac) 和股骨头中心 (FHc)。这两点之间的距离被标记为初始位移 (ID)，它对应于关节面磨损。测定股骨假体球中心 (FBc) 和最后臼杯中心 (Cc) 的位置。矢量 Ac → Cc 被标记为髋臼位移 (AD)。矢量 FHc → FBc 被标记为股骨头位移 (FHD)。总体股骨位移 FD 为 AD 和 FHD 之和。我们的目标是 FD=0。模拟了一个 XL 头（长颈）

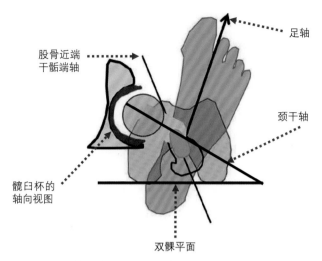

股骨近端
干骺端轴 ┈┈┈

髋臼杯的
轴向视图 ┈┈┈

足轴

颈干轴

双髁平面

图 6.4　分析髋臼前倾、股骨颈前倾和足方位的下肢旋转情况

手术技术

所有患者均采用微创 DAA。臼杯与"泪滴"同高，放置于髋臼内侧壁。术者以模拟臼杯的 3D 视图为指导，通过检查臼杯边缘到髋臼顶、前壁和后壁的距离，直观再现术前计划的臼杯相对于髋臼边缘的位置。术者在 3D 规划中测量两个参数来检查最后假体柄的位置。首先，测量小粗隆顶部到柄顶部的距离。其次，为了控制柄的前倾，术者对柄相对于颈部截骨所对应的股骨横截面的位置进行目视检查，这是术前计划好的。对于定制的股骨柄，只需一个定制的髓腔锉用于股骨准备。术后方案包括所有患者立即完全负重。

假体植入的质量控制

为了评估使用定制股骨柄进行髋关节解剖重建的准确性，我们比较了 30 名连续接受定制假体 THA 患者的原有参数和假体解剖参数。为此，使用 HIP-PLAN® 软件匹配术前和术后 CT 扫描，独立校正骨盆和股骨的骨性标志点（图 6.6）。我们测量了肢体长度差异和股骨偏心距以及股骨前倾的变化。

对手术困难的预期

术者试图预测以下困难：①股骨穿出或股骨骨折，根据我们的经验，更有可能发生在以下三个条件相结合时：a.高前弓的股骨；b.股骨上段的松质骨

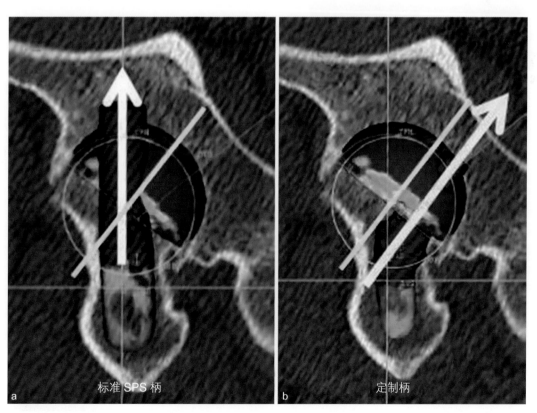

a　标准 **SPS** 柄　　　　b　定制柄

图 6.5　本例显示髋关节发育不良，由于股骨近端干骺端过度前向扭转，股骨球中心和臼杯中心不匹配。髋臼的磨挫使旋转中心后移，从而导致髋臼前方不稳定。定制的股骨柄（b）用于使股骨球中心与臼杯中心重合，与标准直颈柄（a）相反

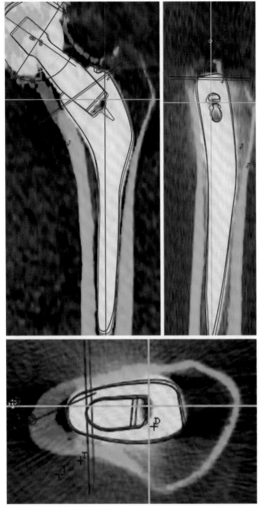

图 6.6 为 30 例患者应用 HIP-PLAN® 软件进行术前、术后 CT 扫描匹配，以比较计划和执行的假体定位

高密度；c.股骨峡部狭窄。在这些病例中，在开始髓腔磨挫之前，可以使用电动工具和软钻进行扩髓。②股骨偏心距和长度同时恢复有困难，特别是股骨髓腔大小与股骨偏心距不一致的患者（即股骨髓腔大但偏心距小，反之亦然）。③股骨旋转异常导致的最终股骨前倾不合适（与原有股骨前倾相差 ±10°）。对于这些病例，建议适当调整颈部的前后倾，以减少假体撞击的风险，从而增加稳定性。

临床评估

在最后一次随访中，患者通过两份自行完成的问卷进行评估：Harris 髋关节评分（HHS：0 最差，100 最好）和牛津髋关节评分（0 最差，60 最好）。

统计分析方法

采用 Pearson 相关分析研究术前和术后前倾值两个变量之间的关系。通过评估计划与术后值之间匹配解剖参数的差异（均数 ± 标准差）来定义手术精度。使用 Ryan-Joiner 和 Shapiro-Wilk 检验评估数据是否正常。对于正态分布变量，当两组方差齐性相同时，使用 Student's t 检验来分析它们之间的差异。对于异常分布变量或方差不同的正态分布变量，采用 Mann-Whitney 检验。$p < 0.05$ 认为差异显著。采用 JMP 软件（ version-11; SAS Institute ）进行统计分析。

6.3　结果

假体植入的准确性

计划与实施的股骨柄前倾吻合良好，植入精度为 1°（ ±4°）。计划的股骨前倾 (20°±8°) 与术后测量的股骨前倾（ 21°±8°）之间的差异无统计学意义（ $p=0.3$ ），相关性非常强（ $r=0.9$，$p < 0.001$ ）（图 6.7a）。计划下肢长度（LL）与实际下肢长度（LL）吻合良好，植入精度为 −0.6±2.5 mm。计划 LL（ 5±4.6mm ）与执行 LL（ 4.4±5.5 mm ）之间无显著性差异（ $p=0.3$ ），两者之间存在很强的相关性（ $r=0.9$，$p < 0.001$ ）（图 6.7b）。计划和实施的股骨偏心距之间有很好的一致性，植入精度为 −1.2±2.4 mm。计划的 FO 值（ 43.3±6.8 mm ）与术后的 FO 值（ 42.1±7.0 mm ）之间无显著性差异（ $p=0.3$ ），且两者之间存在很强的相关性（ $r=0.95$，$p < 0.001$ ）（图 6.7c）。

对手术困难的预期

导致使用定制股骨柄的主要解剖原因是：①股骨近端旋转畸形阻碍了恢复计划的股骨前倾（图 6.8）以及潜在脱位或足方位异常；②严重髋内翻或髋外翻使得应用传统股骨柄的同时重建股骨偏心距和肢体长度时遇到挑战（图 6.9）；③严重的离群异常形态，如侏儒症和巨人症患者，现成的股骨假体要么太大，要么太小。

临床结果

在 5±2 年的平均随访中，没有因无菌松动而翻修的假体柄，没有脱位发生，没有患者抱怨肢体长

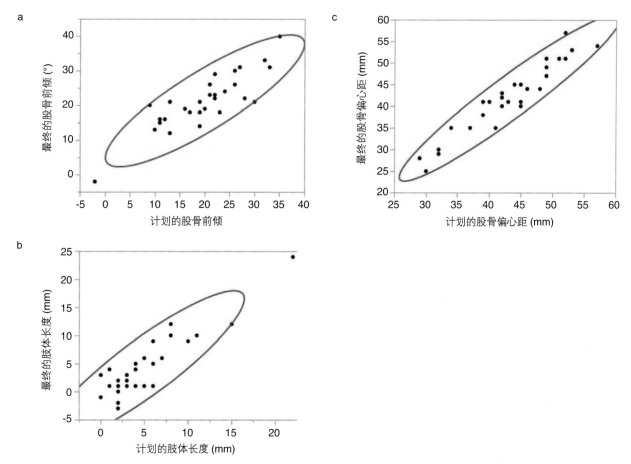

图 6.7　手工植入非骨水泥型定制股骨柄的精度非常高。这些图表说明了计划的和执行的股骨前倾（a，r=0.90）、肢体长度（b，r=0.90）和股骨偏心距（c，r=0.95）之间的密切关系

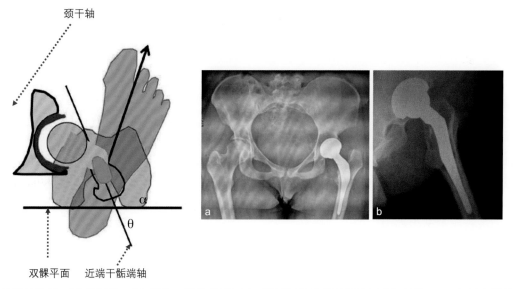

图 6.8　术后 X 线片显示：（a）前后位，（b）侧位。图片显示了 3D 规划股骨近端干骺端严重扭转为 63°，与原有股骨前倾相比增加了 40°。需要将颈部相对于骨干后倾 40° 以稳定髋关节。使用标准的直颈 SPS 柄会导致柄的前倾超过 40°。需要将颈部相对于骨干后倾 40° 以稳定髋关节

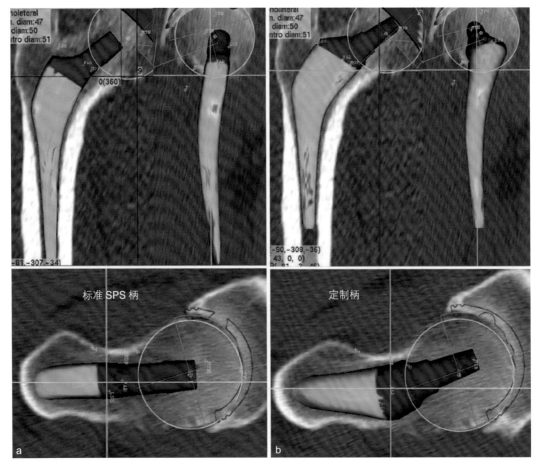

图 6.9　本例的 3D 平面显示了严重的髋内翻和股骨高偏心距。标准的 129° CCD 角（a）无法重建修复股骨近端解剖。定制的股骨柄（b）包括一个更高的偏心距和相对于轴颈的 15° 反转

度差异，临床结果良好。HHS 平均分从 30 提高到 93（±16），牛津髋关节评分从 23 提高到 56（±9）。

6.4　讨论

我们研究的主要结果是：① 12% 的患者需要定制的股骨柄进行股骨解剖重建，主要原因是旋转异常和严重的髋内翻或外翻；②定制的股骨柄手工植入（技术要求低）精准；③使用 3D 规划、术中检查和定制植入物进行髋关节生物力学的解剖修复，为股骨近端非典型解剖患者带来了良好的功能结果。

这项研究的主要局限性是，我们的结果是植入物和患者特异性的。我们关于需要定制假体患者比例的结果以及原因只适用于 SPS 柄的设计，应用其他的假体柄可能会出现不同的结果。

采用定制假体进行髋关节解剖重建的准确性被认为是优秀的。与之前报道的基于 3D 规划的传统 THA 结果相比，其准确性非常高[4, 11]。然而，定制假体组患者髋关节解剖结构复杂，主要是股骨近端形态，传统假体设计［如 SPS® 柄（解剖设计）］无法实现正常生物力学的恢复。

很少有研究利用 CT 扫描评估术后髋关节解剖重建的准确性，因为它需要术前仔细的 3D 解剖分析和准确的匹配。与关于髋臼杯最佳位置的文献相反，对于股骨前倾没有推荐的"安全区"。在本研究中，我们提出了一种定义目标前倾的新方法。术者应补偿因磨挫髋臼引起的髋臼中心的改变。通常情况下，髋臼准备会导致髋关节旋转中心向后方、内侧和头侧移位。因此，我们建议 3D 规划中适当调整股骨偏心距和前后倾。在髋关节高度发育不良（脱位）的情况下，15°~20° 前倾是目标。

Kirshnan 等 [15] 报道，股骨髓内（髓腔形状和体积）和髓外股骨近端解剖结构（股骨偏心距、颈长和股骨前倾）不相关，表明相同的股骨近端体积可能对应高度可变的股骨偏心距。有趣的是，Sariali 等 [13] 的研究表明，对于给定的假体柄型号，为了准确地恢复患者原有的股骨偏心距，大小差异可高达 22 mm。因此，对于异常患者，定制的股骨柄是最好的解决方案。它们使外科医生能够准确地处理髓外解剖而不依赖于髓内解剖形态，同时避免了与使用组配式的颈部模块产生的相关并发症，如颈部模块的断裂和对金属磨屑的不良局部组织反应。

6.5　结论

定制股骨假体技术是一个可靠的解决方案，以治疗具有不典型的髋关节解剖的退行性髋关节患者。大约 12% 的患者需要定制股骨假体来实现股骨近端解剖的精确重建。对所有髋关节骨关节炎患者进行 3D 规划和检查术中解剖参数是预测手术困难、选择合适的植入物、恢复正常髋关节生物力学的关键步骤。

（Elhadi Sariali, Alexandre Mouttet, Xavier Flecher, Jean Noel
Argenson 著　温　亮　马德思 译
李子剑　孙相祥 审校）

参考文献

1. Argenson J, Ryembault E, Flecher X, Brassart N, Parratte S, Aubaniac J. Three-dimensional anatomy of the hip in osteoarthritis after developmental dysplasia. J Bone Joint Surg Br. 2005;87(9):1192–6.
2. Husmann O, Rubin P, Leyvraz P, de Roguin B, Argenson J. Three-dimensional morphology of the proximal femur. J Arthroplast. 1997;12:444–50.
3. Schmidutz F, Graf T, Mazoochian F, Fottner A, Bauer-Melnyk A, Jansson V. Migration analysis of a metaph-yseal anchored short-stem hip prosthesis. Acta Orthop. 2012;83(4):360–5.
4. Sariali E, Mouttet A, Pasquier G, Durante E. Three dimensionnal hip anatomy in osteoarthritis. Analysis of the femoral off-set. J Arthroplast. 2009;24(6):990–7.
5. Asayama I, Chamnongkich S, Simpson K, Kinsey T, Mahoney O. Reconstructed hip joint position and abductor muscle strength after total hip arthroplasty. J Arthroplast. 2005;20:414–20.
6. Sariali E, Klouche S, Mamoudy P. Ceramic-on-ceramic total hip arthroplasty: is squeaking related to an inaccurate three-dimensional hip anatomy reconstruction? Orthop Traumatol Surg Res. 2012;100(4):437–40.
7. Sariali E, Klouche S, Mouttet A, Pascal-Moussellard H. The effect of femoral offset modification on gait after total hip arthroplasty. Acta Orthop. 2014;85(2):123–7. Epub 2014/02/26.
8. Kwon YM, Khormaee S, Liow MH, Tsai TY, Freiberg AA, Rubash HE. Asymptomatic pseudotumors in patients with taper corrosion of a dual-taper modular femoral stem: MARS-MRI and metal ion study. J Bone Joint Surg Am. 2016;98(20):1735–40. Epub 2016/11/22.
9. Flecher X, Pearce O, Parratte S, Aubaniac J, Argenson J. Custom cementless stem improves hip function in young patients at 15-year followup. Clin Orthop Relat Res. 2010;468(3):747–55.
10. Dessyn E, Flecher X, Parratte S, Ollivier M, Argenson JN. A 20-year follow-up evaluation of total hip arthroplasty in patients younger than 50 using a custom cementless stem. Hip Int. 2018;23:1120700018803290. Epub 2018/10/24.
11. Sariali E, Catonne Y, Pascal-Moussellard H. Three-dimensional planning-guided total hip arthroplasty through a minimally invasive direct anterior approach. Clinical outcomes at five years' follow-up. Int Orthop. 2017;41(4):699–705. Epub 2016/06/18.
12. Huppertz A, Lembcke A, Sariali E, Durmus T, Schwenke C, Hamm B, et al. Low dose computed tomography for 3D planning of total hip arthroplasty: evaluation of radiation exposure and image quality. J Comput Assist Tomogr. 2015;39(5):649–56.
13. Sariali E, Mouttet A, Pasquier G, Durante E, Catonne Y. Accuracy of reconstruction of the hip using computerised three-dimensional pre-operative planning and a cementless modular-neck stem. J Bone Joint Surg Br. 2009;91(3):333–40.
14. Sariali E, Klouche S, Mamoudy P. Investigation into three dimensional hip anatomy in anterior dislocation after THA. Influence of the position of the hip rotation centre. Clin Biomech. 2012;27(6):562–7.
15. Krishnan S, Carrington R, Mohiyaddin S, Garlick N. Common misconceptions of normal hip joint relations on pelvic radiographs. J Arthroplast. 2006;21:409–12.

第7章　股骨近端解剖的重建：使用大直径球头

要点

大直径球头全髋关节置换术：

- 定义为界面直径＞36 mm，包括了一体式或双动式股骨头设计。
- 术后允许超生理范围的髋关节活动度和重返无限制的运动。
- 降低股骨颈对髋臼假体边缘的撞击风险，大直径球头 THA 是个容错度高的技术。
- 无论采用什么手术入路，脱位率都极低。
- 有助于恢复髋关节的生物力学，减少术中因为稳定性而做手术调整。
- 陶瓷对陶瓷 THA 具有提供假体长期生存率而不需限制运动、避免假体撞击、内衬植入过程中碎裂和髋关节不稳定的潜力。
- 随着近期低磨损率的报道，双动髋可以考虑应用到更多的 THA 患者。

7.1　导言

在全髋关节置换术中使用大直径球头（large diameter head, LDH，＞36 mm）有很多潜在的好处，大直径球头可以提供超生理运动范围，使得组件植入位置的容错性更大，这对体力工作或生活方式活跃的患者特别有益，这些经常是年轻患者，对年轻患者使用硬对硬界面同样可以提供可靠的假体生存期，大直径球头的陶瓷对陶瓷界面可以消除大直径金属对金属（MoM）界面的局部金属碎屑反应（adverse reaction to metal debris, ARMD）。

7.2　髋关节稳定性和关节活动度

纵观全世界，使用大直径球头的好处主要是降低脱位的风险，这已经被很多研究所证实。一项纳入 1748 例患者的研究使用大直径球头全髋关节置换，平均随访 31 个月，脱位率仅为 0.05%[1]。在一项平均随访 5 年、由两位经验丰富的关节置换医生完成的回顾性病例对照研究中，小直径球头脱位率（1.8%，10/559）明显高于大直径球头组（0%，0/248）[2]。在翻修手术中使用大直径球头也可以提高疗效。在一项随机研究中，术后平均随访 5 年，采用更大直径球头（36 mm 或 40 mm）的脱位率仅 1.1%，明显低于小直径球头（32 mm）的 8.7%[3]。这些结果在国家关节登记系统中也一样[4,5]。

大直径球头降低脱位率可能有多种原因。首先，更大的头颈比和跳跃距离（图 7.1）；其次，大直径球头的吸入效应可能阻止头臼的微小分离[6]；再次，大直径球头可以更好地填充切除股骨头后的关节囊内空间，也可以进一步阻止脱位，对关节的本体感觉也有好处。

大直径球头还可以增加假体撞击之前的关节活动度。Burroughs 等在一项生物力学研究中发现，增加头颈比对活动度改善的边界是在 38 mm，超过这个尺寸后撞击就不发生在假体上而是关节外（软组织或骨），这时关节外撞击与球头尺寸无关[7]。避免假体撞击是使用如陶瓷这样的硬质界面的明显优势。金属的股骨颈和陶瓷内衬的接触与内衬的崩瓷和股骨颈磨损、疼痛和噪声都有关系[8]。Scifert 等报道了使用大直径球头可出现关节外接触而没有股骨颈和内衬撞击，脱位所需的力矩大约增加 4 倍以上[9]。Cinotti 等也同样发现大直径球头可以增加活动度，即便是髋臼位置不良时也有同样的作用，因此，大直径假体的容错性更高[10]。这点非常重要，尤其对于伴有腰骶部退变的髋关节置换患者，他们是发生撞击和脱位的高危人群，医生往往面临髋臼优化植入的困难[11,12]。

年轻活跃的患者常罹患和解剖变异相关的继发性骨关节炎，如髋臼后倾、髋关节发育不良、股骨后倾、Perthes 畸形和枪柄样股骨。髋关节表面置换并不适合这些异常的解剖病例，因为其解剖矫正能力

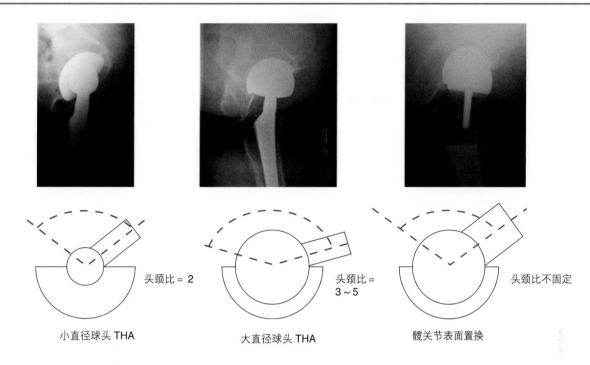

| 小直径球头 THA | 大直径球头 THA | 髋关节表面置换 |
| 头颈比 = 2 | 头颈比 = 3 ~ 5 | 头颈比不固定 |

图 7.1　小直径球头 THA、大直径球头 THA 和髋关节表面置换的不同的头颈比以及在发生组件撞击之前的运动弧

有限。在髋关节置换手术中，假体的初始固定位置可能不是最优的，所以很难获得更好的活动度和磨损模式，使用大直径球头有助于医生处理这些挑战。

尽管随着球头尺寸的增大活动度不会一直增大，但脱位的跳跃距离会一直增大，跳跃距离是股骨头中心发生脱位的侧向移动距离，股骨头尺寸越大，跳跃距离越大。但是，跳跃距离会随着髋臼旋转中心偏心距的增加而降低，这对现今大直径球头关节界面的臼杯设计非常重要，通常是减少半球至大约 160°，同时减少 3 ~ 4 mm 的偏心距。增加臼杯的外展角和减小前倾角也会对跳跃距离产生影响，因此大直径球头也会改善由于假体位置不良导致的脱位风险。

很多作者报道了体内的微小分离现象（microseparation），主要发生在行走的摆动相，股骨头脱离臼杯的中心位置。金属 - 聚乙烯髋关节在金属股骨头和聚乙烯内衬之间具有更大的界面缝隙，而且聚乙烯会减少湿润性而导致润滑薄膜的更少黏附，造成髋关节分离现象的出现。在一项透视研究中比较了大直径金属对金属假体和小直径金属对聚乙烯假体，大直径金属对金属假体没有出现微小分离现象 [14]。微小分离现象的潜在危害包括过度的磨损和假体松动，与髋关节异响也有关系。在一项 24 例不同界面组合的患者

试验研究中，唯一一个没有出现异响的患者是那个行走中没有出现微小分离现象的患者 [15]。陶瓷 - 陶瓷大直径球头全髋关节具有更小的界面缝隙和更大的接触面积，这有助于减少或避免行走中微小分离的发生，改善肌肉功能和关节运动学。

7.3　解剖学重建

大直径球头的另一个好处是可提供一个更符合解剖的关节，基于患者个体情况恢复髋关节偏心距、肢体长度和股骨头直径可以重建和自然髋关节近似的生物力学，患者会获得一个感觉更加自然的髋关节。由于大直径球头内在稳定性和低脱位风险，手术医生可以不必为了髋关节稳定性而妥协肢体长度和偏心距的重建。在步态研究中，已经证实大直径球头髋关节置换可以恢复重心的位置和正常的步态 [16]。许多研究都证实与传统小直径股骨头相比，恢复股骨头的直径可以更好地恢复步态参数 [17, 18]。与 28 mm 股骨头 THA 和髋关节表面置换相比，大直径球头 THA 能更好地恢复髋关节活动度 [19]。在我们的经验里，患者一侧接受髋关节表面置换，对侧接受大直径球头 THA，患者感觉大直径球头 THA 侧更好。

随着股骨头尺寸的增加伴随着脱位风险的降低，医生对患者术后的限制越来越少。丹麦登记系统的一项研究显示，与 28 mm 球头 THA 术后标准的限制活动的患者相比，32 mm 和 36 mm 球头 THA 术后不限制活动并且没有增加脱位的风险[20]。在我们中心，采用后外侧入路大直径球头 THA，术后不采取任何活动限制。我们随访了最早的 276 个髋关节，平均术后 66.5 个月（48.0 ~ 78.5），术后脱位率为 0[21]。大直径球头还明显简化了双侧置换患者和门诊 THA 患者的术后管理，患者教育内容明显减少，对置换髋关节的信心大大提高。

随着关节囊的愈合（2 ~ 3 个月），我们允许大直径球头 THA 患者重返运动，对于高风险运动，如皮划艇、攀岩和滑雪也可以像自然髋关节一样去进行，屋顶施工人员、水管工、消防员和警察也可以重返工作岗位。对于雇主而言，这样的不加限制对于曾经的小头金属对聚乙烯界面（28 ~ 32 mm）是不能接受的。而且，因为陶瓷 - 陶瓷界面的低磨损率，对于运动量来讲也不用限制。

7.4 潜在的问题：柄锥腐蚀、金属磨屑副反应和异响

使用大直径球头髋关节置换有一些潜在的问题。随着高交联聚乙烯的使用，聚乙烯内衬的容积磨损问题在至今的研究结果中并未发现。大直径球头金属对金属全髋关节置换的广泛引入，使得临床上柄锥腐蚀（trunnionosis）成为了备受关注的问题。在一项随机试验中报道了大直径球头金属对金属 THA 比金属对金属表面置换的血清金属离子浓度更高，这提示头颈连接处的问题比关节界面的问题更大[22]。虽然柄锥腐蚀在大多数材料和摩擦组合的头颈连接处都有记录，但临床后遗症却很少，直到大直径球头金属对金属 THA 的出现。目前对于这一问题的理解认为是与局部有害组织反应（ALTR）有关，ALTR 会造成临床上的失败。有一个假说认为 THA 中的小直径柄锥，最初是为 28 mm 的球头设计的，而大直径球头在头颈连接处摩擦扭矩的增大会导致柄锥腐蚀增加。一个直接的解决方法是增加柄锥的尺寸，然而究竟多大球头会对柄锥腐蚀产生影响目前还不清楚。假体回收和有限元分析研究已经明确

了几个与柄锥腐蚀有关的机械性因素，包括柄锥的长度、角度、表面抛光、刚度和合金成分。我们比较了 27 个单侧大直径球头 36 ~ 48 mm 陶瓷对陶瓷 THA 患者最短 1 年的血液钛离子浓度，股骨柄和臼杯都是钛质，平均钛离子浓度在 36 ~ 40 mm 球头为 2.3 μg/L，在 44 mm 和 48 mm 球头为 1.9 μg/L，钛离子浓度并不高，这可能与假体表面的不可避免的被动腐蚀有关，没有患者表现出 ALTR 临床表现[23]。

引入大直径球头陶瓷对陶瓷界面是为了减少假体间撞击、增加稳定性和优化摩擦学，而没有金属对金属界面的相关问题。在使用陶瓷头时，从头颈连接处释放的金属离子比使用金属头要少[23, 24]。澳大利亚的关节登记系统报道了陶瓷对陶瓷界面随着股骨头尺寸的增加，5 年翻修率会降低，股骨头 28 mm 以下的翻修率高达 4.7%，32 mm 的 3.3%，36 ~ 38 mm 的 2.8%，40 mm 以上的 2.6%[4]，翻修率的降低主要源于脱位率的降低，在术后 1 年，因为脱位的累计翻修率在 28 mm 或以下的股骨头是 2.0%，32 mm 的是 0.4%，36 ~ 38 mm 是 0.3%，40 mm 及以上是 0.1%。

硬对硬界面的一个特有问题是吱吱异响。McDonnell 等报道了 Delta Motion Hip System（Depuy）的临床结果，这是第一款大直径球头一体式四代陶瓷髋臼系统（已召回），他们报道的 208 个髋关节，平均随访 21 个月，总体异响发生率达 21%[25]。Goldhofer 等报道异响发生率从术后 2 年的 7%[27] 增加到术后 5 年的 17%[26]，但是无论有无异响，患者在满意率和临床效果（牛津髋关节评分和 Harris 髋关节评分）方面没有显著的区别。在我们中心，对使用 Maxera（Zimmer, Warsaw, IN, USA; 图 7.2）的

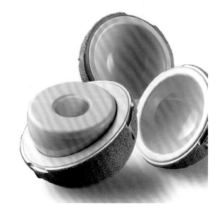

图 7.2　Maxera 髋臼假体采用一体式的大直径四代陶瓷界面

最初 276 例大直径球头陶瓷对陶瓷髋进行了随访，得到了相似的异响率（22.7%）[21]。异响与年轻和更为活跃的患者（更高的 SF-12 PCS 和 UCLA 评分）明显相关，也和更大的股骨头尺寸有关。尽管有异响，但功能评分和患者满意度还是很高的。在 9 年的临床使用中，我们置换了超过 2700 例陶瓷对陶瓷的大直径球头 THA，没有因为假体松动、骨溶解、金属磨屑副反应、假体断裂或异响而进行翻修，有 5 例因为初始压配固定不足而早期假体移位，4 例早期脱位采用闭合复位没有复发。

7.5　采用双动股骨头的大直径球头

另一个可以归为大直径股骨头方案的髋关节组件设计是双动（dual mobility，DM）关节。双动关节是法国的发明，在法国的圣艾蒂安于 1974 年由 GillesBousquet 开始使用，采用一个小直径关节面来减小磨损，再结合一个大直径关节面来稳定髋关节避免不稳定（图 7.3）[28-30]。我们知道双动假体在高脱位风险（神经系统疾病、主要肌肉缺陷等）的初次髋关节置换和复杂翻修中表现良好，与传统假体相比，双动关节在发生撞击前可以提供额外的运动角度，屈曲 30.5°，外展 15.4°，外旋 22.4°[31]。Stroh 等在文献回顾中得出假体高稳定性的结论，双动关节可以显著降低脱位风险，在初次置换双动关节脱位率为 0.1%，固定内衬为 2%～7%，在翻修手术双动关节的脱位率为 3.5%，固定内衬为 10%～16%。2000 年以来，对双动关节设计的改进使得风险获益比更好，使双动关节的指征得到了扩大[33]。现在假

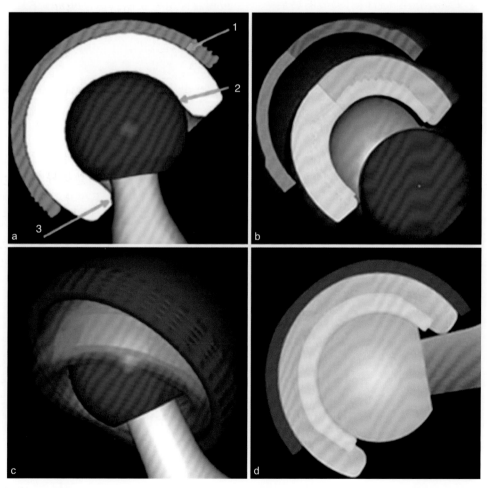

图 7.3　双动臼杯的三关节面：（a，b）显示聚乙烯内衬和金属臼杯之间的大关节面（a.1）、股骨头和内衬之间的小关节面（a.2）以及股骨颈和聚乙烯内衬之间的第三关节面（a.3）；（c）显示聚乙烯内衬与股骨颈发生接触而旋转；（d）显示运动中股骨颈与内衬和金属臼杯边缘的关系

体外杯的涂层表面优化后可以很好地骨固定，使得双动假体的松动率已经与固定内衬假体相当[34]。再有，更好的臼杯设计，股骨颈更加光滑，改善了股骨头在活动聚乙烯内衬中的机械学，新一代的聚乙烯材料也几乎消除了假体内脱位的并发症（早期假体常见）和磨损。这些改进还会在长期内延续，对年轻和活跃患者有利。那么我们是否应该赞同将双动关节的指征扩大到绝大多数患者呢[35]？

早期鼓舞人心的结果为扩大应用指征提供了背景，在2015年布拉格EFORT年会上，一项661例55岁以下患者747髋的研究得到了优异的临床结果，Harris髋关节评分为93.4分，12.7年的假体生存率为98.1%，仅有3例翻修（1例术后10天早期臼杯移位，1例术后2年神经营养性疼痛，1例在术后3年前方软组织撞击），没有脱位，没有不稳定，没有松动，没有骨溶解或可见的磨损，特别是没有假体内脱位。比较双动关节和固定内衬关节的最后一项是医学经济学，因为髋关节脱位的再入院，或复发性不稳定的翻修，对于国民健康预算来讲都是很大的花费。一项近期在法国开展的国家级社会经济学模型（纳入80 405例患者）比较了不稳定发生的费用，结论是如果双动关节全面使用，每10万患者中可避免3283例脱位，每年的潜在收益相当于14万个假体，价值3960万欧元[36]。在法国证实的现象在国际范围内也可能会有类似的结果。

7.6   大直径球头 THA 总结

大直径球头THA无论是一体式或双动股骨头在降低脱位风险上都有很高的价值。大头颈比提供的超生理运动范围使得手术有很好的容错性，为医生操作的不精确和由于异常的腰椎-骨盆运动学造成的髋臼功能定位不理想提供了空间，也能够更好地重建个体的髋关节解剖（股骨偏心距和肢体长度），恢复生理的软组织张力，有利于更自然的关节运动学，优化关节功能和患者满意度。双侧手术和门诊手术得到了简化，术后不需要严格限制关节活动，直接重返日常活动。有证据表明患者步态更为自然，活动范围更大，患者的髋关节更为灵活柔软，特别是术前有挛缩的情况，更容易获得一个"遗忘髋"。

大直径球头THA的目标是更好地恢复自然解剖，以及更好的功能和更为自然的髋关节。大直径陶瓷对陶瓷假体的早期结果表明这种设计非常可靠，即便有发生异响的风险，似乎并没有干扰到患者。大直径陶瓷对陶瓷假体可以降低早期和晚期不稳定的风险。双动髋同样非常吸引人，因为其更低的花费、不产生异响、不会碎裂。加上近期报道的低磨损率，可以考虑更大比例的患者使用双动关节，而大直径陶瓷对陶瓷界面可作为年轻活跃患者的选择。

病例

40岁男性，幼年时患双侧Perthes病（图7.4），双髋疼痛对保守治疗无效，过去17年从事消防员的工作，喜欢运动如皮划艇、自行车和攀岩。1年前被迫暂停所有娱乐活动，过去3个月工作也暂停了，他渴望尽快恢复正常生活。

我们为其进行了一期双侧陶瓷对陶瓷大直径球头THA，标准后外侧入路。手术无特殊，包括转换术侧一共花了1小时45分钟，总失血量450 ml（图7.5），患者住院2天，无活动范围限制，4周开始免助力全负重，开始自行车训练，术后4个半月恢复工作和娱乐活动。术后5年随访，患者对临床效果非常满意，左髋偶尔有吱吱异响，但并不烦人。自我感觉右髋为自然髋关节，左髋为没有活动限制的人工髋关节。

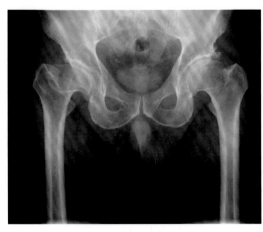

图7.4 骨盆前后位显示双侧Perthes病，继发髋关节退行性改变

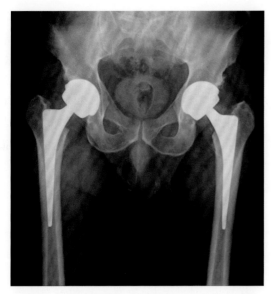

图 7.5　双侧陶瓷对陶瓷大直径球头 THA 术后骨盆片

（William G. Blakeney, Jean-Alain Epinette, Pascal-André Vendittoli 著　李子剑 译　王志为　谢　杰 审校）

参考文献

1. Lombardi AV Jr, Skeels MD, Berend KR, Adams JB, Franchi OJ. Do large heads enhance stability and restore native anatomy in primary total hip arthroplasty? Clin Orthop Relat Res. 2011;469:1547–53.
2. Stroh DA, Issa K, Johnson AJ, Delanois RE, Mont MA. Reduced dislocation rates and excellent functional outcomes with large-diameter femoral heads. J Arthroplast. 2013;28:1415–20.
3. Garbuz DS, Masri BA, Duncan CP, et al. The frank Stinchfield award: dislocation in revision THA: do large heads (36 and 40 mm) result in reduced dislocation rates in a randomized clinical trial? Clin Orthop Relat Res. 2012;470:351–6.
4. Author N. Australian Orthopaedic Association National Joint Replacement Registry. Annual report. Adelaide: AOA; 2017. https://aoanjrr.sahmri.com/annual-reports-2017. Accessed 10 Oct 2017.
5. Malkani AL, Ong KL, Lau E, Kurtz SM, Justice BJ, Manley MT. Early- and late-term dislocation risk after primary hip arthroplasty in the Medicare population. J Arthroplast. 2010;25:21–5.
6. Peters CL, McPherson E, Jackson JD, Erickson JA. Reduction in early dislocation rate with large-diameter femoral heads in primary total hip arthroplasty. J Arthroplast. 2007;22:140–4.
7. Burroughs BR, Hallstrom B, Golladay GJ, Hoeffel D, Harris WH. Range of motion and stability in total hip arthroplasty with 28-, 32-, 38-, and 44-mm femoral head sizes. J Arthroplast. 2005;20:11–9.
8. Elkins JM, O'Brien MK, Stroud NJ, Pedersen DR, Callaghan JJ, Brown TD. Hard-on-hard total hip impingement causes extreme contact stress concentrations. Clin Orthop Relat Res. 2011;469:454–63.
9. Scifert CF, Noble PC, Brown TD, et al. Experimental and computational simulation of total hip arthroplasty dislocation. Orthop Clin North Am. 2001;32:553–67, vii.
10. Cinotti G, Lucioli N, Malagoli A, Calderoli C, Cassese F. Do large femoral heads reduce the risks of impingement in total hip arthroplasty with optimal and non-optimal cup positioning? Int Orthop. 2011;35:317–23.
11. Malkani AL, Garber AT, Ong KL, et al. Total hip arthroplasty in patients with previous lumbar fusion surgery: are there more dislocations and revisions? J Arthroplast. 2018;33(4):1189–93.
12. Sing DC, Barry JJ, Aguilar TU, et al. Prior lumbar spinal arthrodesis increases risk of prosthetic-related complication in total hip arthroplasty. J Arthroplast. 2016;31:227–32 e1.
13. Sariali E, Lazennec JY, Khiami F, Catonne Y. Mathematical evaluation of jumping distance in total hip arthroplasty: influence of abduction angle, femoral head offset, and head diameter. Acta Orthop. 2009;80:277–82.
14. Komistek RD, Dennis DA, Ochoa JA, Haas BD, Hammill C. In vivo comparison of hip separation after metal-on-metal or metal-on-polyethylene total hip arthroplasty. J Bone Joint Surg Am. 2002;84-A:1836–41.
15. Glaser D, Komistek RD, Cates HE, Mahfouz MR. Clicking and squeaking: in vivo correlation of sound and separation for different bearing surfaces. J Bone Joint Surg Am. 2008;90(Suppl 4):112–20.
16. Bouffard V, Nantel J, Therrien M, Vendittoli PA, Lavigne M, Prince F. Center of mass compensation during gait in hip arthroplasty patients: comparison between large diameter head total hip arthroplasty and hip resurfacing. Rehabil Res Pract. 2011;2011:586412.
17. Nantel J, Termoz N, Ganapathi M, Vendittoli PA, Lavigne M, Prince F. Postural balance during quiet standing in patients with total hip arthroplasty with large diameter femoral head and surface replacement arthroplasty. Arch Phys Med Rehabil. 2009;90:1607–12.
18. Nantel J, Termoz N, Vendittoli PA, Lavigne M, Prince F. Gait patterns after total hip arthroplasty and surface replacement arthroplasty. Arch Phys Med Rehabil. 2009;90:463–9.
19. Lavigne M, Ganapathi M, Mottard S, Girard J, Vendittoli PA. Range of motion of large head total hip arthroplasty is greater than 28 mm total hip arthroplasty or hip resurfacing. Clin Biomech (Bristol, Avon). 2011;26:267–73.
20. Gromov K, Troelsen A, Otte KS, Orsnes T, Ladelund S, Husted H. Removal of restrictions following primary THA with posterolateral approach does not increase the risk of early dislocation. Acta Orthop. 2015;86:463–8.
21. Blakeney WG, Beaulieu Y, Puliero B, et al. Excellent results of large-diameter ceramic-on-ceramic bearings in total hip arthroplasty. Bone Joint J. 2018;100-B:1434–41.
22. Garbuz DS, Tanzer M, Greidanus NV, Masri BA, Duncan CP. The John Charnley award: metal-on-metal hip resurfacing versus large-diameter head metal-on-metal total hip arthroplasty: a randomized clinical trial. Clin Orthop Relat Res. 2010;468:318–25.

23. Deny A, Barry J, Hutt JRB, Lavigne M, Masse V, Vendittoli PA. Effect of sleeved ceramic femoral heads on titanium ion release. Hip Int. 2018;28(2):139–44.

24. Hallab NJ, Messina C, Skipor A, Jacobs JJ. Differences in the fretting corrosion of metal-metal and ceramic-metal modular junctions of total hip replacements. J Orthop Res. 2004;22:250–9.

25. McDonnell SM, Boyce G, Bare J, Young D, Shimmin AJ. The incidence of noise generation arising from the large-diameter Delta motion ceramic total hip bearing. Bone Joint J. 2013;95-B:160–5.

26. Goldhofer MI, Munir S, Levy YD, Walter WK, Zicat B, Walter WL. Increase in benign squeaking rate at five-year follow-up: results of a large diameter ceramic-on-ceramic bearing in total hip arthroplasty. J Arthroplast. 2018;33(4):1210–4.

27. Tai SM, Munir S, Walter WL, Pearce SJ, Walter WK, Zicat BA. Squeaking in large diameter ceramic-on-ceramic bearings in total hip arthroplasty. J Arthroplast. 2015;30:282–5.

28. Fessy M. La double mobilité ; Maîtrise Orthopédique (152) 2006; http://www.maitrise-orthopedique.com/articles/la-double-mobilite-86.

29. Guyen O, Pibarot V, Vaz G, Chevillotte C, Bejui-Hugues J. Use of a dual mobility socket to manage total hip arthroplasty instability. Clin Orthop Relat Res. 2009;467:465–72.

30. Grazioli A, Ek ET, Rudiger HA. Biomechanical concept and clinical outcome of dual mobility cups. Int Orthop. 2012;36:2411–8.

31. Guyen O, Chen QS, Bejui-Hugues J, Berry DJ, An KN. Unconstrained tripolar hip implants: effect on hip stability. Clin Orthop Relat Res. 2007;455:202–8.

32. Stroh A, Naziri Q, Johnson AJ, Mont MA. Dual-mobility bearings: a review of the literature. Expert Rev Med Devices. 2012;9:23–31.

33. Epinette JA. Clinical outcomes, survivorship and adverse events with mobile-bearings versus fixed-bearings in hip arthroplasty-a prospective comparative cohort study of 143 ADM versus 130 trident cups at 2 to 6-year follow-up. J Arthroplast. 2015;30:241–8.

34. Epinette JA, Beracassat R, Tracol P, Pagazani G, Vandenbussche E. Are modern dual mobility cups a valuable option in reducing instability after primary hip arthroplasty, even in younger patients? J Arthroplast. 2014;29:1323–8.

35. Blakeney WG, Epinette JA, Vendittoli PA. Dual mobility total hip arthroplasty: should everyone get one? EFORT Open Rev. 2019;4(9):541–7.

36. Epinette JA, Lafuma A, Robert J, Doz M. Cost-effectiveness model comparing dual-mobility to fixed-bearing designs for total hip replacement in France. Orthop Traumatol Surg Res. 2016;102:143–8.

第8章 股骨近端解剖的重建：使用组配式股骨假体

8.1 股骨颈组配式假体

组配式股骨假体根据连接位置的不同可分为远端、中段、近端连接型。目前股骨中段和近端组配式假体较常用，其连接处位于股骨颈截骨的近端或远端（中段）（图8.1）。1987年，Cremascoli Ortho（Milan, Italy）引入了股骨近端组配式假体，其目的是提供倾角、偏心距和颈长的自由组合。

股骨颈组配式假体的原理

股骨颈组配式假体的基本原理是为了实现更好的软组织平衡，并减少撞击的发生[1,2]。髋关节解剖异常和生物力学异常的患者更适用股骨颈组配式假体。由于患者的骨量和骨覆盖有限，导致标准的髋臼和股骨柄假体植入后很难获得理想的位置关系，这种较差的假体对线会导致关节活动度受限、外展肌功能障碍、脱位以及撞击的发生[1,3]。以髋关节发

育不良的患者为例（图8.2）[1,2]，使用股骨颈组配式假体可以重建短缩和异常前倾的股骨颈并改善薄弱的外展肌肌力，从而更好地平衡软组织张力和恢复下肢长度。此外，使用组配式假体可以更充分地调整联合前倾角。同样的情形还可见于髋内翻的病例（图8.3）：常规假体的型号越大，颈长越长，因此若使用较大型号的假体来恢复偏心距，其代价是造成不能接受的下肢不等长[1-3]。创伤后的病例也可能从组配式假体中获益，因为创伤后髋臼或股骨形态异常会影响假体的放置，组配式假体可以适应更复杂的结构。同样在翻修病例中，骨量丢失也会影响臼杯的位置，使用股骨颈组配式假体可以增加关节稳定性，减少撞击，可以补偿并不合适的臼杯位置和软组织张力[1]。即使在相对简单的初次全髋关节置换术（THA）中，因为患者的股骨近端解剖结构千差万别，并且这些解剖结构的变异是难以预测的[2]，使股骨近端组配式假体也有一定的临床意义。男性通常股骨颈较长，颈干角较高，前倾角较低；

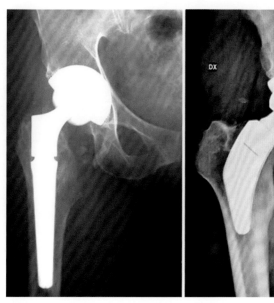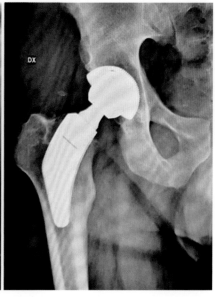

图 8.1 根据连接位置可将组配式股骨假体分为：中段组配式假体——连接处位于股骨颈截骨处远端（左图）和近端组配式假体——连接处位于股骨颈截骨近端（右图）

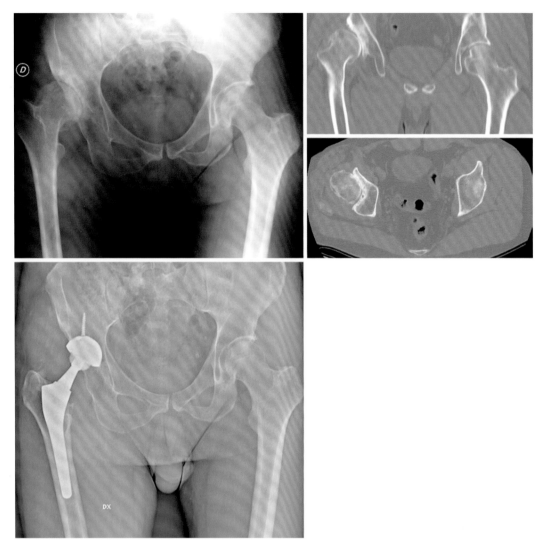

图 8.2 一名 Crowe Ⅲ 型髋关节发育不良的 45 岁男性患者使用了钛材料组配式假体（Ancafit，Cremascoli Ortho，Milan，Italy），较长的颈长能够恢复下肢长度和偏心距，该患者术后 13 年结果满意

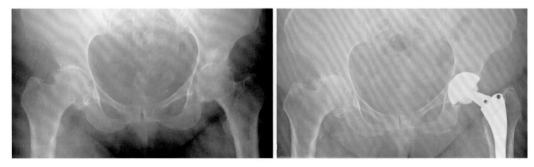

图 8.3 组配式假体尤其适用于髋关节解剖异常的患者，如髋内翻患者。使用内翻、后倾颈的组配式假体（Apta，Adler Ortho，Milan，Italy）能够适当地恢复颈干角、偏心距和下肢长度，该患者术后 8 年结果良好

而女性的股骨颈则较短，较内翻和前倾[2]，而大多数一体式假体的颈长与型号大小成比例，因此使用一体式假体在一定程度上会影响下肢长度和偏心距[2]。据估计干骺端压配设计的锥形柄至少需要 15 种型号（配备 3 种干骺端形态设计和 2 种不同的颈干角设计），以适配冠状面 85% 股骨近端解剖结构[4]。此外，常规非骨水泥假体在植入过程中有很小的旋转自由度，因此，无论在解剖异常还是正常的病例中，理论上近端组配式股骨假体比传统的股骨假体更具优势，因为其更容易匹配天然的股骨近端解剖结构。综上，在我们的医院，我们经常使用组配式股骨假体，尤其是在解剖结构异常的病例中。

股骨颈组配式假体的临床结果

有确凿的证据表明，设计良好的股骨颈组配式假体能恢复原本的股骨近端解剖结构并获得良好的长期临床结果。Montalti 等[5] 报道了在严重发育不良的髋关节患者中使用股骨颈组配式假体（AncaFit stem, Cremascoli Ortho, Milan, Italy）可恢复原有的解剖结构。尤其是在髋关节旋转中心上移的置换术中使用股骨颈组配式假体，更完美地恢复了髋关节的生物力学状态和偏心距，取得优良的临床效果。在至少 10 年的随访中，仅发生 1 例臼杯无菌性松动。Archibeck 等[6] 比较了 100 例使用股骨颈组配式假体的初次 THA（Kinectiv® and M/L Taper® stems）与100 例使用一体式假体的初次 THA（Zimmer-Biomet, Warsaw, USA），偏心距和下肢长度恢复到 1 mm 误差以内的患者在组配式假体组为 85%，而在传统一体式假体组只有 60%。然而，Duweliusetal 等[7] 在 2 年随访时间的类似研究中未能证明上述临床结果。但是总的来说，多数股骨颈组配式假体的研究队列都具有更好的肢体长度恢复以及偏心距重建方面的特征。

我们的经验

在意大利北部的艾米利亚-罗马涅（Emilia-Romagna）登记的髋关节置换术中，我们发现组配式假体和一体式假体在原发性骨关节炎患者中的 15 年生存率相似，分别为 90.8% 和 91%（557/16 575 个组配式假体和 1781/35 620 个一体式假体在 15 年内发生翻修）[8]。组配式假体组中无菌性松动发生率较低，其中单独髋臼假体松动的比例分别为

0.4% 和 0.7%，单独股骨柄松动率分别为 0.6% 和 0.8%，两个部件的松动率分别为 0.1% 和 0.4%；同样因聚乙烯磨损导致的翻修率为 0.04%（7/16575 例 THA），但这些差异没有统计学意义。就因为不稳定导致的翻修而言，两组之间没有差别。这些数据提示，组配式假体有可能获得更好的假体组件相互作用，减少了假体固定界面的不良应力，从而减少了无菌性松动的发生。如仅考虑因先天性疾病（如髋关节发育不良）而进行髋关节置换术，两组的差异就更引人注目了：组配式假体组的 15 年生存率为 93.3%（238/2805），而一体式假体组的 15 年生存率为 89.6%（389/3707）。在翻修的原因方面，两组假体因为早期不稳定（术后 3 个月内）而发生翻修的风险相似，但在复发性脱位和无菌性臼杯松动方面，组配式假体翻修率比一体式假体低。其中复发性脱位两组间翻修率分别为 0.5% 和 0.8%，无菌性臼杯松动两组间翻修率分别为 0.5% 和 1.9%。这些结果表明，对于原发性骨关节炎的患者，使用组配式假体与传统一体式假体相比，两者臼杯无菌性松动率一致；而在髋关节发育不良的患者中，前者的翻修率仅为后者的 1/4。另一方面，对于先天性髋关节发育不良的患者，使用组配式假体的 THA 中颈部骨折发生率为 0.5%。

对股骨颈组配式假体失效的深入了解

由于股骨颈组配式假体的颈柄连接处经常出现颈柄结合处腐蚀以及相关的临床并发症（如颈部断裂、金属碎屑相关的局部组织不良反应），人们逐渐对股骨颈组配式假体的常规使用存疑[1, 9]。在 Graves 等[9] 最近的一项在澳大利亚注册的研究中发现，在为期 10 年的随访中，股骨颈组配式假体的翻修率为 9.7%，而常规假体的翻修率为 5.1%。然而，将股骨颈组配式假体分为钴铬合金（Cr-Co）和钛（Ti）两组，后者（钛）的表现更好，10 年翻修率仅为 7.4%，这表明合金材料是影响翻修的一个重要预测因素。最初的股骨颈组配式假体由钛合金的组配颈与钛合金柄连接而成[1]，以往研究表明，颈部断裂和组件分离的主要原因是金属抗疲劳强度不足所致（图 8.4）[1, 9]。因钴铬合金的强度更高，所以出现钴铬合金的组配颈与钛合金柄的组合以防止假体断裂的发生[1, 10, 11]。新型的钴铬合金股骨颈的断裂率较低，迄今为止，在澳大利亚注册的

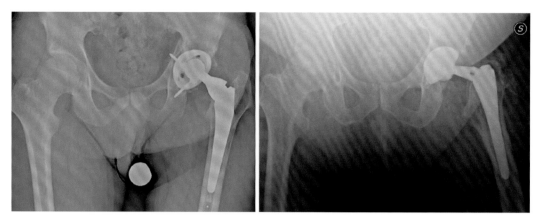

图 8.4　钛合金近端组配式假体可能面临假体分离（左图）和钛颈断裂（右图）的不良事件；假体分离发生在一个术后 20 年的外伤病例中，钛颈断裂发生于一名重度肥胖的患者（150 kg，65 岁男性）

研究还未发现其断裂[9]。尽管新型钴铬颈的断裂率较低，但是其锥部的腐蚀会造成严重的并发症，这主要与异常微动（物理性缝隙腐蚀）有关[1, 10-15]。一个著名的例子是 2012 年 Rejuvenate 假体（Stryker，Mahwah, USA）召回事件，该假体就是钴铬合金颈和钛合金柄的组合。De Martino 等[10] 分析了 60 个由于各种原因取出的 Rejuvenate 柄，在不到 4 周的时间内，这些假体全部出现颈柄连接部的严重的微动腐蚀，随着时间增加，腐蚀也越加严重。然而，头颈连接部仅有可忽略不计的轻微腐蚀。作者认为颈柄连接处受到悬臂弯曲的影响：假体柄部会周期性地挤压组配颈部的内侧和外侧，并称之为小幅度振荡运动[10]。Nawabi 等[11] 研究了 216 例使用 Rejuvenate 柄的 THA 患者，结果表明由锥部磨损造成的金属磨损微粒相关疾病（如局部组织坏死）与金属对金属假体相似，都是由于悬臂弯曲造成的。金属离子来源于机械性缝隙腐蚀：液体进入组配式假体的连接处钝化了钛合金，促进了酸的释放，从而进一步促进钛或钴合金的溶解[10-15]。因此，美国髋膝关节外科医师协会制定了特定的风险分层方法，并将钴铬合金组配颈假体定义为中度或重度风险[12]，建议进行严格的随访，包括标准 X 线片、定期检测金属离子水平和断层扫描（MARS-MRI 或 CT 扫描），以确定是否建议进行翻修手术。与钴铬合金的颈相比，钛合金颈的降解不明显，并且释放的金属离子在可接受范围内[13-15]。Kop 等的一项研究[13] 表明，钛合金颈更耐腐蚀，而且经常发生冷焊接（cold welding）。

冷焊接的锥部虽可减少微动腐蚀，但在 22% 的翻修患者中，这种冷焊接使组件的拆卸非常困难，甚至不可能完成。尽管钛合金颈比钴铬合金颈在锥部微动腐蚀方面更安全，但钛合金颈的颈部断裂的风险也不可忽视（在占澳大利亚注册数据中为 0.2%）[9]。因为现有的假体设计数量较少，所以描述钛颈断裂的原因很困难，一般来说假体设计是很重要的因素[13-15]。此外，在钛合金颈断裂的术中取出物研究中发现，年轻的、肥胖的、有较高运动需求的患者使用高偏内翻组配式假体时发生颈部断裂的风险更高[1, 13-15]。

8.2　股骨头组配式假体

与股骨颈组配式假体相似，股骨头组配式假体于 20 世纪 80 年代开始应用，旨在恢复更好的人工髋关节生物力学[16]。股骨头组配式假体的引入获得了巨大的成功，在 20 世纪 90 年代，90% 的假体都是头颈组配式设计[16]。现如今，股骨头组配式假体在 THA 中广泛使用，因为它可提供不同的摩擦界面，更准确地恢复偏心距和下肢长度，提高稳定性，并便于翻修[16-18]。通常，股骨头组配式假体根据莫氏锥度自锁紧原理来抵抗轴向力和扭转力[16]。然而，现在并没有标准的锥度，各家假体公司的产品，其锥度各不相同[16-18]。因此，在髋关节部分翻修术时，外科医生应该仔细评估新的股骨头和原有的固定良好的股骨柄之间是否兼容[16-18]。虽然股骨头组配式假体的优点很多，但也应该注意存在假体组件分离和过度的锥部腐蚀的风险[17]。在现代假体中，股骨头组件分离是很罕见的，通常好发于创伤和头柄错配或混用时[17]。严重的和临床上难处理的锥部腐蚀通常发生在使用大号金属头的情况下，陶瓷头很少发生腐蚀的情况。由于氧化和微动的影响，头锥易受到机械性缝隙腐蚀，这与柄锥在莫氏锥度下发生微动腐蚀的原理相似[17]。增加头锥腐蚀的因素主要包括：合金材料的不匹配、直径 > 32 mm 的头组件、锥度短、高头偏心距（如：XL head）以及活跃和肥胖的患者[17]。尽管存在上述不足，组配式假体仍然被广泛运用于首次 THA，尤其还在翻修 THA 中起到重要作用[18]。组配式假体能减少下肢长度差异并弥补损失的偏心距，同时改善生物力学和提高翻修髋的稳定性。在纳入 95 例使用 BioBall 假体（Merete，Berlin，Germany）的翻修患者的回顾性研究中，Hoberg 等[18] 发现 8 年内假体的存活率为 92.8%，2 例因复发性脱位而翻修，所有患者中无腐蚀病例。

8.3　股骨组配式假体对个体化髋关节重建的贡献

股骨近端组配式假体是优化髋关节的生物力学和减少假体组件不良相互作用相关并发症（如边缘载荷、假体撞击和假体不稳定等）的有效手段。髋关节的生物力学因人而异，甚至同一人的髋关节生物力学也会随年龄的变化而变化。即使在髋关节形态正常时，髋关节生物力学的 3 个主要参数（即偏心距、旋转中心和联合前倾角）也是因人而异的[1-4]。在进行髋关节置换时，我们应尽可能地恢复患者髋关节原本的解剖结构，这有助于优化假体功能和髋关节生物力学，提高临床结果和患者满意度。然而，传统假体甚至是组配式股骨头都仅能恢复部分的原有解剖结构，大多数患者的术后髋关节解剖结构都发生了改变。股骨组配式假体，无论柄的尺寸如何，允许在 3 个平面自由调节长度和角度，可以在毫米误差范围内重建髋关节生物力学[1,2]。因此肌肉力臂可以获得精确重建，联合前倾角也能得到优化，进而获得更大的关节活动度，关节接触应力分布更均匀，假体组件的相互作用也能得到改善。这凸显了使用组配式股骨假体进行个性化髋关节置换术应具有良好的前景[4]。尤其是在解剖学异常的患者中，当常规假体无法重建髋关节生物力学时，股骨近端组配式假体是一个更好的选择[1,2,5]。

8.4　组配式假体使用指南

髋关节解剖结构和生物力学异常的患者，如髋关节发育不良等，可能是使用组配式假体的最理想的患者，并且到目前为止，设计良好的股骨头 / 颈部组配式假体已被证明是可靠的，在这些患者身上取得了良好的长期效果（图 8.5）[1,5]。相反，对于髋关节解剖结构正常的患者，不建议常规使用组配式假

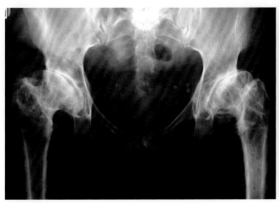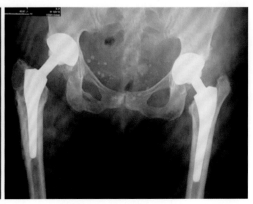

图 8.5　组配式假体尤其适用于髋关节解剖异常的病例。一例髋关节发育不良的患者使用组配式假体（anca fit，Cremascoli Ortho，Milan，Italy）术后 15 年的影像学结果，X 线片提示结果良好

体[9]。除了成本较高（比常规假体贵 15%～25%）以外，组配式假体也存在着锥部腐蚀、组件分离、颈部断裂等风险[1]。组配式假体失败的教训有助于我们思考它们的适用范围[16]。由于金属腐蚀和金属离子释放，不同的合金材料应该避免混搭使用。在临床上，铬钴头 - 钛颈可以使用[1, 9-13]，但钴铬颈 - 钛柄不可以。其次，锥形柄设计的目的是更好地抵抗扭转载荷，而不是弯曲载荷[16]。因此，年轻的、超重的、运动需求高的患者应谨慎选择组配式高偏心距的假体，因为更易出现锥部腐蚀和钛颈的疲劳断裂，上述问题应该通过降低锥度界面弯曲载荷来解决，对于组配式头组件，需要增加锥度的强度[13-15]。我们强调正确的组配方法：锥度结合处不应混入任何其他物质[9-17]。同时，术者术中应该避免对锥部的破坏[9-17]。现在的组配式假体已经较为成熟可靠，但在组配界面的安全性方面仍需要新的发明创新来改进。钛合金的显微结构和颗粒大小是重要因素，大部分的材料断裂始于 α 片层之间，改善上述因素可以减少钛颈断裂的发生[14]。上述理论进展需要在新的假体设计当中得以体现，这会对长期临床结果产生显著影响[13-15]。到目前为止，还没有 100% 完美的设计。Ancafit 组配式假体的锥部设计取得了良好的结果：研究表明，在至少 5 年的随访中，3148 例患者当中仅有 2 人出现颈部断裂，这个结果可能与其偏心距的设计范围（13.5 mm）有关。另一个有多种股骨柄的组配式假体（Adler Ortho，Milan, Italy）也取得了良好的临床结果。这种假体的钛颈长度、偏心距和倾角可以自由调整，共有 27 种组合和 26 mm 的偏心距范围[19]。尽管早期数据显示其颈部断裂的发生率较高，特别是在年轻的和使用高偏心距假体的患者（未公布结果），但是近期投入使用的第二代"强化版"假体的颈部断裂率显著降低。一项平均随访时间为 1.8 年（0～3.7 年，2015 年 12 月末次随访）的研究显示，1689 名使用第二代"强化版"假体的患者中无颈部断裂事件的发生[8]。

病例

患者女，64 岁，因长期右侧腹股沟区疼痛来我院就诊。患者既往先天性髋关节发育不良，保守治疗效果不显著。跛行拄拐，下肢长度差异明显（Harris 髋关节评分：23.8 分）。

正位 X 线片提示：患者双侧 Crowe Ⅲ 型髋关节发育不良（图 8.6），双髋退行性变，大粗隆严重畸形。CT 提示：患者髋关节发育不良、髋臼小而浅，股骨颈前倾角为 27°。查体提示：患者右下肢较左下肢短 2 cm，臀肌短并萎缩。

经前外侧入路行右侧全髋关节置换术（非骨水泥型假体）。髋臼侧假体使用多孔钛杯（TiPor, Adler Ortho, Milan, Italy），将其植入高位髋关节中心。股骨侧假体采用股骨近端组配式股骨柄（Acuta, Adler Ortho, Milan, Italy）以限制股骨前倾，使用内翻短钛合金颈从而在不损伤外展肌的情况下恢复偏心距。关节头选用直径 32 mm 的陶瓷头（CeramTec, Plochingen, Germany）以提供良好的摩擦界面。大粗隆重塑，缝合外展肌使其恢复张力，测试后假体稳定且具有良好的髋关节活动度。术者为患者保留了 0.8 cm 的下肢差，以避免臀肌因为肢体延长受到过多的牵拉。

5 年后，患者对最终结果表示满意（Harris 髋关节评分为 85.8 分）。虽然患者臀肌萎缩没有好转，仍有轻微跛行，但仅在长距离行走时才需要拐杖。X 线片提示，假体与骨整合良好（图 8.7）。

在本病例中，多孔臼杯、锥形组配柄、组配式股骨颈都起到了重要作用。即使对于存在异常高的关节反作用力的患者，多孔杯和陶瓷对陶瓷摩擦界面也能降低磨损率和无菌松动率；锥形柄可以有效地控制联合前倾角，尤其是在股骨柄前倾角超过 25° 的情况下；组配式股骨颈假体可以提供偏心距、长度和前倾角的自由组合，以重建良好的外展肌力臂和软组织张力。综上，对于严重髋关节发育不良的患者建议采用特定的组配式假体进行治疗。

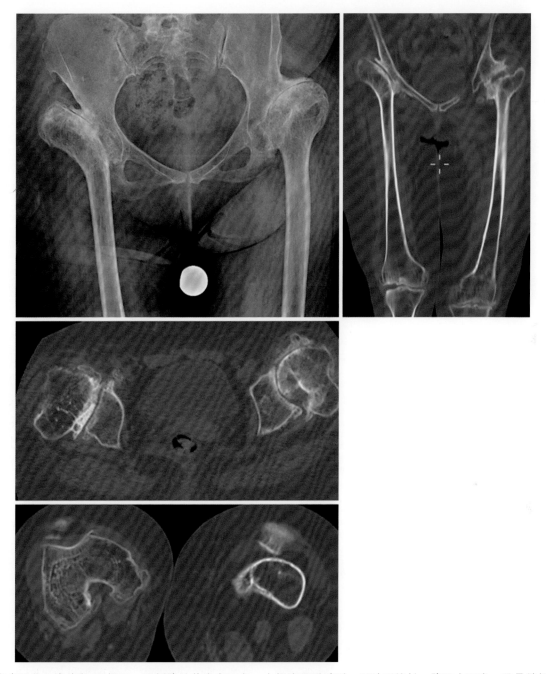

图 8.6 患者正位 X 线片和 CT 提示：双侧髋关节发育不良，大粗隆严重畸形，下肢不等长，髋臼小而浅，股骨前倾角较大，股骨偏心距较小和外展肌萎缩

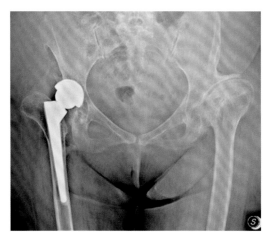

图 8.7　组配式假体用于髋关节解剖结构异常患者术后 5 年正位 X 线片，提示骨整合良好，偏心距和臀肌张力适当。在本病例中，近端组配式假体对于处理复杂的髋关节解剖非常必要

（ Aldo Toni, Francesco Castagnini, Susanna Stea 著

钱文伟 译　王志为 审校 ）

参考文献

1. Srinivasan A, Jung E, Levine BR. Modularity of the femoral component in total hip arthroplasty. J Am Acad Orthop Surg. 2012;20(4):214–22.
2. Traina F, De Clerico M, Biondi F, Pilla F, Tassinari E, Toni A. Sex differences in hip morphology: is stem modularity effective for total hip replacement? J Bone Joint Surg Am. 2009;91(Suppl 6):121–8.
3. Matsushita A, Nakashima Y, Fujii M, Sato T, Iwamoto Y. Modular necks improve the range of hip motion in cases with excessively anteverted or retroverted femurs in THA. Clin Orthop Relat Res. 2010;468(12):3342–7.
4. Massin P, Geais L, Astoin E, Simondi M, Lavaste F. The anatomic basis for the concept of lateralized femoral stems: a frontal plane radiographic study of the proximal femur. J Arthroplast. 2000;15(1):93–101.
5. Montalti M, Castagnini F, Giardina F, Tassinari E, Biondi F, Toni A. Cementless total hip arthroplasty in Crowe III and IV dysplasia: high hip center and modular necks. J Arthroplast. 2018;33(6):1813–9.
6. Archibeck MJ, Cummins T, Carothers J, Junick DW, White RE Jr. A comparison of two implant systems in restoration of hip geometry in arthroplasty. Clin

Orthop Relat Res. 2011;469(2):443–6.
7. Duwelius PJ, Burkhart B, Carnahan C, Branam G, Ko LM, Wu Y, Froemke C, Wang L, Grunkemeier G. Modular versus nonmodular neck femoral implants in primary total hip arthroplasty: which is better? Clin Orthop Relat Res. 2014;472(4):1240–5.
8. Registro dell'implantologia protesica ortopedica RIPO. https://ripo.cineca.it/. Accessed 25 May 2018.
9. Graves SE, de Steiger R, Davidson D, Donnelly W, Rainbird S, Lorimer MF, Cashman KS, Vial RJ. The use of femoral stems with exchangeable necks in primary total hip arthroplasty increases the rate of revision. Bone Joint J. 2017;99-B(6):766–73.
10. De Martino I, Assini JB, Elpers ME, Wright TM, Westrich GH. Corrosion and fretting of a modular hip system: a retrieval analysis of 60 rejuvenate stems. J Arthroplast. 2015;30(8):1470–5.
11. Nawabi DH, Do HT, Ruel A, Lurie B, Elpers ME, Wright T, Potter HG, Westrich GH. Comprehensive analysis of a recalled modular total hip system and recommendations for management. J Bone Joint Surg Am. 2016;98(1):40–7.
12. Kwon YM, Fehring TK, Lombardi AV, Barnes CL, Cabanela ME, Jacobs JJ. Risk stratification algorithm for management of patients with dual modular taper total hip arthroplasty: consensus statement of the American Association of hip and knee surgeons, the American Academy of orthopaedic surgeons and the hip society. J Arthroplast. 2014;29(11):2060–4.
13. Kop AM, Keogh C, Swarts E. Proximal component modularity in THA--at what cost? An implant retrieval study. Clin Orthop Relat Res. 2012;470(7):1885–94.
14. Fokter SK, Rudolf R, Moličnik A. Titanium alloy femoral neck fracture--clinical and metallurgical analysis in 6 cases. Acta Orthop. 2016;87(2):197–202.
15. Kretzer JP, Jakubowitz E, Krachler M, Thomsen M, Heisel C. Metal release and corrosion effects of modular neck total hip arthroplasty. Int Orthop. 2009;33(6):1531–6.
16. Morlock M. Modularity in orthopaedics. J Traum Orthopae. 2017;5(3):60–3.
17. Wight CM, Lanting B, Schemitsch EH. Evidence based recommendations for reducing head-neck taper connection fretting corrosion in hip replacement prostheses. Hip Int. 2017;27(6):523–31.
18. Hoberg M, Konrads C, Huber S, Reppenhagen S, Walcher M, Steinert A, Barthel T, Rudert M. Outcome of a modular head-neck adapter system in revision hip arthroplasty. Arch Orthop Trauma Surg. 2015;135(10):1469–74.
19. Ollivier M, Parratte S, Galland A, Lunebourg A, Flecher X, Argenson JN. Titanium-titanium modular neck for primary THA. Result of a prospective series of 170 cemented THA with a minimum follow-up of 5 years. Orthop Traumatol Surg Res. 2015;101(2):137–42.

第三篇
利用技术工具获得假体定位进行个性化髋关节置换

第 9 章 股骨近端解剖的重建：3D 术前规划和定制截骨导板

要点

- 基于 3D 术前计划中患者的个性化目标，定制的股骨截骨导板可提高股骨颈截骨术的准确性和精确度。
- 股骨颈截骨的水平和角度会影响最终的股骨柄高度和冠状面对线，而股骨近端解剖结构和髓腔形态会影响非骨水泥假体柄的前倾角。
- 目前可用的股骨侧 PSI 仅能控制截骨的水平和角度，还不能决定股骨柄的前倾，尽管它们提供了有用的术前参考以辅助术中决策。
- 需要进一步的研究来确认股骨侧 PSI 在实现目标股骨柄高度、位置和前倾方面的有效性，并阐明与传统技术相比对临床结果的影响。

9.1 背景知识

成功的全髋关节置换术（THA）取决于患者因素、手术技术和假体选择。正确的手术技术需要细致的术前模板测量、术中准确的假体组件定位，而术中假体定位安装是一个可改变的风险因素，准确定位植入可防止 THA 后较差的临床功能。恢复自然的髋关节生物力学有助于优化假体磨损和关节的稳定性。尽可能恢复自然髋关节生物力学还可以避免外展肌功能不全、下肢不等长和早期假体失败。精确假体组件植入的一个关键性挑战是如何适应患者的个体解剖差异、功能性脊柱 - 骨盆活动度和术中定位的误差。为此，三维（3D）术前模板设计和个性化截骨工具（patient-specific instrumentation, PSI）已开始应用，以提高截骨的精度并实施个性化假体组件植入。

理想的股骨假体位置可恢复下肢长度、股骨偏心距和前倾角。二维（2D）前后（AP）骨盆 X 线片上的传统模板通常受到不稳定的放大率和股骨近端旋转对线的影响。在终末期骨关节炎中，由于在前

后位 X 线片上经常存在股骨颈前倾和股骨外旋的投射效应，导致股骨的偏心距被低估[1]。非骨水泥柄顺应从股骨颈开口到髓腔的形态，以实现内、外侧干骺端和远端骨干部位的固定[2]。因此，股骨近端的形状会影响股骨柄前倾角和冠状位对线[3]。此外，由于近端干骺端的解剖结构复杂，在不同轴面上髓腔形态也有显著变异[4]。因此，截骨的角度和水平会影响股骨假体的前倾和内翻 / 外翻对线[4]。仅有 87% 的股骨颈徒手截骨能达到传统模板规划目标的 4 mm 误差范围内，这会导致股骨柄植入的高度和位置发生显著变化，并最终导致下肢长度的改变[4]。

三维模板优化了假体柄的型号和植入位置，以获得最佳的干骺端载荷传导，有利于假体固定和解剖重建。加入水平面影像可避免二维冠状面模板测量的缺点，而使用定制股骨截骨导板有助于减少传统技术术中截骨的不确定性，并最大限度地减少下肢长度、股骨偏心距和前倾的离群值。股骨侧 PSI 系统还在术前计划中结合了髋部、骨盆和腰椎的运动学模拟，以评估功能性最大姿势的无撞击运动范围[5]。目前，有 4 种 PSI 髋关节系统，其中两种包括股骨截骨导向器（Medacta 公司的 MyHip 和 Corin 公司的 OPS™）。截至 2019 年初，OPS™ 是唯一获得美国食品和药物管理局（FDA）批准在美国使用的股骨侧 PSI 系统。虽然 OPS™ 将作为本章的主要示例系统，但每个系统的方法和实施通常是相同的。由于 3D 术前规划和术中使用股骨 PSI 导向器密切相关，因此需同时考虑它们的适应证和潜在益处。

9.2 最佳适应证是什么？

术中牢固固定 PSI 导板需要相对健康的骨量[5]。在进行截骨之前，股骨导向器通过 2 个固定钉固定到位。如果固定钉的可靠性因骨质量差而受到影响，或者如果导向器不能可靠地固定在预期位置，股骨颈截骨的准确性将受到影响。3D 术前模板设计和股

骨侧 PSI 可能更适合下列情形：年轻、活跃的患者，术后易发生不稳定的患者，怀疑有过度自然股骨前倾或后倾的患者，有异常颈干角的患者，以及对髋关节置换采用微创入路的外科医生。

年轻、活跃的患者：在年轻、活跃的 THA 患者中，自然髋关节生物力学的恢复不仅对延长假体使用时间很重要，而且对于维持生理性髋部软组织平衡和自然髋关节运动学也很重要。活动量大的患者更有可能注意到他们的自然髋关节和人工髋关节之间以及下肢长度之间的微小不一致，这使他们更容易出现术后不满意。股骨侧 PSI 可以减少下肢不等长出现的可能性，更适合对下肢不等长较敏感的年轻患者。与年龄较大的患者相比，活跃的年轻患者也更常使用较极端的髋部屈曲和伸直的姿势。股骨 PSI 系统将 3D 解剖模型重建与动态脊柱 - 骨盆成像相结合，以确定在各种功能体位的最佳假体组件位置。这种运动学模拟预估了极端运动范围内髋关节反作用力的大小和方向。在术前将这些信息传递给外科医生可以评估年轻、活跃患者（例如那些希望恢复瑜伽或极限运动的人）的预期磨损和撞击风险。

有髋关节不稳定倾向的患者：越来越多的证据对所有 THA 患者中普遍应用传统的髋臼"安全区"提出质疑。某些人群已被确定为脱位高风险人群，它主要源于"功能性"髋臼假体位置不良。关节外科医生已经开始通过根据个人脊柱 - 骨盆运动学调整传统的臼杯植入位置来降低这种风险。尽管有证据支持脊柱 - 骨盆活动度受限的患者可能更适合个性化植入臼杯，但股骨假体位置对 THA 稳定性的影响尚不清楚。尽管如此，由于髋臼和柄的联合前倾角在无撞击运动范围方面的作用明确[3]，对于脊柱僵硬或既往腰椎融合术的患者，因为其脱位的风险更高，可以考虑使用髋臼和股骨 PSI。与年轻、活跃的患者类似，该人群术前的动态脊柱 - 骨盆成像和运动学模拟与术中的 PSI 定位操作同等重要。

股骨颈解剖变异：截骨平面周围和股骨近端髓腔的解剖学变异会影响非骨水泥股骨柄的最终植入的前倾和冠状面对线[3, 4]。异常的股骨颈前倾角或颈干角会影响术者股骨颈截骨的习惯性方向。这可能会导致徒手截骨相对于模板规划目标在角度和水平上显著不同。如果局部的解剖足够固定截骨导向器，那么股骨侧 PSI 在较大的股骨颈前、后倾以及髋内、外翻的患者中具有理论上的优势。对于这些较复杂的病例，定制的股骨截骨导向器可能有助于重现预期的截骨高度和平面，并更可靠地实现目标股骨柄水平和位置。

微创入路：对于在 THA 中采用微创入路的外科医生来说，个性化截骨工具对于提高股骨颈截骨精度可能特别有帮助。在微创髋关节手术中，手术区域的有限暴露使得骨性标志难以完全显露。由于股骨颈截骨通常参考小粗隆，使用股骨侧 PSI 可以减少误差，并在有限暴露的情况下进行股骨颈截骨时无须进行术中透视。

9.3 如何实施？

3D 术前计划：PSI 系统需要使用 CT 或 MRI 进行术前成像，以创建患者的关节模型以及制作截骨导向器和假体的模板。使用 3D 计算机模型来虚拟规划假体的位置和尺寸。另外，在某些系统中可以使用坐位 / 站立位的功能性脊柱 - 骨盆成像来定义髋关节伸展和屈曲的极限，并评估所选假体组件位置对这些功能位置的假体组件和骨性撞击的情况。这些功能性影像也用于运动学模拟，显示全运动范围内髋关节反作用力的方向和大小[6]。术前，外科医生可以查看不同组件位置的关节面接触力学的预期变化。在 PSI 最终生产之前，可根据外科医生的偏好针对每个患者调整最终规划的假体位置。

生产过程：利用 CT 或 MRI 上的骨或软骨标志，设计定制截骨导向器需要适应自然的解剖结构。导板使用选择性激光烧结或 3D 打印工序制成，并经过消毒后运送到医院。为外科医生提供后侧截骨导向器和前侧截骨导向器，以适应不同的手术入路（另外也有脱位后截骨和原位截骨的设计）（图 9.1）。整个生产过程通常需要 3 ~ 8 周[5]。

术中应用：术中常规显露后，将股骨导向器放置在头颈交界处并用固定钉固定到位。截骨是使用标准摆锯沿着导向器的开放式引导面完成的，该截骨引导面控制颈部切割的水平和角度，但不决定股骨柄的前、后倾角度。

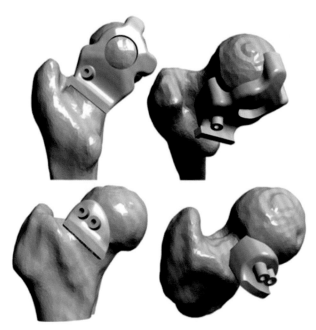

图 9.1　股骨颈截骨的个性化截骨导板（注：上方为脱位后截骨导板，下方为原位截骨导板）

9.4　特异性并发症有哪些?

　　文献中没有关于 THA 中使用股骨侧 PSI 相关的特异性并发症的报道，然而，多数病例系列仅限于大约 30 名患者或更少 [5, 7, 8]。在失血量或手术时间方面没有显示出 PSI 和传统器械之间存在显著差异。目前两者的比较仅限于髋臼侧 PSI，并且无疑会受到医生经验的影响 [5]。股骨侧 PSI 理论上的并发症包括导板 - 骨面匹配不良、导板固定不良，以及由固定钉或导板误用引起的医源性骨折。

　　使用 PSI 和 3D 定制截骨导向器要求患者在术前进行 CT 扫描，因此，这会增加时间、费用和放射学暴露（除非使用基于 MRI 的 PSI 系统）。CT 扫描辐射有效剂量已确定为 2.8 mSv，与年平均背景辐射暴露量相似 [9, 10]。目前尚无证据证实基于 CT 和 MRI 的 PSI 哪种更好，所以使用哪种 PSI 系统主要取决于设计软件的成像处理方式。

9.5　支持 PSI 的临床证据

　　由于股骨侧 PSI 只是最近才应用于 THA，关于其临床应用的报道很少。已证实使用截骨导板可以提高股骨颈截骨高度的准确性并减少下肢不等长（limb length discrepancy, LLD）。Yang 等开发了一套 6 个截骨导板，其间隔高度差为 1 mm，以适用于各种股骨颈形态 [11]。在 48 名随机使用和不使用导向器的 THA 患者中，股骨颈截骨高度的平均差异分别为 0.84 mm 和 1.69 mm [11]。导板组的平均术后 LLD 为 5.45 mm，而对照组为 13.37 mm [11]。Ito 等对在 THA 中使用 PSI 辅助植入股骨柄进行了初步可行性研究，使用 CT 数据进行 3D 规划和计算机建模，设计和制造了 10 个股骨侧个性化截骨导板并进行临床应用 [7]。与其术前规划目标相比，术后 CT 显示使用 PSI 的股骨柄倾斜、内翻 / 外翻和前倾的平均精度分别为 2.1° ± 4.1°、1.0° ± 0.7° 和 4.7° ± 1.2° [7]。

　　早期临床数据支持市售 OPS 股骨近端截骨导向器在精确截骨方面的有效性 [8, 12, 13]。在一项包括 33 例患者的研究中，早期的 OPS 股骨截骨导向器的手术由两名医生完成，其准确性为可以使 85% 的病例实现计划截骨水平 1 mm 内误差。平均截骨水平和模板目标之间相差 0.7 mm [12]。在随后的病例系列中，100 名患者接受了后路 THA，术者为三位医生之一：使用 PSI 进行股骨颈截骨对比在术前计划的 1 mm 和 2 mm 范围内的病例分别为 83% 和 96% [13]。计划截骨和实际截骨之间的平均差为 0.3 mm，最大报告误差为 4 mm [13]。Schneider 等随后分析了 30 名通过微创直接近端入路接受非骨水泥 PSI-THA 的患者的影像学结果[8]。30 例中的 29 例截骨在计划高度的 3 mm 范围内[8]。在每项研究中，使用 3D/2D 匹配分析（Mimics X 线模块，Materialise，比利时）将股骨距截骨达到的水平与计划的截骨水平进行比较，并且所有患者都使用了 Trinity/TriFit TS 非骨水泥假体（Corin，Cirencester，UK）[8, 12, 13]。

一项纳入 100 名患者的单中心探索性研究（pilot study）使用了 OPS 3D 股骨规划设计分析了股骨头旋转中心的重建情况。在这个病例系列中，计划的和实际的股骨头高度、内侧偏心距和前偏心距的平均误差分别为 0.9 mm、-0.9 mm 和 3.2 mm[14]。计划和实际的股骨头中心的 3D 变化为 4.4 mm；前偏心距的变化与柄前倾和计划目标的差值密切相关（分别为 16.3° 和 10.5°）[14]。虽然没有对照组，但作者得出结论，使用 3D 模板和 PSI 股骨导向器可准确重建股骨头旋转中心。

OPS 3D 规划软件还针对 Trinity/TriFit TS 组件的尺寸精度进行了评估。在 49 例连续的 THA 的病例中，92% 植入的 TriFit TS 股骨柄在预测的尺寸范围内，并且在 80% 的病例中正确预测并使用了标准或高偏心距柄[15]。最终选择的柄的偏心距的变化主要是因为髋臼假体的内移。

尽管有报道称股骨侧 PSI 手术具有可重复性，但尚未见关于在 THA 中使用该技术后的临床或功能结果的研究。已证实现有股骨 PSI 能够根据放射学结果帮助外科医生在所需（模板化）水平上进行股骨颈截骨术。然而，尚未报道股骨 PSI 与传统技术的对比性研究数据。进一步的研究需要解决这些影像学结果是否与患者术后的功能和临床结果相关。随着这项技术的继续使用和适当的患者随访，关于 THA 中使用股骨 PSI 的文献无疑会增加。

9.6　令人信服的论据：为什么推荐？

不一致的放大率和肢体旋转降低了二维 X 射线模板测量的可靠性。自然的股骨近端解剖形态会引导非骨水泥假体柄的对线[2, 3]，而股骨颈截骨的水平和角度已被证明会影响最终植入柄的高度和位置[4]。尺寸过小的股骨假体可导致肢体缩短、股骨柄下沉和继发于偏心距不足的不稳定。股骨假体尺寸过大

可能会限制髋关节运动，导致肢体延长，并增加术中骨折的风险。三维术前计划包括评估股骨的前倾和近端髓腔形态，以更可靠地测量真正的偏心距并预测假体的尺寸。个性化截骨工具可以提高截骨技术的精确度和准确度，并有利于最终植入柄的位置和模板目标之间的一致性。总之，使用个性化的 3D 术前模板和定制股骨导板可以帮助最大限度地减少下肢长度、偏心距和股骨柄前倾的离群值，提高临床效果。

下肢不等长（LLD）是 THA 术后后患者不满意和投诉的最常见原因[16, 17]。98% 的不等长是由于股骨柄植入位置不正确引起的[18]。尽管传统模板测量和植入技术可保证 97% 的病例的 LLD < 10 mm[19]，但有证据表明，患者可能会察觉到 > 5 mm 的差异[20, 21]。较大的差异可能会需要鞋加高、导致背痛和神经根性疼痛、增加骨盆倾斜度，并导致植入失败，例如不稳定、加速磨损和过早松动[16]。THA 后残留的 LLD 与髋关节生物力学异常、步态改变和较差的功能结果评分相关[18, 20, 22, 23]。这些不良临床结果的程度与 LLD 的程度有关，往往因患者而异，并且可能会也可能不会随着手术时间的推移而改善。年轻、活跃的患者更不易容忍 THA 后肢体长度的任何显著改变，所以可能更适合 PSI。

股骨偏心距是从股骨头的旋转中心到股骨解剖轴的水平距离。在二维 X 线片中，这个长度可被低估 20%[24]。在 THA 中，股骨偏心距受股骨柄冠状面（内翻/外翻）对线、柄的前倾角以及股骨假体颈干角设计的影响。整体偏心距，定义为髋臼偏心距和股骨偏心距的总和，在 THA 中应尽力恢复[25]。整体偏心距的减少是由于髋臼杯和股骨柄的不平衡定位造成的[18, 26]。虽然髋臼杯内移（减少髋臼偏移）有助于减少关节反作用力并优化关节面磨损，但需要补偿性增加股骨偏移以保持软组织张力并避免撞击。减少 THA 的偏心距可能导致外展肌无力、步态改变和不稳定[16, 24, 27]。偏心距的显著增加可能导致外侧髋部疼痛和大粗隆滑囊炎。因此，重建偏心距失败会降低患者满意度、生活质量，并产生更差的功能结果[16, 25]。

髋臼和股骨假体的位置对于 THA 的稳定性具有相同的重要性。Dorr 等已经提出，与单独的髋臼"安全区"相比，杯和柄的联合前倾角（最佳范围 25° ~ 50°）对于无撞击运动和髋关节稳定性更

重要[3]。随着我们对联合前倾角重要性的认识不断加深，对 PSI 等精确股骨假体植入系统的需求可能会增加。目前，股骨 PSI 仅控制股骨颈截骨的水平和角度，尚不控制柄的前倾。尽管如此，使用 PSI-THA 系统对臼杯进行准确定位、对股骨前倾和髓腔形态进行评估均有利于医生实现联合前倾的目标。

个性化截骨工具是一种新颖的手术方式，旨在完善手术技术并提高 THA 中假体定位植入的准确性。目前的系统为外科医生提供了个性化 THA 的替代方法，而无需计算机导航或机器人辅助平台。进一步研究将明确定制股骨截骨导向器在重建股骨假体位置的有效性，以及对患者报告的结果和临床功能的影响。

9.7　病例

以下部分内容展示了一个通用的可视化指南，以进一步解释使用 OPS™（Corin Group 公司）的股骨假体位置的 3D 术前模板。最后展示 PSI-THA 的最终 OPS 计划。

9.7.1　肢体长度规划

• 整体股骨组件（柄 / 头）的计划位置相对于大粗隆的尖端进行测量，以重建自然股骨头中心（图 9.2）。在对侧接受了 THA 的患者中，柄 / 头组合

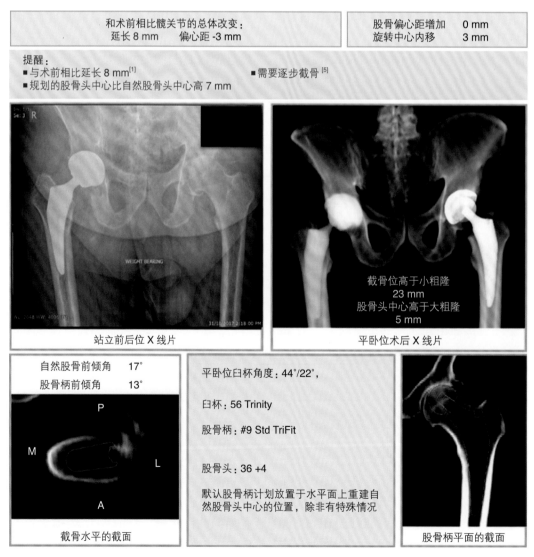

图 9.2　针对对侧假体头部高度的 OPS 计划示例

计划与对侧假体的头部中心相匹配（图 9.2）。

- 术后肢体长度变化是从内衬模板的旋转中心（绿色）到假体头部模板中心（粉红色）的上下方向测量，并与术前状态进行比较。股骨柄高度设计为截骨水平至少比小粗隆高 5 mm（除非另有说明）（图 9.3）。

9.7.2　偏心距规划

- 由于髋臼假体通常偏内放置，因此通常增加股骨柄/头组合的计划股骨偏心距以保持整体偏心距。
- 从自然股骨头中心到内衬的模板旋转中心测量旋转中心的内移量。股骨偏心距改变是从自然股骨头中心到模板的假体头中心（图 9.4）。整体偏心距变化是当股骨假体同心地复位到髋臼组件内时，髋部偏心距的计划整体变化（整体偏心距变化 = 股骨偏心距 - 旋转中心内移量）（图 9.4）。

9.7.3　柄前倾规划

- 股骨柄位置被融入模板，以在轴向或横向平面上再现自然股骨头中心。
- 自然股骨前倾的测量是由自然股骨颈的轴和从股骨长轴向下观察的膝关节后髁的切线所夹的角度（图 9.5）。

  股骨柄的角度是股骨柄颈部的轴线与膝关节后髁的切线之间的角度，同样是从股骨长轴向下看（图 9.6）。

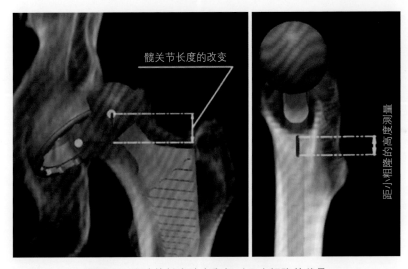

图 9.3　预计的长度改变和相对于小粗隆的截骨

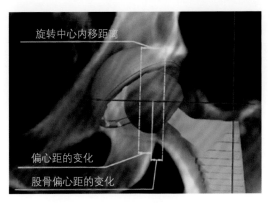

图 9.4　预计的整体偏心距的改变

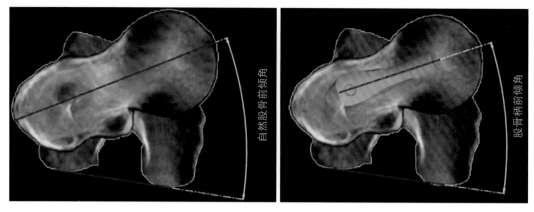

图 9.5　参照自然股骨前倾角的计划的股骨柄前倾角

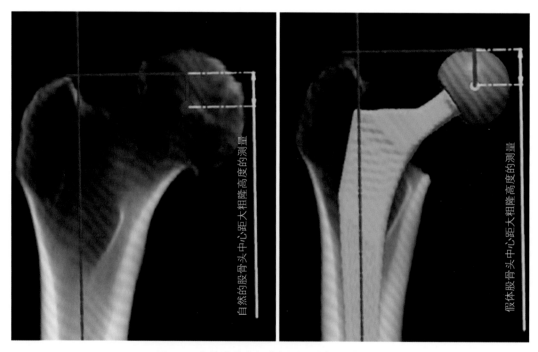

图 9.6　自然股骨和假体相对于大粗隆的测量

（Tyler A. Luthringer, Jonathan M. Vigdorchik 著

王志为 译　李子剑 审校）

参考文献

1. Merle C, Waldstein W, Pegg E, Streit MR, Gotterbarm T, Aldinger PR, et al. Femoral offset is underestimated on anteroposterior radiographs of the pelvis but accurately assessed on anteroposterior radiographs of the hip. J Bone Joint Surg Br. 2012;94:477–82. https://doi.org/10.1302/0301-620X.94B4.28067.

2. Khanuja HS, Vakil JJ, Goddard MS, Mont MA. Cementless femoral fixation in total hip arthroplasty. J Bone Joint Surg Am. 2011;93:500–9. https://doi.org/10.2106/JBJS.J.00774.

3. Dorr LD, Malik A, Dastane M, Wan Z. Combined Anteversion technique for Total hip Arthroplasty. Clin Orthop Relat Res. 2009;467:119–27. https://doi.org/10.1007/s11999-008-0598-4.

4. Dimitriou D, Tsai T-Y, Kwon Y-M. The effect of femoral neck osteotomy on femoral component position of a primary cementless total hip arthroplasty. Int Orthop. 2015;39:2315–21. https://doi.org/10.1007/s00264-015-2739-1.

5. Henckel J, Holme TJ, Skinner JA, Hart AJ. 3D-printed patient-specific guides for hip Arthroplasty. J Am Acad Orthop Surg. 2018;26:e342–8. https://doi.org/10.5435/JAAOS-D-16-00719.

6. Pierrepont J, Stambouzou C, Miles B, O'Connor P, Ellis A, Molnar R, et al. Patient-specific component alignment in total hip arthroplasty. Reconstr Rev. 2016;6:27–33. https://doi.org/10.15438/rr.6.4.148.

7. Ito H, Tanaka S, Tanaka T, Oshima H, Tanaka S. A patient-specific instrument for femoral stem placement during total hip arthroplasty. Orthopedics. 2017;40:e374–7. https://doi.org/10.3928/01477447-20161108-06.

8. Schneider AK, Pierrepont JW, Hawdon G, McMahon S. Clinical accuracy of a patient-specific femoral osteotomy guide in minimally-invasive posterior hip arthroplasty. Hip Int. 2018;28:636–41. https://doi.org/10.1177/1120700018755691.

9. Huppertz A, Lembcke A, Sariali EH, Durmus T, Schwenke C, Hamm B, et al. Low dose computed tomography for 3D planning of total hip arthroplasty: evaluation of radiation exposure and image quality. J Comput Assist Tomogr. 2015;39:649–56. https://doi.org/10.1097/RCT.0000000000000271.

10. Schauer DA, Linton OW. Ionizing radiation exposure oh the population of the United States. Med Phys. 2009;36:5375. https://doi.org/10.1118/1.3245881.

11. Yang L, Zheng Z, Chen W, Wang J, Zhang Y. Femoral neck osteotomy guide for total hip arthroplasty. BMC Surg. 2015;15:1–6. https://doi.org/10.1186/s12893-015-0015-3.

12. Pierrepont J, Riddell W, Miles B, Baré J, Shimmin A. Clinical accuracy of a patient-specific guide for delivering a planned femoral neck osteotomy. Orthop Proc. 2016;98–B:131.

13. Bare J, Selim J, Stambouzou C, Pierrepont J, McMahon S, Shimmin A. Clinical accuracy of a patient specific femoral neck osteotomy guide. Liverpool: Br Orthop Assoc Ann Congr; 2016.

14. Reitman R, Pierrepont J, Shimmin A, McMahon S, Kerzhner E. Accurate reproduction of femoral Centre of rotation using 3d templating and a PSI guide.

15. Orthop Proc. 2017;99:109.

16. Pierrepont J, Miles B, Walter L, Marel E, McMahon S, Solomon M, et al. Sizing accuracy of the trinity 3D planning software for total hip replacement conclusions. In: Paris: Int Congr Jt Reconstr; 2015.

17. Flecher X, Ollivier M, Argenson JN. Lower limb length and offset in total hip arthroplasty. Orthop Traumatol Surg Res. 2016;102:S9–20. https://doi.org/10.1016/j.otsr.2015.11.001.

18. Hofmann AA, Skrzynski MC. Leg-length inequality and nerve palsy in total hip arthroplasty: a lawyer awaits. Orthopedics. 2000;23:943–4.

19. Konyves A, Bannister GC. The importance of leg length discrepancy after total hip arthroplasty. J Bone Joint Surg Br. 2005;87:155–7. https://doi.org/10.1302/0301-620X.87B2.14878.

20. Woolson ST, Hartford JM, Sawyer A. Results of a method of leg-length equalization for patients undergoing primary total hip replacement. J Arthroplast. 1999;14:159–64.

21. Renkawitz T, Weber T, Dullien S, Woerner M, Dendorfer S, Grifka J, et al. Gait & posture leg length and offset differences above 5 mm after total hip arthroplasty are associated with altered gait kinematics. Gait Posture. 2016;49:196–201. https://doi.org/10.1016/j.gaitpost.2016.07.011.

22. Sykes A, Hill J, Orr J, Humphreys P, Rooney A, Morrow E, et al. Patients' perception of leg length discrepancy post total hip arthroplasty. Hip Int. 2015;25:452–6. https://doi.org/10.5301/hipint.5000276.

23. Mahmood SS, Mukka SS, Crnalic S, Sayed-Noor AS. The influence of leg length discrepancy after total hip arthroplasty on function and quality of life: a prospective cohort study. J Arthroplast. 2015;30:1638–42. https://doi.org/10.1016/j.arth.2015.04.012.

24. Li J, McWilliams AB, Jin Z, Fisher J, Stone MH, Redmond AC, et al. Unilateral total hip replacement patients with symptomatic leg length inequality have abnormal hip biomechanics during walking. Clin Biomech (Bristol, Avon). 2015;30:513–9. https://doi.org/10.1016/j.clinbiomech.2015.02.014.

25. Sariali E, Klouche S, Mouttet A, Pascal-Moussellard H. The effect of femoral offset modification on gait after total hip arthroplasty. Acta Orthop. 2014;85:123–7. https://doi.org/10.3109/17453674.2014.889980.

26. Clement ND, S Patrick-Patel R, MacDonald D, Breusch SJ. Total hip replacement: increasing femoral offset improves functional outcome. Arch Orthop Trauma Surg. 2016;136:1317–23. https://doi.org/10.1007/s00402-016-2527-4.

27. Al-amiry B, Mahmood S, Krupic F. Leg lengthening and femoral-offset reduction after total hip arthroplasty: where is the problem – stem or cup positioning? Acta Radiol. 2017;58:1125–31. https://doi.org/10.1177/0284185116684676.

28. Mahmood SS, Mukka SS, Crnalic S, Sayed-Noor AS. Association between changes in global femoral offset after total hip arthroplasty and function, quality of life, and abductor muscle strength a prospective cohort study of 222 patients. Acta Orthop. 2016;87:36–41. https://doi.org/10.3109/17453674.2015.1091955.

第 **10** 章 髋关节解剖的重建：术中规划和辅助设备（计算机辅助手术、机器人）

10.1 计算机辅助髋关节置换术的基本原理

全髋关节置换术（THA）是一项非常成功的手术，10 年生存率为 95%，25 年生存率为 80%[1]。尽管成功率很高，但仍有关于患者不满意、（早期）翻修和其他问题的报道。

研究表明，准确的股骨和髋臼假体的定位和安放对于预防髋关节脱位、加速磨损、下肢不等长、生物力学不佳和功能不良至关重要。髋臼假体的正确安放依赖于对个体脊柱 - 骨盆运动学和脊柱 - 髋关节关系的正确评价，这是一个长期存在的挑战。

在过去的几十年里，已经出现了多种新方法用来改善假体的定位和安放，以改善对线或重建髋关节和股骨的自然特征，如术中透视和机械导航[2] 技术。在改进假体定位方面，最有影响力的创新可能是引入了计算机辅助手术（computer-assisted surgery，CAS），它建立在计算机和光学等主要领域的技术基础、创新和进展之上。

CAS 这个术语，通常描述的是应用计算机技术进行术前规划、导航和引导手术以及术中机器人辅助的交互使用。机器人辅助和计算机导航领域是紧密交织在一起的，目前大多数机器人依赖于计算机和基于图像的导航预先规划（Smith & Nephew 公司用于膝关节置换术的无图像 NAVIO 机器人系统是一个例外），但其根本的方法和技术是不同的。

CAS 系统由许多不同的技术和方法组成，以克服关节置换术带来的挑战。在 THA 中，CAS 跟踪骨盆、股骨和手术器械的术中位置和对线。骨科手术可能特别受益于这一发展，骨组织由于其相对的刚性和与身体软组织的区别，使其成为 CAS 一个很好的实施对象。对于 THA，CAS 允许在安全区域[3] 内准确和适当地放置髋臼假体，并准确重建原有的股骨偏心距和下肢长度。一些设备还能提供关节的生物力学、手术进程、关节不规则形态和截骨准确度等信息[4]。

10.2 不依赖图像和基于图像的 CAS

许多已建立的导航系统要么依赖于基于加速器的工具，要么依赖于结合红外摄像机和反射（被动）或发光（主动）标记或连接到阵列 / 平台、骨骼解剖标志和外科工具的位置 / 动作捕捉技术。然后使用软件来确定骨骼结构和手术工具在三维空间中的位置和方向，以便于术中监测和提供反馈。无图像 CAS 包括术中骨骼注册过程，其中骨骼标志的识别和数字化对于建立髋关节的 3D 模型和确定股骨的位置和定位至关重要。

在对平面进行配准和确定后，如骨盆前平面、磨挫深度 / 方向、假体位置等，也可在术中进行规划和修改。对于基于图像的 CAS，使用 CT 或 MRI 进行 3D 建模并进行后续的术前计划，在术中可以灵活修改手术计划。

10.3 CAS 的优势、并发症和具体风险

总体说来，在 THA 中，无论是无图像还是基于图像的计算机导航系统都是可靠和准确的。对于无图像导航，一项研究显示约 97% 的髋臼假体被安放在外倾和前倾安全区域内。一项包括 7 个临床试验和 485 名患者的 meta 分析比较了 THA 中导航、无导航和无图像导航技术，导航病例中的平均前倾偏小，作者发现平均臼杯外倾角和前倾角没有差异[5]。

使用 CAS 可以很好地恢复下肢长度，减少下肢不等长的异常值，但目前没有科学证据表明 CAS 可能在这方面更优越。目前也没有证据表明有与 CAS 相关的显著升高的风险或特定风险。一项回顾性小队列研究结果显示，在术后 5 ~ 7 年的临床结果（HOOS、HHS、活动度）、骨密度或聚乙烯磨损方面，导航和非导航 THA 比较无差异[6]。基于图像的 CAS 也被证明是传统 THA 的一种有效替代方案，

具有高精准度和良好的臼杯对线测量、较少的安全区外安放、较低的脱位率等优势，同时有相近的生存率[7]。

无图像导航的一个潜在的缺点是，在评估骨盆前平面（APP）时需始终依赖于准确的骨性标志进行配准。覆盖双侧髂前上棘和耻骨联合等标志的软组织厚度个体差异可能会导致定位不准确，从而影响臼杯位置。有人质疑，从上述骨性标志的位置获得的 APP 作为导航的解剖参考平面，是否实际上不如仰卧位冠状面（特别是在由于周围软组织难以接近骨性标志的情况下），而一些系统允许评估和使用仰卧位冠状面作为功能参考平面。

10.4　CAS 的成本 – 效益

尽管有许多关于安全性、准确性和临床结果的积极报道，但大多数外科医生还是没有采用该项技术，原因是成本高、学习曲线长、手术时间增加。然而，在过去的 10 年中，系统的复杂性已经显著降低，它可以更容易地集成到手术室工作流程中。但总体来说，在手术室中集成计算机导航需要大量的初始设备成本，因此我们假设，对于许多需要平衡成本和效率的机构来说，较低的系统价格可能是合理设置和使用该项技术的关键[8]。这种初始设备的成本可以在长期的有效使用中获得很好的补偿；总的来说，所需的器械和准备的假体数量可以减少，其他间接成本也会减少[1]。其他决定成本 - 效益的主要因素有总体病例数量（因为较低的手术数量导致的使用效率降低），与现有方法相比降低了翻修率，以及降低技术本身、额外设备和一次性用品的成本。使用基于图像的导航需要额外的术前成像，这进一步增加了成本，而且有人担心经皮置入髂嵴的定位针会导致感染，从而增加了患者感染的风险。后者已经被一些导航设备制造商意识到并加以解决，因为一些设备做到了不需要使用股骨追踪器，或使用无导针技术，在不需要切口或钻孔的情况下，将标记 / 追踪器附着在皮肤表面。另外，在某些系统中，可以通过在远端股骨体表标志上放置探针来获得下肢长度的数据。

10.5　当前的一些导航系统

无图像智能关节系统（Intellijoint Surgical Inc., Waterloo, Canada）的研发是为了解决传统 CAS 目前存在的问题：主要是高成本、增加手术时间和手术工作流程的中断。这个微型工具作为术中指导工具，可以提供臼杯位置、下肢长度、偏心距和髋关节中心等信息。此系统是基于光学红外技术，两枚螺钉固定一个磁吸摄像头到身体同侧的髂嵴上（对侧直接前入路 THA），一个股骨圆盘固定在股骨大粗隆上获得股骨跟踪 / 定位点。外科医生还必须在股骨远端建立一个精确可重复的追踪点，这可以通过一个小切口或一些其他不会移动的体表标志来完成。

这套系统允许实时评估关节对线和假体位置，磁性阵列允许轻松调整摄像头跟踪器的设置，例如，将跟踪器附加到打器或探针上。在脱位前评估髋关节和股骨的固有特征；然后在试行复位时，跟踪器通过运动范围进行测量、跟踪然后帮助选择正确的假体大小和假体安放位置（图 10.1）。

该系统的一个主要优点（除了不需要额外的成像外）是，微型的系统可以在无菌区域内安放（相机无菌悬挂，监视器在无菌区域外），而不会中断手术进程。这也减少了相机标记的可见性问题。

Brainlab Hip System（Brainlab, Munich, Germany）采用无线技术，是一个基于触屏的规划和导航模块。一个单独的摄像机单元（包括 2 个用于 3D 空间的摄像机）是无菌区域外导航站的一部分，它发射和检测红外闪光。就像其他类似的系统一样，标记物附着在患者骨性标志的参考阵列上（无针股骨参考模式），探针，仪器将红外光反射回摄像机系统，然后由软件对其进行检测和处理，从而计算出不同骨性标志和仪器的三维位置。术前，术者测量髂前上棘（ASIS）距离和骨盆倾斜程度。然后，在切开和做好骨准备之后，骨性标志注册紧随其后，它向计算机提供相对于参考阵列的空间参考标志和患者个体化的解剖信息。仪器适配器允许使用不同制造商提供的假体，但需要额外的校准步骤。术中可同时进行臼杯和股骨假体两部分的规划，术中可进行"腿部状况分析"，术中可评估下肢长度及股骨和骨盆联合偏心距（图 10.2）。它还允许测量术中活动范围，并进行撞击分析。

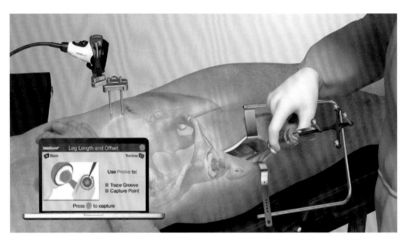

图 10.1 术中使用 Intellijoint 微型导航系统监测腿长和偏心距。数字化探针用于追踪附着在股骨上的定位盘凹槽，以确定股骨的位置和方向变化

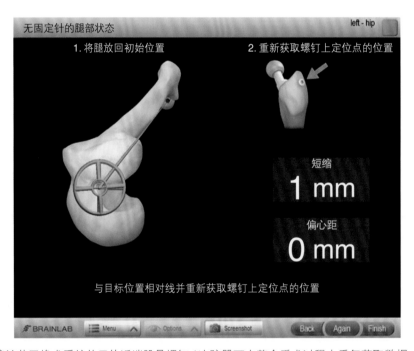

图 10.2 Brainlab 全髋关节置换术系统使用的近端股骨螺钉／追踪器可在整个手术过程中重复获取数据，以评估腿长和偏心距

Stryker 公司的 OrthoMap 无影像系统（Stryker Corporation，Kalamazoo，MI，USA）允许在不同入路时在仰卧位和侧卧位进行注册，术中评估腿偏心距、腿长、活动度和关节稳定性，并允许用户在术中规划臼杯和股骨柄。用户可以使用 Stryker 公司的工具或其他几家臼杯制造商的兼容工具。一个单一的红外发光和检测单元与附在骨盆和股骨上的标记／跟踪器结合使用，而下肢长度评估也可以在不使用股骨跟踪器的情况下，通过在股骨远端使用数字化的皮肤标记来完成。臼杯的定位基于臼杯对线的解剖学定义，允许确定外倾、前倾和旋转中心的偏移（臼杯相对于髋臼中心在 3D 空间的平移）。可以评估股骨柄对线和位置（例如前倾、下肢长度、股骨偏心距）。

10.6　机器人辅助

有人提出，每个行业，包括现代医学和最终的关节置换术，都遵循类似的成长步骤，最后阶段都是自动化和计算机集成[9]。因此，机器人辅助骨科手术的发展就不足为奇了。自 20 世纪 90 年代以来，机器人辅助关节手术就已经出现，1992 年，William Bargar 和 Howard Paul 在髋关节置换术中开发了这项技术。机器人设备，如开始的 ROBODOC（Curexo Technology, Fremont, CA and Think Surgical Inc., Fremont, CA）就是具有基于机械、计算机辅助导航的机器人导航系统，并可在术前进行详细的预先计划和模板制定。

外科手术机器人可分为主动系统、半主动系统和被动系统。在外科医生的完全指导下，被动系统可以在部分手术中起到辅助作用，例如，在外科医生进行骨床准备时进行引导。半主动系统需要外科医生以操作截骨工具的形式进行干预，而系统则向操作者提供与预先设定的截骨过程相关的（预先计划的）空间约束的触觉、视觉和 / 或听觉反馈（即主动约束）。Mako 系统（Stryker Corporation, Kalamazoo, MI, USA）是一种公认的半主动系统，在整个截骨过程中提供触觉引导。主动机器人在不依赖外科医生指导的情况下执行截骨等任务，一旦启动，就可以自主进行骨床准备工作。

这种类型的第一个机器人是前面提到的 ROBODOC，它建立在传统的计算机辅助制造系统的平台上[10]。另一个系统是 TSolution One（Think Surgical, Inc., Fremont, CA），它建立在 ROBODOC 技术的基础上。使用机器人辅助的最有力的论据是骨磨锉精度的提高，结合术前的 3D 规划，以获得最佳的骨床准备和假体位置。

10.7　机器人技术的优势、并发症和特定风险

大多数现有的机器人手术和传统全髋关节置换术的对比研究仅包括小的队列，只对有效性和安全性得出初步结论。然而，最近一项对 178 篇文章（8 项研究被纳入定量综合）的 meta 分析，包括 2005 年至 2017 年的研究，为这个话题提供了更多的见解。他们对术中并发症（股骨骨折 / 劈裂）和术后并发症（感染、神经麻痹、深静脉血栓形成和脱位）的分析表明，手动工具 THA 术中并发症发生率明显高于机器人辅助 THA，而手动工具 THA 和机器人辅助 THA 术后并发症发生率相似。包括三个随机对照试验在内，手动工具全髋关节置换术的总并发症率显著较高。不同 THA 方法在几种预后指标（Japanese Orthopaedic Association Score，Harris Hip Score，Merle d'Aubigne Hip Score，Western Ontario and McMaster Universities Osteoarthritis Index）之间没有显著差异。影像数据分析显示，机器人辅助 THA 的下肢长度没有差异，理想臼杯位置（在安全区内）的比例更高。这种在安全区内高效一致的安放，反过来又与脱位、不稳定和翻修风险的降低有关。作者在汇总分析中发现，两者手术时间没有显著差异，但传统 THA 的手术时间总体趋势上更短。这个因素可能与每个外科医生的个人经验和学习曲线有关，外科医生的经验对缩短机器人手术时间有多大的影响，还需要更多的研究。失血量仅在两项研究中进行了评估，一项研究倾向于机器人 THA，另一项研究则没有发现差异。此外，有迹象表明，与早期机器人设备相关的诉讼数量有所增加，这可能是因为患者认为使用机器人表明在手术过程中缺乏人类的监督或减少了人类的控制和参与[4]。

机器人被设计用于执行计划，目前主动机器人系统的短板是其修改计划的能力（半主动机器人辅助系统在术中修改计划要少得多），因为一个动态的环境变量可能在瞬间改变。例如，如果在手术中发现需要调整或发生骨折，外科医生必须停用机器人，手动完成截骨，因为目前机器人技术在意外事件发生时还不具备灵活性。在未来，随着人工智能的进步和控制软件的改进，主动机器人目前面临的这个问题很可能会得到解决。

10.8　成本 - 效益

当前成本 - 效益较低的主要问题是高昂的购买成本，包括机器人系统本身的硬件和软件，以及包括一次性用品、人员培训和系统维护、（重新）校准、升级等在内的相关成本。传统 THA 在以术中时间

为主要成本评估方面具有很大的优势，但随着机器人技术的发展，比如开发更简单的注册方法和手术室工作流程的改进，我们可以预期机器人辅助 THA 术中时间会进一步减少。另一个非常重要的方面是与机器人手术相关的潜在的成本节约，包括大量减少所需手术器械和现场库存。要实现这些成本节约，需要医院、手术室、设备供应商和医生等利益相关方之间的密切合作。由于机器人 THA 的潜在优缺点仍有未解决的问题并缺乏长期的研究，我们需要更多的研究来对整体成本 - 效益做出适当的陈述。因为机器人技术仍在进一步开发和完善，最终，市场将决定该项技术的使用是否合理，不断更新并重新评估其成本 - 效益。

10.9   个性化髋关节置换中 CAS 和机器人的作用

Lewinnek 安全区作为全髋关节置换术中臼杯定位标准的有效性在过去几年受到越来越多的质疑 [12-14]。这是由于患者个体的肌肉和骨骼解剖差异可能会影响腰椎 - 骨盆运动学和脊柱 - 髋关节之间的整体活动度。这些个体差异被认为是找到精确臼杯位置的关键，以确保最佳的术后功能并预防脱位、不稳定和早期失败。常规的安全区没有考虑到这种个体差异，但在 THA 中必须要考虑到这些方面。对患者的关节运动学和腰椎 - 骨盆相互作用进行术前评估是一种有效的办法，就像由 Corin 提供的优化定位系统（Corin, OPS, Cirencester, UK）一样。该系统使用术前成像来研究腰椎 - 骨盆复合体的个体动力学（图 10.3）。然后，用采集的运动学信息创建一个包括理想臼杯外倾和前倾的手术计划（图 10.4）。该软件还能提供计划截骨和臼杯放置的预览（图 10.5）。当一个可靠的术前计划在手术室中被有效执行后，这种个性化的 THA 系统有助于改善术后结果。对于这个特定的系统，Corin 提供了个性化的工具，以便在髋臼侧和股骨侧进行计划好的截骨和骨床准备。

当然，为了实现高精度的术中导航，该系统可以结合 CAS，即使用 Intellijoint 系统。这将允许外科医生通过全面的术前计划，在 CAS 的帮助下执行高精度和准确性的个性化手术进程。

通过机器人辅助技术的同步发展，这种术前计划和 CAS 结合的价值可以得到进一步增强。因此，结合 CAS 对自然关节解剖和运动学的功能评估以及机器人辅助骨床准备的精度可以推动 THA 标准的模式转变；技术进步和工具的组合可以带来骨科治疗的显著提升。

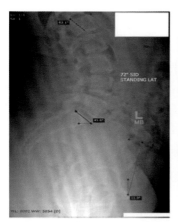
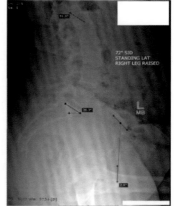

站立位参数		屈曲坐位参数		跨步位参数	
骨盆倾斜角：	11.9°	骨盆倾斜角：	12.2°	骨盆倾斜角：	2.6°
骶骨倾斜角：	45.6°	骶骨倾斜角：	45.9°	骶骨倾斜角：	36.3°
腰椎前突角：	63.1°	腰椎前突角：	1.6°	腰椎前突角：	51.1°

图 10.3　使用 Optimized Positioning System（Corin OPS, Cirencester, UK）评估个体运动学和个性化臼杯位置的术前功能成像

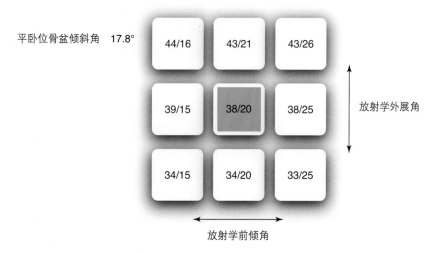

图 10.4　基于术前功能评估的个体化臼杯定位手术方案（Corin OPS, Corin, Cirencester, UK）

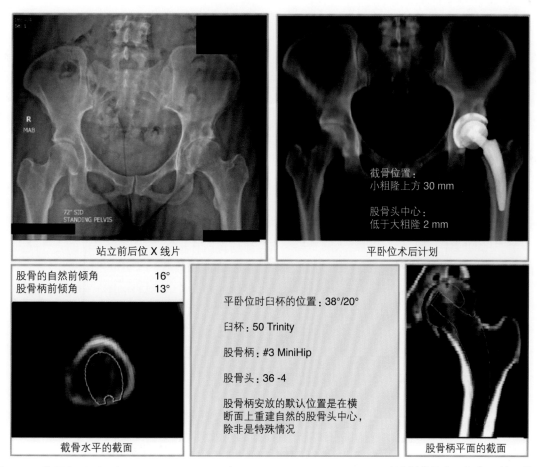

图 10.5　使用 Optimized Positioning System（OPS, Corin, Cirencester, UK）计划截骨和臼杯位置的预览图

10.10　CAS 和机器人手术的未来

"目前应用和采用这些技术的唯一限制是对未来可以实现的功能的想象和理解"[15]。总之，CAS 和机器人手术的潜在发展包括改进术前和术中计划，简化工作流程，提高时间效率，提高准确性和灵活性。上述术前髋关节功能分析与手术计划执行相结合，有助于提高 THA 的效率，并将不满意的患者数量降至最低。导航 THA 和机器人手术从过去 20 年的技术进步中受益匪浅，特别是在计算、光学定位 / 运动捕捉和工业机器人等领域。虽然未来难以预测，但过去已经指明了未来创新可以采纳的路线。一旦这些技术被引入到工作流程中，像传感器 / 成像水平，超声波来定义参考平面，或 3D 激光扫描等将会变得更加重要。

尽管机器人完成既定任务的精确程度令人印象深刻，但作为"工业 4.0"阶段的一部分，人工智能和传感器技术的未来发展可能会让机器人比目前更高效；更先进的机器人能够适应各种术中的变量，并且能够在不需要外科医生干预的情况下进行改良的截骨操作。一旦机器人能够区分组织的类型，它就可以在不损伤骨骼周围的韧带、肌腱或血管的情况下进行软组织的准备和平衡。

Jacofsky 和 Allen[9] 对未来机器人创新潜力的展望中认为，下一步可能会重建自然关节的运动学，而不太强调成像。最近，人们开始努力开发高度复杂的定制和个性化的假体，如果没有机器人的帮助，这些假体甚至可能无法植入。

自动化和机器人技术不应该被排除在未来的 THA 发展之外，而且很可能会比今天发挥更大的作用。"有一件事是明确的：机器人技术已经在这里，并将继续存在下去"[9]。

病例

该特殊病例是一个 26 岁的白人女性，患有 Crowe Ⅳ 型髋关节发育不良合并假臼形成（图 10.6），她主诉从 12 岁开始就有症状。患者曾接受

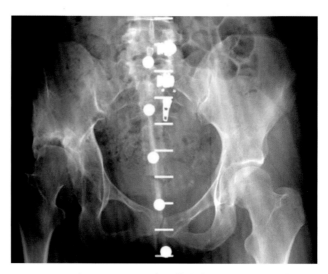

图 10.6　26 岁 Crowe Ⅳ 型髋关节发育不良和假臼患者的术前 X 线片

Chiari 骨盆截骨术、股骨截骨术和股骨延长术，但均未能长时间改善疼痛和功能。

因为患者的疾病进展、假臼位置、畸形和早期治疗方面的病史，如果没有 CAS 和机器人的帮助，术前计划将会非常困难。半主动机器人辅助系统可以允许在术中对术前计划进行修改，以重建真正的髋臼和股骨，重现股骨近端解剖结构。我们使用了 MAKOplasty Robotic Arm Interactive Orthopedic（RIO）机械臂（MAKO Surgical Corp, Ft. Lauderdale, FL, USA）和术前计划软件，根据患者的具体解剖特征（基于患者 CT 扫描的三维重建，图 10.7），术前计划将臼杯植入严重发育不良的真性髋臼中。此外，在股骨近端放置一个小的股骨追踪器，并在膝关节部位连接一个小型心电图（ECG）电极片，因此系统的数字化仪器可以用于注册这些点，以便术中评估腿长和联合偏心距。必要时可以进行术中计划的修改。机械臂的使用有助于优化精准度，并以较高的精度执行手术计划。

使用 2 颗螺钉固定 Trinity 臼杯（Corin, Cirencester, UK），使用保留颈部的 MiniHip（Corin, Cirencester, UK）股骨柄。手术重建了真正的髋臼，减少了下肢长度的差异（图 10.8）。保留股骨颈的短柄假体结合使用 Mako 系统可以重建股骨近端解剖结构。患者随访 18 个月，术后无髋关节相关问题。

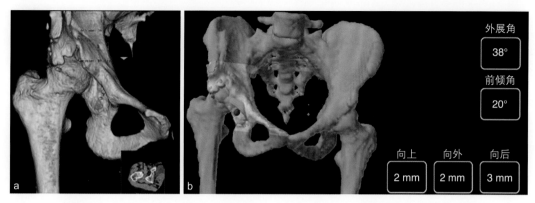

外展角
38°

前倾角
20°

向上　　向外　　向后
2 mm　2 mm　3 mm

图 10.7　（a）髋臼三维模型显示假臼，（b）异常发育的真髋臼中臼杯的计划位置

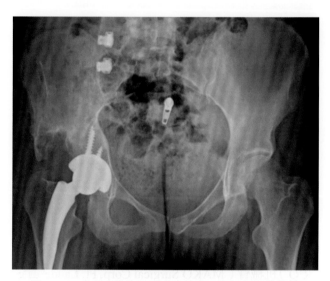

图 10.8　术后 X 线片显示重建的真臼和短柄股骨假体

（Marius Dettmer, Stefan W. Kreuzer, Stefany Malanka 著

孙相祥 译　李子剑 审校）

参考文献

1. Deep K, Shankar S, Mahendra A. Computer assisted navigation in total knee and hip arthroplasty. Sicot J. 2017;3:50. http://www.sicot-j.org/10.1051/sicotj/2017034.
2. Steppacher SD, Kowal JH, Murphy SB. Improving cup positioning using a mechanical navigation instrument. Clin Orthop Relat Res. 2011;469(2):423–8.
3. Lewinnek GE, Lewis JL, Tarr R, Compere CL, Zimmerman JR. Dislocations after total hip-replacement arthroplasties. J Bone Joint Surg Am. 1978;60(2):217–20. http://www.ncbi.nlm.nih.gov/pubmed/641088.
4. Lang JE, Mannava S, Floyd AJ, Goddard MS, Smith BP, Mofidi A, et al. Robotic systems in orthopaedic surgery. J Bone Joint Surg Br. 2011;93(10):1296–9. http://www.ncbi.nlm.nih.gov/pubmed/21969424

5. Liu Z, Gao Y, Cai L. Imageless navigation versus traditional method in total hip arthroplasty: a meta-analysis. Int J Surg. 2015;21:122–7. https://doi.org/10.1016/j.ijsu.2015.07.707.
6. Keshmiri A, Schröter C, Weber M, Craiovan B, Grifka J, Renkawitz T. No difference in clinical outcome, bone density and polyethylene wear 5–7 years after standard navigated vs. conventional cementfree total hip arthroplasty. Arch Orthop Trauma Surg. 2015;135(5):723–30.
7. Waddell BS, Carroll K, Jerabek S. Technology in arthroplasty: are we improving value? Curr Rev Musculoskelet Med. 2017:378–87.
8. Inaba Y, Kobayashi N, Ike H, Kubota S, Saito T. The current status and future prospects of computer-assisted hip surgery. J Orthop Sci. 2016;21(2):107–15. https://doi.org/10.1016/j.jos.2015.10.023.
9. Jacofsky DJ, Allen M. Robotics in arthroplasty: a comprehensive review. J Arthroplasty. 2016;31: 2353–63.
10. Dungy DS, Netravali NA. Active robotics for Total hip arthroplasty. Am J Orthop. 2016;45(4):256–9.
11. Chen X, Xiong J, Wang P, Zhu S, Qi W, Peng H, et al. Robotic-assisted compared with conventional total hip arthroplasty: systematic review and meta-analysis. Postgrad Med J. 2018;2:335–41.
12. Abdel MP, von Roth P, Jennings MT, Hanssen AD, Pagnano MW. What safe zone? The vast majority of dislocated THAs are within the Lewinnek safe zone for acetabular component position. Clin Orthop Relat Res. 2016;474(2):386–91.
13. Tezuka T, Heckmann ND, Bodner RJ, Dorr LD. Functional safe zone is superior to the Lewinnek safe zone for total hip arthroplasty: why the Lewinnek safe zone is not always predictive of stability. J Arthroplast. 2019;34(1):3–8. https://doi.org/10.1016/j.arth.2018.10.034.
14. Reina N, Putman S, Desmarchelier R, Sari Ali E, Chiron P, Ollivier M, et al. Can a target zone safer than Lewinnek's safe zone be defined to prevent instability of total hip arthroplasties? Case-control study of 56 dislocated THA and 93 matched controls. Orthop Traumatol Surg Res. 2017;103(5):657–61.
15. DiGioia AM, Jaramaz B, Colgan BD. Computer assisted orthopaedic surgery. Image guided and robotic assistive technologies. Clin Orthop Relat Res. 1998;354:8–16.

第四篇
个性化髋臼假体定位

第 11 章　髋关节置换的运动学对线技术

要点

- 髋关节假体的运动学对线技术（KA 技术）包括恢复自然的髋关节解剖结构，调整髋臼杯的方位，用来解决异常的脊柱 - 髋关节关系。
- 通过恢复接近生理状态的髋关节生物力学，防止不良的动态假体间相互作用，KA 技术可能有利于改善假体功能、提高患者满意度和降低翻修手术的风险。
- 影像学和临床定义的个性化脊柱 - 髋关节关系，现在已经成为考虑髋关节置换手术的一个新的参数。
- 定义每位患者的脊柱 - 髋关节关系比仅仅评估他们的腰椎 - 髋关节矢状位运动学信息更丰富，有助于制订更精确的手术计划。
- 通过依靠关节内解剖标志，可以徒手进行运动学对线技术髋关节假体植入，因此成本较低。

11.1　导言

11.1.1　概念

运动学对线（kinematic alignment，KA）技术的提出是因为人们越来越意识到，除了改进人工关节假体材料和假体定位外，动力功能也是影响全髋关节置换术后稳定性和假体使用寿命的重要因素[1-4]。

髋关节假体置换的 KA 技术包括恢复原来的髋关节解剖结构，调整髋臼杯的方位，解决异常的脊柱 - 髋关节关系（spine-hip relationship, SHR）[1,5,6]（图11.1）。换句话说，KA 髋关节置换术是髋关节解剖重建（近端股骨、髋臼前倾角和髋关节旋转中心）和臼杯运动学对线技术的结合[7]。前者可使假体周围的软组织达到接近生理状态的平衡，以获得最佳的假体功能和患者满意度；后者可降低日常生活活动（ADLs）期间不良的动态假体间相互作用风险，

以获得最佳的假体寿命。通过在站姿和坐姿之间产生最佳折中的假体相互作用，KA 髋关节置换术有望防止 ADLs 期间发生异常假体间相互作用，这在临床上是有利的。这种个性化的技术既适用于带柄（THR）假体，也适用于表面重建（HR）假体，在关节置换手术患者越来越年轻、要求和期望越来越高、预期寿命越来越长的情况下，这种技术更具针对性[8]。

KA 理念考虑到了每位患者的脊柱 - 髋关节关系，以确定一个目标性的髋臼杯解剖位置[6]（图11.2）。后续的手术计划可以良好地执行，而不需要昂贵的技术。一些报道过的文献已经将每位患者的腰椎 - 骨盆矢状位运动学考虑到植入髋臼杯手术过程中[9,10]，但是上述文献的理念与本文的 KA 理念稍有偏差[1,5,6]。另一些文献中报道了在对每位患者的腰椎 - 骨盆运动学进行 X 线评估后，确定一个目标性的髋臼杯位置，然后使用术中工具执行[9,10]。通过影像学和临床定义的个性化脊柱 - 髋关节关系能够提供每位患者的腰椎 - 骨盆运动学信息、存在的腰椎 - 骨盆综合征或者骨盆 - 腰椎综合征[11]，脊柱矢状位平衡状态，以及脊柱结构生物力学特征（这取决于患者骨盆入射角值和患者是脊柱使用为主或髋关节使用为主）[1]。因此 KA 技术对线髋关节假体系统是一个复杂的概念，有助于制订更加精细化的全髋关节置换手术计划。

11.1.2　基本原理

髋关节置换手术已经获得了良好的长期效果，但未能解决影响现代髋关节置换患者的常见残留并发症[8]。传统的髋关节置换手术主要注重于髋关节生物力学方面的恢复，而不注重恢复固有的髋关节解剖状态[12]，并且传统上涉及系统性[12]或者组配式假体定位[13]方法。尽管已有很多成功病例报道，但是与不良的动态假体间相互作用有关的并发症，例如边缘负荷[14]、关节撞击[15-17]和假体不稳定

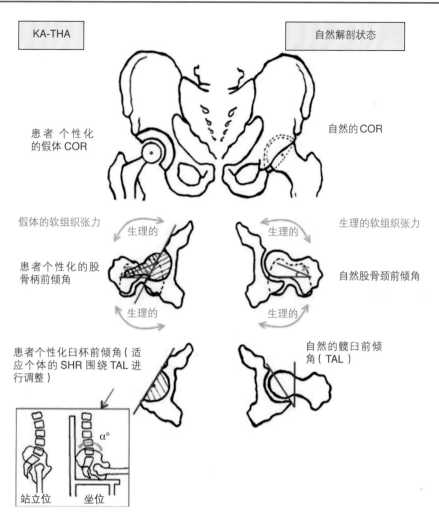

图 11.1　KA 全髋关节置换术（左侧）恢复髋关节解剖结构（右侧）。COR：髋关节旋转中心，TAL：髋臼横韧带，SHR：脊柱 –
髋关节关系

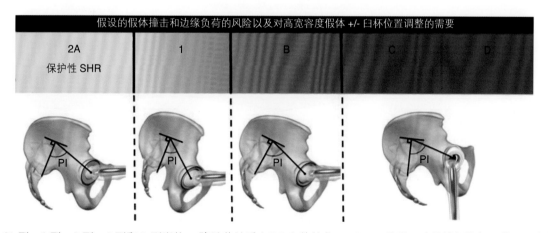

图 11.2　2A 型、1 型、B 型、C 型和 D 型脊柱 – 髋关节关系（SHR）的简化 Bordeaux 分类。功能性假体相互作用不良的风险和
髋臼杯假体调节（设计和方向）的需要从左（黄色）到右（红色）依次递增

[18] 等仍然存在。而且有趣的是，通过辅助技术（计算机导航和机器人技术）实现的更高手术精度，未能显著改善常规全髋关节置换术的临床疗效[19]。另一个有趣的发现是静态站立 / 仰卧位放射学检查髋臼杯方向和常规 THA 术后不稳定风险之间相关性差[20-22]。这些最新的研究结果质疑了传统 THA 的准确性。

在过去的几十年里，用于植入人工髋关节假体的另一种解剖对线技术已经成功地得到推广，但它也未能减轻人工髋关节置换术后患者的残余并发症[23-25]。解剖对线技术旨在恢复髋臼固有解剖结构（髋臼倾斜度除外），例如参考髋臼横韧带（TAL）调整髋臼杯方向[23]、髋关节表面置换[26] 和保留颈部的全髋关节置换术（颈部固定短股骨假体柄）[27]。解剖对线技术基本原理如下：

1. 由于个体在日常生活活动（ADLs）期间表现出多个髋臼功能方向和股骨 - 髋臼相互作用组合，因此单纯从术前影像学资料计算理想的髋臼方位的能力有限。
2. 当现代高耐磨性（高头颈比）髋关节假体在解剖对线后，大多数导致髋关节退变的病变（例如髋关节 Cam 撞击征、大多数 Pincer 撞击、低度发育不良、股骨头无菌性坏死以及遗传性、内陷性髋臼等导致髋关节炎、髋关节滑膜疾病）都会自动纠正。
3. 通过达到更具生理学意义的假体周围软组织平衡和假体髋关节运动学，恢复固有髋关节解剖结构提高了髋关节假体功能和患者满意度[16, 30, 31]。

与传统技术类似，尽管有报道称解剖对线技术安全且适用于大多数患者，但仍存在一些解剖型髋关节假体植入术后相关的并发症，其主要与不良的动态假体间相互作用有关[23, 27, 32]。其中许多可能是由于缺乏对髋臼方向功能方面的考虑，或者换句话说，忽略了每位患者腰椎 - 骨盆矢状位运动学差异或者脊柱 - 髋关节关系[32]。

运动学对线技术考虑了髋臼的功能方向，允许更精细的 THA 术前规划，并有望改善人工髋关节置换患者术后的临床结果[1, 5, 6]。忽略坐姿位假体间相互作用，以及坐姿时发生许多并发症的事实，可能部分解释了静态站立 / 仰卧位放射学髋臼杯方向与传统 THA 术后不稳定风险之间的相关性较差[20-22]。

异常腰椎 - 骨盆运动学的分类（图 11.3）和脊柱 - 髋关节关系（SHR）分类（表 11.1）[1]，以及定义个体化 SHR（图 11.4）和确定所需的髋臼杯方向调整

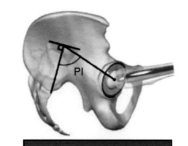
正常坐位时臼杯的功能位

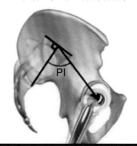
正常站立位时臼杯的功能位

1 型腰椎 - 骨盆异常运动学

2 型腰椎 - 骨盆异常运动学

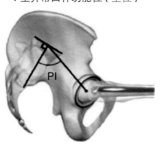
1 型异常臼杯功能位（坐位）

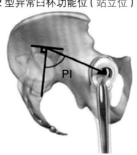
2 型异常臼杯功能位（站立位）

图 11.3　异常腰椎 - 骨盆矢状位运动学的分类。PI：骨盆入射角

量（假体[1]和方向[6]）（表 11.2）目前已经发表。目前主要有两种异常的腰椎 - 骨盆运动学（图 11.3），第一种与坐位时没有充分骨盆后倾有关，（1 型异常的腰椎 - 骨盆运动学，SHR B），第二种是与增龄性脊柱僵硬退变有关，患者站立位时将骨盆锁定在一个固定的慢性后倾状态（2 型异常腰椎 - 骨盆运动学，SHR C/D）[1]。异常腰椎 - 骨盆运动学（1型[32, 33]和 2 型[34-37]）都会对人工髋关节置换术后患者产生不利影响（脊柱 - 髋关节综合征），因为它们会改变坐姿（1 型）或站姿（2 型）时髋臼假体方向和假体间接触相互作用。将假体植入此类患者时，应适当调整髋臼杯（方向和假体）以弥补功能性髋臼方向异常。因此，对个体化 SHR 的认识和理解对于髋关节置换术下一阶段的改进至关重要。

11.1.3　预期效益

与传统的髋关节置换技术相比，运动学对线髋关节置换术可能会改善人工髋关节的功能和使用寿命，因为它们分别可以改善髋关节解剖重建和 ADLs 期间假体之间的相互作用。解剖重建能够产生接近生理的假体周围软组织平衡和髋关节生物力

表 11.1　脊柱 - 髋关节关系（SHR）的简化 Bordeaux 分类及其诊断标准

LPC	脊柱 - 髋关节关系（SHR）的简化 Bordeaux 分类					
	柔韧型 LPC		僵硬型 LPC			
SHR	A	1	B	C	D	脊柱融合
诊断	1. PI＞30° 2. 无站立位 PI-LL 不匹配 3. 从站立位到坐位骶骨倾斜角变化大于 10°	PI＜30°	1. 无站立位 PI-LL 不匹配 2. 从站立位到坐位骨盆倾斜角变化小于 10°	1. 站立位 PI-LL 不匹配 2. 正常矢状位垂线距离	1. 站立位 PI-LL 不匹配 2. 异常矢状位垂线距离	有器械性或生物性脊柱融合

SHR：脊柱 - 髋关节关系，LPC：腰椎 - 骨盆复合体，PI：骨盆入射角，LL：腰椎前凸角，SS：骶骨倾斜角，SVA：矢状位垂线距离

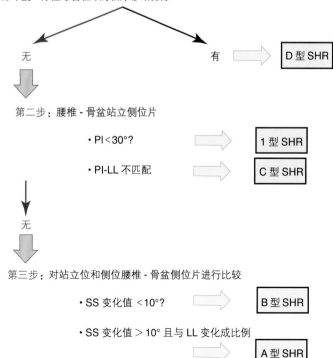

定义个体化 SHR 的步骤

第一步：患者有无脊柱矢状面失平衡？通过 Thomas 试验进行重度固定的髋关节屈曲畸形（髋 - 脊柱综合征）的临床诊断排除

无　　　　　　有 ⇒ D 型 SHR

第二步：腰椎 - 骨盆站立侧位片

· PI＜30°？ ⇒ 1 型 SHR

· PI-LL 不匹配 ⇒ C 型 SHR

无

第三步：对站立位和侧位腰椎 - 骨盆侧位片进行比较

· SS 变化值＜10°？ ⇒ B 型 SHR

· SS 变化值＞10°且与 LL 变化成比例 ⇒ A 型 SHR

图 11.4　定义个体化脊柱－髋关节关系（SHR）的流程图。PI：骨盆入射角，LL：腰椎前凸角，SS：骶骨倾斜角

表 11.2 考虑个性化脊柱 - 髋关节关系（SHR）用于调整髋臼杯方位的流程

SHR	脊柱 - 髋关节关系（SHR）的简化 Bordeaux 分类					脊柱融合
	A	1	B	C	D	
调整髋臼杯假体前倾角	无须调整（髋臼杯假体平行于 TAL）	坐位时骨盆后倾每减少 10°（坐位时正常骨盆后倾 =20°），调整髋臼杯前倾增加 3.5°（相对于 TAL）		站立位时过度骨盆后倾每增加 10°（正常站立 SS=PI 的 75%），调整髋臼杯前倾减少 3.5°（相对于 TAL）		同 B 型、C 型，取决于融合位置和剩余脊柱柔韧性
调整髋臼杯假体外展角	无须调整（影像学目标角度 40°）	无须改变髋臼杯假体外展角，因为额外的髋臼杯前倾将增加其外展角（影像学目标角度：40°~50°）				

TAL：髋臼横韧带，APP：骨盆前平面

学，这对改善假体髋关节功能和患者满意度具有显著的临床优势[16, 30, 31, 38]。ADLs 期间，良好的假体之间相互作用除了降低关节翻修的风险外，还可以降低与关节撞击和边缘负荷（如假体不稳定、内衬断裂、加速磨损、假体异响和髋臼杯松动）相关的并发症，有利于患者和社会[8]。运动学对线技术利用髋关节解剖标志（髋臼横韧带、股骨长度测量和偏心距测量）参考髋臼杯方向，因此其益处更大[39]。由于假体植入患者越来越年轻，要求和期望要求越来越高，以及更长的预期寿命，KA 技术显得愈加重要。

11.1.4 适应证和禁忌证

KA 技术适用于大多数患者，因为其成功地解剖重建了髋关节[23, 26]，以及通过调整髋臼杯方向弥补不良的脊柱 - 髋关节关系（SHR）[34, 35, 40]。41 名利用 KA 技术行 THA 患者术后随访，发现有可接受的仰卧位髋臼杯方向影像学结果和良好的早期临床结果（无并发症，功能和满意度高）[6]。

由于生物力学上的不足，确定哪些髋关节解剖变异不应被重建目前尚不清楚。并且，试图恢复由于创伤后畸形愈合、髋臼或股骨截骨术后效果不佳、髋臼前突或严重发育性髋关节疾病（高度发育不良或 Legg–Calvé–Perthes 病）引起的髋关节病理解剖结构是不合理的，因为这些异常解剖结构的出现不是髋臼和股骨近端作用的结果。我们应该从解剖学上恢复少数（约 15%）有不典型股骨颈和/或髋臼解剖位置的髋关节骨关节炎患者的解剖吗[12,41,42]？而且，由于髋臼和股骨颈解剖位置[1, 12, 43]，以及股骨与髋臼之间复杂的相互作用[44, 45]，使得很难预测哪些髋关节解剖结构可能适合或不适合解剖型假体植入。

文献报道解剖型重建髋关节的患者术后表现出良好的长期临床效果[23, 26]，即使是那些继发于低度发育不良髋关节退行性变的患者结果也是一样的[46]，表明植入解剖型假体在绝大多数患者中是可靠的。

对于严重僵硬、退变的髋关节疾病患者，可能无法准确定义个性化 SHR，从而影响运动学对线技术应用规划。严重髋关节僵硬的患者在站立位和坐位时会支配脊柱运动（或腰椎 - 髋关节运动学），从而难以预测假体植入后的腰椎 - 髋关节运动学[28, 47-49]。双侧髋关节退行性变患者在临床上难以区分真（由严重脊柱退变引起）和假（双侧屈曲畸形挛缩的髋 - 脊柱综合征）脊柱矢状面不平衡[11]。在这些临床情况下，由于髋 - 脊柱综合征的纠正，手术前和手术后 SHR 可能会显著不同。考虑到植入后 SHR 很难预测，在这种情况下，应谨慎地进行 KA 技术。

11.2 KA 技术植入假体术前规划

个体化 SHR 的影像学 - 临床表现定义：充分的临床检查是确定脊柱矢状面平衡和髋关节柔韧性退变的第一步。前面已经阐述过 KA 技术可能不适用于严重关节僵硬、退变的髋关节疾病患者。第二步是基于患者站立位和坐位的腰椎 - 髋关节侧位片的影像学资料分析（图 11.5）。通过影像学资料，可以定义个性化骨盆入射角（PI），判断脊柱退行性变程度（站立位 PI– 腰椎前凸不匹配）和估计腰椎 - 髋关节运动学（骶骨倾斜角和腰椎前凸角）。理想状况下应使用 EOS ™ 二维图像系统（法国巴黎 Biospace 公司）进行摄片分析，但如果无法获得，常规摄片就足够了。既往文献[1, 6]已经定义了个性化 SHR 和髋臼杯调整度（假体和方向）的方法，本文中图 11.4

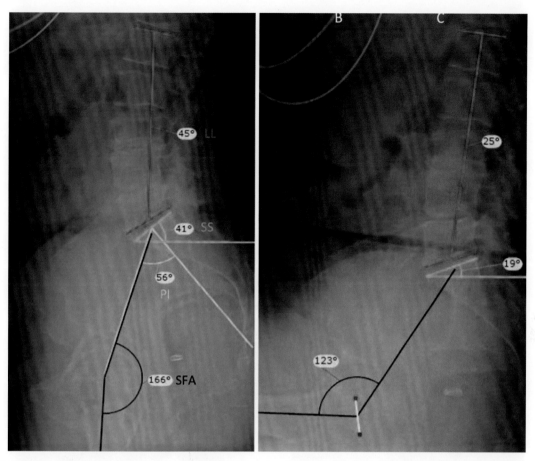

图 11.5　术前腰椎－髋关节站立位侧位（左）和坐位侧位（右）X 线片显示了两种体位的脊柱－髋关节参数测量值。PI：骨盆入射角，SS：骶骨倾斜角，LL：L1-L5 腰椎前凸角，SFA：骶股角

和表 11.2 也做了详细说明。

为什么利用 KA 技术行全髋关节置换术时须考虑骨盆入射角（PI）？ PI 角是一个解剖学和生物力学方面的骨盆参数，除了进展性脊柱 - 髋关节综合征引起的脊柱严重退变外，它还决定了脊柱的矢状面形态和运动学特性（图 11.6）[1]。因此，PI 角能够影响髋臼假体定位 [42,50] 和假体不稳定的风险因素 [34,35]。对于这一点可能有两种解释：

- PI 角异常低（＜30°）的患者伴有固有的腰椎前凸小，在站姿和坐姿之间变换时，他们可能主要会屈曲髋关节（髋关节使用主导者，SHR 1 型）（图 11.6）。由于关节撞击和边缘负荷相关并发症的风险增加，主要使用髋关节活动的患者可能会对人工髋关节假体系统产生不利影响。在脊柱退变的情况下，这些患者将迅速失代偿脊柱矢状位平衡，但只是适度地改变双侧髋关节生物力学（站立位髋臼杯假体方位和站立位股骨 - 髋臼相互作用的

轻微恶化，加上髋关节使用的轻微增加，导致中度脊柱 - 髋关节综合征）。在已行髋关节置换的情况下，这类患者（SHR 1）可能受益于高包容性髋臼杯假体设计，有些进行了轻微调整髋臼杯的方向，以补偿因腰椎 - 髋关节运动异常（主要是脊柱僵硬）导致的髋臼功能不良。

- PI 角正常的患者在从站姿切换到坐姿时，可能会表现出更多的脊柱运动，导致髋关节活动较少（脊柱使用主导者）。在 ADLs 期间髋关节较少活动时，可能保护患者免于假体撞击、边缘负荷和假体不稳定的风险 [1]。但是，对于脊柱严重退变患者，由于脊柱柔韧性丧失改变了髋关节生物力学特性，可能会产生严重的临床不良影响：站立位髋臼方位和站立位股骨 - 髋臼活动度显著恶化，加上髋关节过度使用，将会导致严重的脊柱 - 髋关节综合征。这一假说可以部分解释 PI 角过大 [34,35] 和更严重的脊柱退行性变（SHR 2C 型和 2D 型）[35-37]，是髋关

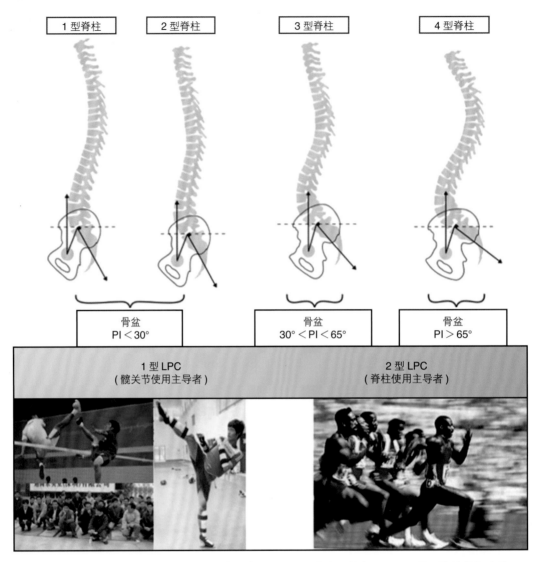

图 11.6 骨盆入射角对脊柱形态和运动学的影响。PI：骨盆入射角，LPC：腰－髋关节复合体

节置换术后假体不稳定患者的特征。SHR 2D 患者行全髋关节置换术后，可能受益于高包容性的髋臼杯假体设计和适度的髋臼杯假体方位调整，以补偿其站立位异常的髋臼方位。

髋臼杯假体（假体设计和假体方位）调整的确定（表 11.2）：术前规划低于 50° 的髋臼影像学外展角对于防止站立和行走时假体间相互作用不良（显著的边缘载荷）非常重要。相反，相对于骨盆前平面的髋臼杯前倾角无法规划，因为其值主要取决于髋臼横韧带（TAL）方向，而这无法通过简单的术前 X 线片进行估计。由于这个特殊的原因，KA 概念的目的不是规划相对于骨盆前平面的髋臼杯假体方向，而是确定与髋臼横韧带（TAL）解剖位置相

关的髋臼杯方位调整度，以补偿异常的 SHR[6]。

1. 首先应以调整髋臼杯方位为目标，因为股骨近端解剖结构和髋关节旋转中心的恢复是获得有临床优势的、接近生理状态的术后髋关节假体运动学的关键。

2. 当使用更高包容性的髋臼杯假体（大头[51, 52]、双动[53]）仍不足以补偿因腰椎 - 髋关节运动异常导致的功能性髋臼定向不良时，此时需要调整髋臼杯方位。

3. 调整髋臼杯方位的目的仅在于补偿源于腰椎 - 髋关节运动异常引起的一半的髋臼功能性定位不良（折中后髋臼杯定位方案）。

4. 髋臼杯假体调整的流程（表 11.2）是根据以下已发

表的文献结果确定的：健康患者从站立位到坐姿位改变时的平均骨盆后倾度约为 20°[54, 55]；骨盆每倾斜 10°，髋臼杯位置影像学检查结果会改变约 7° 前倾和 3° 外展[56]；正常站立位时，骶骨倾斜角约为 PI 角的 75%[57]。

11.3 实施 KA 技术

无论有无先进工具辅助，都能进行 KA 技术全髋关节置换，而且无先进技术辅助下手术也被证明是可靠的[6]。徒手 KA 技术依赖于术中解剖标志（如髋臼横韧带、股骨颈切断处）和测量（如股骨偏心距和股骨长度），同时遵循图 11.7 所示的步骤精确执行。根据 Hill 等[58] 所述的改良卡尺技术，股骨近端重建的目的是恢复其解剖结构，这有助于恢复股骨原始长度和股骨偏心距（图 11.8）。恢复股骨颈前倾角，主要取决于垂直股骨颈截骨（图 11.9a, b），并垂直于截骨面进行髓腔磨锉（图 11.9c）。关于髋臼侧重建，不要过度向内侧磨锉髋臼，而是按照术前模板规划的固有髋关节旋转中心来控制髋臼杯的内外侧位置（髋臼深度）（图 11.10）。除了用髋臼横韧带（TAL）内缘和髋臼顶来定位髋臼杯的下部和上部外，还可以使用经典的定位杆调整髋臼杯的外展角。Meftah 等[59] 报道，通过标记皮肤部位 TAL 位置来确定髋臼杯假体前倾角（图 11.11），并垂直于 TAL 植入髋臼杯（解剖学定位和运动学定位一致的时候），必要时进行轻微调整（解剖学定位和运动学定位不一致的时候）（图 11.11）。虽然徒手 KA 全髋关节置换术在技术上要求不高[39]，但辅助性技术（例如 3D 规划、精密假体植入辅助设备和术中质量控制工具）在进一步提高其可靠性方面具有更高价值。

11.4 临床证据

一项前瞻性收集临床数据进行匹配病例对照的单中心临床研究[6]，结果发现 KA 技术全髋关节置换术总体安全、有效，短期内临床效果不逊于常规全髋关节置换术。作者比较了 41 例徒手 KA 技术全髋关节置换术和 41 例常规机械学对线（MA 技术）全髋关节置换术，并进行了 1 年的随访。KA 患者

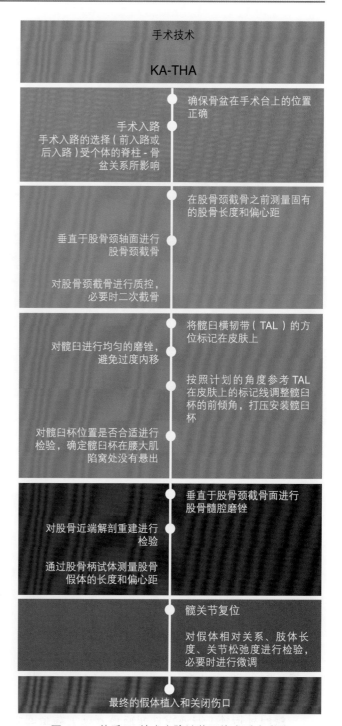

图 11.7 徒手 KA 技术全髋关节置换术手术步骤

的髋关节解剖恢复更完全，仰卧位放射学检查时髋臼杯假体前倾角更高，但有相似的 Lewinnek 安全区比例。两种技术术后患者有相似的优良临床效果：髋关节功能良好（平均 Oxford 髋关节评分 43 分），无假体不稳定或其他无菌性松动并发症，KA 和 MA 患者的平均门诊满意度分别为 95.4/100 和 89.5/100。

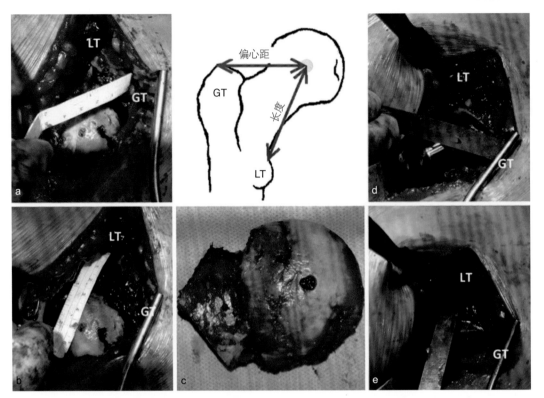

图 11.8　改良卡尺技术用于恢复股骨长度和偏心距。股骨头脱位后、股骨颈截骨前测量股骨头中心与股骨大粗隆（GT）（股骨偏心距，图 a）和股骨小粗隆（LT）（股骨颈长度，图 b）之间距离。这有助于评估股骨柄假体试模植入后股骨近端重建的质量（图 d 和 e）。股骨颈截骨后，术者应确定股骨头的中心位置（c）

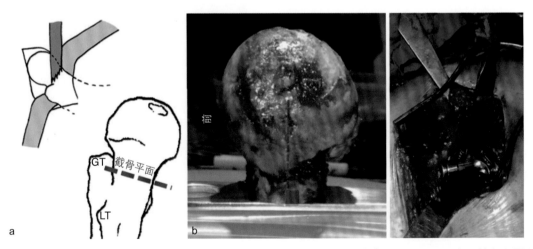

图 11.9　股骨颈截骨平面应垂直于股骨颈的正面和轴面（a）。股骨颈截骨后，应检查截骨面是否垂直于轴向平面（b）。在植入股骨柄假体试模时，术者应位于垂直于股骨颈截骨平面位置（c）

11.5　展望

　　KA 技术全髋关节置换术的概念仅处于早期阶段，还有许多改进有待完成。目前仍有一些不足

影响 KA 全髋关节置换术术前规划质量，因此需要进一步的研究：首先，需要术前准确定义个性化 SHR。这是由于个体在多个 ADLs 之间和之内（个体变异性）存在各种腰椎 - 髋关节运动学[29,55,60]，并且由于经常伴随僵硬的髋关节骨关节炎，可能造成

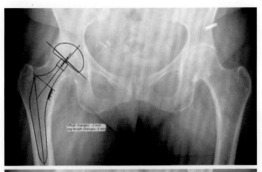

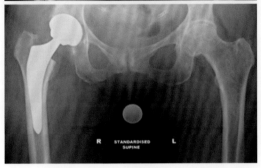

图 11.10　骨盆 X 线片显示了术前规划（上方）和术后（下方）髋臼的内、外侧位置

一些脊柱异常运动[11]。其次，很难预测髋关节软组织挛缩矫正术后，假体植入后个体的 SHR[12,28,47,49]。最后，很难预测未来发生的与年龄相关的 SHR 变化。

11.6　总结

KA 技术全髋关节置换术包括恢复髋关节解剖结构，调整髋臼杯方位和设计，来处理异常的脊柱 - 髋关节关系。通过恢复接近生理状态的髋关节生物力学和防止不良的动态假体间相互作用，KA 技术改善髋关节假体功能、提高患者满意度和降低翻修风险而更有临床优势。KA 技术基于影像学 - 临床表现定义脊柱 - 髋关节关系，术中依靠关节内解剖标志徒手进行假体植入而无需额外的辅助技术成本。但是，我们仍需要进一步研究来完善 KA 技术。

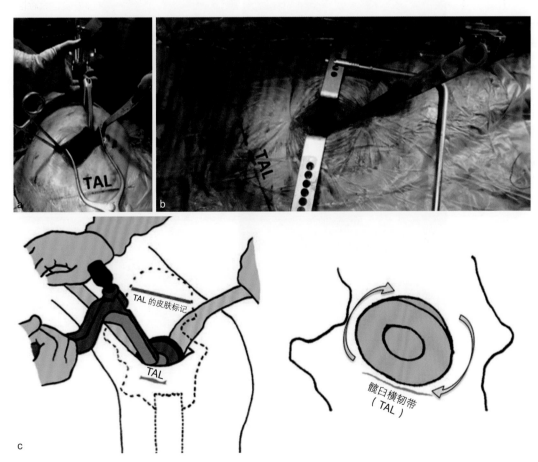

图 11.11　通过后入路（a）或直接前入路（b）做平行于髋臼横韧带（TAL）的皮肤标记。TAL 皮肤标记用于协助 KA 技术髋臼杯假体植入（a 和 c）。借助于 TAL 皮肤标记，外科医生可以参照 TAL 方向调整髋臼杯前倾角（d）

11.7　病例

KA 技术全髋关节置换术应用于 SHR 2A 型、

SHR B 型和 SHR D 型患者的手术过程分别如图 11.12、图 11.13 和图 11.14 所示。

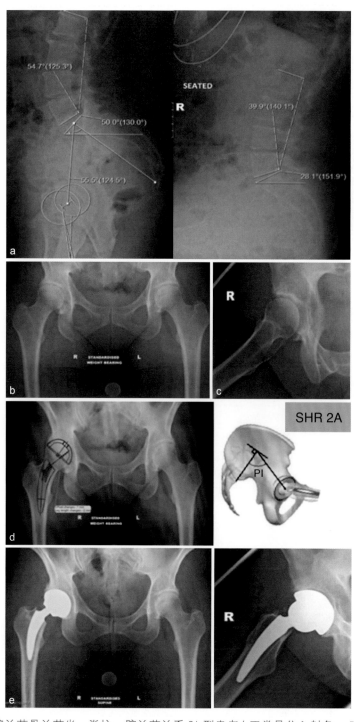

图 11.12　一名 58 岁右侧髋关节骨关节炎、脊柱－髋关节关系 2A 型患者（正常骨盆入射角 ≈ 56°，正常站立位腰椎前凸角 ≈ 55°，正常骶骨倾斜角 ≈ 22°）。在不需要调整髋臼杯方位的情况下，进行 KA 技术植入髋臼杯假体和股骨柄假体（颈部保留设计，用于后续颈部固定），并使用 36 mm 的陶瓷内衬。（a）术前站立位（左侧）和坐位（右侧）腰椎－骨盆侧位 X 线片，以及脊柱－骨盆参数测量。术前站立位骨盆正位（b）和腿交叉位髋关节侧位（c）X 线片。基于 Traumacad™ 软件系统的全髋关节置换术前规划（d）。KA 技术全髋关节置换术后仰卧位骨盆正位（e）和 Dunn 位侧位（f）X 线片

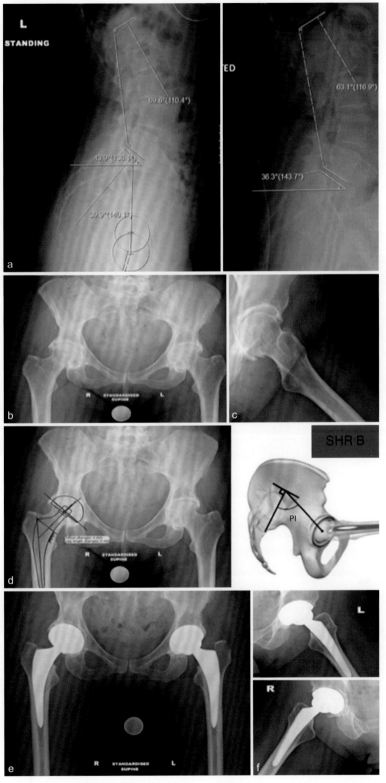

图 11.13　一名 62 岁继发于腰椎前突双侧髋关节骨关节炎、脊柱－髋关节关系 B 型患者（正常骨盆入射角 ≈ 44°，站立位高腰椎前凸角 ≈ 69°，低骶骨倾斜角 ≈ 8°）。如果进行全髋关节置换，应考虑到坐位时不良的假体之间相互作用导致并发症风险（后缘负荷和后部不稳定），因此解剖型假体可能不是最佳选择。为了降低这些风险，患者接受了直接前方入路的 KA-THA，保留了髋关节后部软组织的完整性。解剖位植入股骨柄；参考髋臼横韧带，稍微调整髋臼杯方向，使其额外增加 4° 前倾。在双侧髋关节中，旋转中心没有外移，也没有进行髋臼内侧植骨；这是因为在髋臼试模和假体最终植入后，髋臼假体周围的突起很轻微，没有明显的骨突出。（a）术前站立位（左侧）和坐位（右侧）的腰椎－骨盆侧位片。术前骨盆正位（b）和左髋关节侧位（c）X 线片。数字化 KA-THA 模板（d）。术后仰卧位骨盆正位（e）和髋关节侧位（f）X 线片

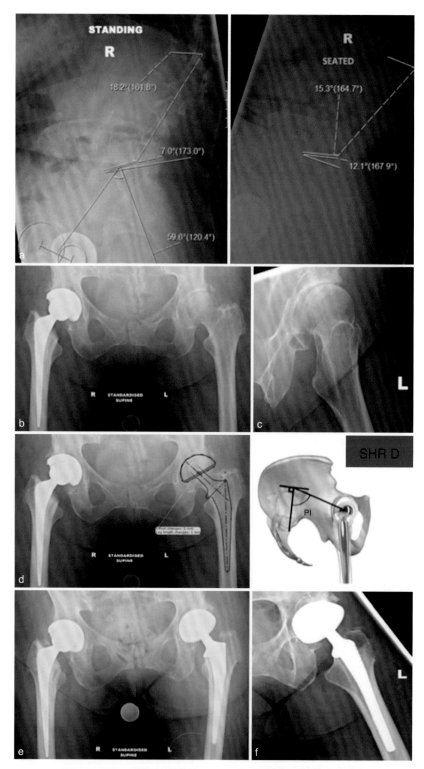

图 11.14 一位 79 岁患有严重的脊柱退行性变和脊柱 – 髋关节关系 D 型（失代偿性矢状位脊柱不平衡）患者。正常骨盆入射角 ≈ 60°，站立位低腰椎前凸角 ≈ 18°（42° 失代偿），表明患者站立时骨盆过度后倾 29°。如果进行全髋关节置换，应考虑到站立位时不良的假体之间相互作用导致并发症风险（前上边缘负荷和假体后侧撞击）和前方不稳定，因此解剖对线可能不是最佳选择。为了降低这些风险，患者接受了微创后路 KA-THA 手术，保留了髋关节前部软组织的完整性，并使用 5° 后倾、双动髋臼杯。（a）术前站立位（左侧）和坐位（右侧）的腰椎 – 髋关节侧位片。术前骨盆正位（b）和左髋关节侧位（c）X 线片。数字化 KA-THA 模板（d）。术后仰卧位骨盆正位（e）和髋关节侧位（f）X 线片

（Charles Rivière, Ciara Harman, Oliver Boughton, Justin Cobb 著

谢 杰 译 李子剑 审校）

参考文献

1. Rivière C, Lazennec J-Y, Van Der Straeten C, Auvinet E, Cobb J, Muirhead-Allwood S. The influence of spine-hip relations on total hip replacement: a systematic review. Orthop Traumatol Surg Res. 2017;103(4):559–68.

2. Sultan AA, Khlopas A, Piuzzi NS, Chughtai M, Sodhi N, Mont MA. The impact of spino-pelvic alignment on total hip arthroplasty outcomes: a critical analysis of current evidence. J Arthroplast. 2018;33(5):1606–16.

3. Phan D, Bederman SS, Schwarzkopf R. The influence of sagittal spinal deformity on anteversion of the acetabular component in total hip arthroplasty. Bone Jt J. 2015;97-B(8):1017–23.

4. Lum ZC, Coury JG, Cohen JL, Dorr LD. The current knowledge on Spinopelvic mobility. J Arthroplast. 2018;33(1):291–6.

5. Rivière C, Lazic S, Villet L, Wiart Y, Allwood SM, Cobb J. Kinematic alignment technique for total hip and knee arthroplasty: the personalized implant positioning surgery. EFORT Open Rev. 2018;3(3):98–105.

6. Riviere C. Kinematic versus conventional alignment techniques for total hip arthroplasty: a retrospective case control study. Orthop Traumatol Surg Res. 2019;105(5):895–905.

7. Maillot C, Harman C, Villet L, Cobb J, Rivière C. Modern cup alignment techniques in total hip arthroplasty: A systematic review. Orthop Traumatol Surg Res. 2019;105(5):907–13.

8. Bayliss LE, Culliford D, Monk AP, Glyn-Jones S, Prieto-Alhambra D, Judge A, et al. The effect of patient age at intervention on risk of implant revision after total replacement of the hip or knee: a population-based cohort study. Lancet. 2017;389(10077):1424–30.

9. Stefl M, Lundergan W, Heckmann N, McKnight B, Ike H, Murgai R, et al. Spinopelvic mobility and acetabular component position for total hip arthroplasty. Bone Joint J. 2017;99-B(1_Supple_A):37–45.

10. Spencer-Gardner L, Pierrepont J, Topham M, Baré J, McMahon S, Shimmin AJ. Patient-specific instrumentation improves the accuracy of acetabular component placement in total hip arthroplasty. Bone Joint J. 2016;98-B(10):1342–6.

11. Rivière C, Lazic S, Dagneaux L, Van Der Straeten C, Cobb J, Muirhead-Allwood S. Spine–hip relations in patients with hip osteoarthritis. EFORT Open Rev. 2018;3(2):39–44.

12. Lazennec JY, Tha. Robbins CB, Pour AE. Acetabular and femoral anteversions in standing position are outside the proposed safe zone after total hip arthroplasty. J Arthroplast. 2017;32(11):3550–6.

13. Dorr LD, Malik A, Dastane M, Wan Z. Combined anteversion technique for Total hip arthroplasty. Clin Orthop. 2009;467(1):119–27.

14. Hua X, Li J, Jin Z, Fisher J. The contact mechanics and occurrence of edge loading in modular metal-on-polyethylene total hip replacement during daily activities. Med Eng Phys. 2016;38(6):518–25.

15. Marchetti E, Krantz N, Berton C, Bocquet D, Fouilleron N, Migaud H, et al. Component impingement in total hip arthroplasty: frequency and risk factors. A continuous retrieval analysis series of 416 cup. Orthop Traumatol Surg Res. 2011;97(2):127–33.

16. Shoji T, Yamasaki T, Izumi S, Kenji M, Sawa M, Yasunaga Y, et al. The effect of cup medialization and lateralization on hip range of motion in total hip arthroplasty. Clin Biomech. 2018;57:121–8.

17. McCarthy TF, Alipit V, Nevelos J, Elmallah RK, Mont MA. Acetabular cup anteversion and inclination in hip range of motion to impingement. J Arthroplast. 2016;31(9):264–8.

18. Malkani AL, Ong KL, Lau E, Kurtz SM, Justice BJ, Manley MT. Early- and late-term dislocation risk after primary hip arthroplasty in the medicare population. J Arthroplast. 2010;25(6):21–5.

19. Parratte S, Ollivier M, Lunebourg A, Flecher X, Argenson JN. No benefit after THA performed with computer-assisted cup placement: 10-year results of a randomized controlled study. Clin Orthop. 2016; 474:2085–93.

20. Abdel MP, von Roth P, Jennings MT, Hanssen AD, Pagnano MW. What safe zone? The vast majority of dislocated THAs are within the Lewinnek safe zone for acetabular component position. Clin Orthop Relat Res. 2016;474(2):386–91.

21. Esposito CI, Gladnick BP, Lee Y, Lyman S, Wright TM, Mayman DJ, et al. Cup position alone does not predict risk of dislocation after hip arthroplasty. J Arthroplast. 2015;30(1):109–13.

22. Reina N, Putman S, Desmarchelier R, Sari Ali E, Chiron P, Ollivier M, et al. Can a target zone safer than Lewinnek's safe zone be defined to prevent instability of total hip arthroplasties? Case-control study of 56 dislocated THA and 93 matched controls. Orthop Traumatol Surg Res. 2017;103(5):657–61.

23. Archbold HAP, Mockford B, Molloy D, McConway J, Ogonda L, Beverland D. The transverse acetabular ligament: an aid to orientation of the acetabular component during primary total hip replacement. J Bone Joint Surg. 2006;88(7):4.

24. Girard J, Lons A, Ramdane N, Putman S. Hip resurfacing before 50 years of age: a prospective study of 979 hips with a mean follow-up of 5.1 years. Orthop Traumatol Surg Res. 2018;104(3):295–9.

25. Hill JC, Archbold HA, Diamond OJ, Orr JF, Jaramaz B, Beverland DE. Using a calliper to restore the centre of the femoral head during total hip replacement. The J Bone Joint Surg. 2012;94(11):1468–74.

26. Girard J, Lons A, Ramdane N, Putman S. Hip resurfacing before 50 years of age: a prospective study of 979 hips with a mean follow-up of 5.1 years. Orthop Traumatol Surg Res. 2018;104(3):295–9.

27. Shin Y-S, Suh D-H, Park J-H, Kim J-L, Han S-B. Comparison of specific femoral short stems and conventional-length stems in primary cementless total hip arthroplasty. Orthopedics. 2016;39(2):e311–7.

28. Nam D, Riegler V, Clohisy JC, Nunley RM, Barrack RL. The impact of total hip arthroplasty on pelvic motion and functional component position is highly variable. J Arthroplast. 2017;32(4):1200–5.

29. Mellon SJ, Grammatopoulos G, Andersen MS, Pandit HG, Gill HS, Murray DW. Optimal acetabular component orientation estimated using edge-loading and impingement risk in patients with metal-on-metal hip resurfacing arthroplasty. J Biomech. 2015;48(2):318–23.

30. Patel AB, Wagle RR, Usrey MM, Thompson MT, Incavo SJ, Noble PC. Guidelines for implant placement to minimize impingement during activities of daily living after total hip arthroplasty. J Arthroplast. 2010;25(8):1275–1281.e1.

31. Takao M, Nishii T, Sakai T, Sugano N. Postoperative limb-offset discrepancy notably affects soft-tissue

tension in total hip arthroplasty. J Bone Joint Surg. 2016;98(18):1548–54.

32. Pierrepont JW, Feyen H, Miles BP, Young DA, Baré JV, Shimmin AJ. Functional orientation of the acetabular component in ceramic-on-ceramic total hip arthroplasty and its relevance to squeaking. Bone Jt J. 2016;98-B(7):910–6.

33. Bedard NA, Martin CT, Slaven SE, Pugely AJ, Mendoza-Lattes SA, Callaghan JJ. Abnormally high dislocation rates of total hip arthroplasty after spinal deformity surgery. J Arthroplast. 2016;31(12):2884–5.

34. DelSole EM, Vigdorchik JM, Schwarzkopf R, Errico TJ, Buckland AJ. Total hip arthroplasty in the spinal deformity population: does degree of sagittal deformity affect rates of safe zone placement, instability, or revision? J Arthroplast. 2017;32(6):1910–7.

35. Dagneaux L, Marouby S, Maillot C, Canovas F, Rivière C. Dual mobility device reduces the risk of prosthetic hip instability for patients with degenerated spine: A case-control study. Orthop Traumatol Surg Res. 2019;105(3):461–6.

36. Esposito CI, Carroll KM, Sculco PK, Padgett DE, Jerabek SA, Mayman DJ. Total hip arthroplasty patients with fixed spinopelvic alignment are at higher risk of hip dislocation. J Arthroplast. 2018;33(5):1449–54.

37. Fessy MH, Putman S, Viste A, Isida R, Ramdane N, Ferreira A, et al. What are the risk factors for dislocation in primary total hip arthroplasty? A multicenter case-control study of 128 unstable and 438 stable hips. Orthop Traumatol Surg Res. 2017;103(5):663–8.

38. Bonnin MP, Archbold PHA, Basiglini L, Fessy MH, Beverland DE. Do we medialise the hip Centre of rotation in total hip arthroplasty? Influence of acetabular offset and surgical technique. Hip Int. 2012;22(4):371–8.

39. Grammatopoulos G, Alvand A, Monk AP, Mellon S, Pandit H, Rees J, et al. Surgeons' accuracy in achieving their desired acetabular component orientation. J Bone Joint Surg. 2016;98(17):e72.

40. Pierrepont JW, Feyen H, Miles BP, Young DA, Baré JV, Shimmin AJ. Functional orientation of the acetabular component in ceramic-on-ceramic total hip arthroplasty and its relevance to squeaking. Bone Jt J. 2016;98(7):910–6.

41. Merle C, Grammatopoulos G, Waldstein W, Pegg E, Pandit H, Aldinger PR, et al. Comparison of native anatomy with recommended safe component orientation in total hip arthroplasty for primary osteoarthritis. J Bone Joint Surg. 2013;95(22):e172.

42. Thelen T, Thelen P, Demezon H, Aunoble S, Le Huec J-C. Normative 3D acetabular orientation measurements by the low-dose EOS imaging system in 102 asymptomatic subjects in standing position: analyses by side, gender, pelvic incidence and reproducibility. Orthop Traumatol Surg Res. 2017;103(2):209–15.

43. Uemura K, Takao M, Otake Y, Koyama K, Yokota F, Hamada H, et al. Can anatomic measurements of stem anteversion angle be considered as the functional anteversion angle? J Arthroplast. 2018;33(2):595–600.

44. Rivière C, Hardijzer A, Lazennec J-Y, Beaulé P, Muirhead-Allwood S, Cobb J. Spine-hip relations add understandings to the pathophysiology of femoroacetabular impingement: a systematic review. Orthop Traumatol Surg Res. 2017;103(4):549–57.

45. Mayeda BF, Haw JG, Battenberg AK, Schmalzried TP. Femoral-acetabular mating: the effect of femoral and combined anteversion on cross-linked polyethylene wear. J Arthroplast. 2018 [cited 2018 Sep 11]. https://linkinghub.elsevier.com/retrieve/pii/S0883540318305539.

46. Miyoshi H, Mikami H, Oba K, Amari R. Anteversion of the acetabular component aligned with the transverse acetabular ligament in total hip arthroplasty. J Arthroplast. 2012;27(6):916–22.

47. Piazzolla A, Solarino G, Bizzoca D, Montemurro V, Berjano P, Lamartina C, et al. Spinopelvic parameter changes and low back pain improvement due to femoral neck anteversion in patients with severe unilateral primary hip osteoarthritis undergoing total hip replacement. Eur Spine J. 2018;27(1):125–34.

48. Shah SM, Munir S, Walter WL. Changes in spinopelvic indices after hip arthroplasty and its influence on acetabular component orientation. J Orthop. 2017;14(4):434–7.

49. Berliner JL, Esposito CI, Miller TT, Padgett DE, Mayman DJ, Jerabek SA. What preoperative factors predict postoperative sitting pelvic position one year following total hip arthroplasty? Bone Joint J. 2018;100(10):8.

50. Zahn RK, Grotjohann S, Pumberger M, Ramm H, Zachow S, Putzier M, et al. Influence of pelvic tilt on functional acetabular orientation. Technol Health Care. 2017;25(3):557–65.

51. Ezquerra L, Quilez MP, Pérez MÁ, Albareda J, Seral B. Range of movement for impingement and dislocation avoidance in total hip replacement predicted by finite element model. J Med Biol Eng. 2017;37(1):26–34.

52. McCarthy TF, Nevelos J, Elmallah RK, Chughtai M, Khlopas A, Alipit V, et al. The effect of pelvic tilt and femoral head size on hip range-of-motion to impingement. J Arthroplast. 2017;32(11):3544–9.

53. Ohmori T, Kabata T, Maeda T, Kajino Y, Taga T, Hasegawa K, et al. Increase in safe zone area of the acetabular cup using dual mobility cups in THA. Hip Int. 2017;27(4):361–7.

54. Philippot R, Wegrzyn J, Farizon F. Pelvic balance in sagittal and Lewinnek reference planes in the standing, supine and sitting positions [Étude de l'équilibre sagittal pelvien et du plan de Lewinnek en orthostatisme, clinostatisme et position assise]. Orthop Traumatol Surg Res. 2009;95(1):70–6.

55. Ochi H, Homma Y, Baba T, Nojiri H, Matsumoto M, Kaneko K. Sagittal spinopelvic alignment predicts hip function after total hip arthroplasty. Gait Posture. 2017;52:293–300.

56. Maratt JD, Esposito CI, McLawhorn AS, Jerabek SA, Padgett DE, Mayman DJ. Pelvic tilt in patients undergoing total hip arthroplasty: when does it matter? J Arthroplast. 2015;30(3):387–91.

57. Le Huec JC, Hasegawa K. Normative values for the spine shape parameters using 3D standing analysis from a database of 268 asymptomatic Caucasian and Japanese subjects. Eur. Spine J. 2016;25(11):3630–7.

58. Hill JC, Archbold HAP, Diamond OJ, Orr JF, Jaramaz B, Beverland DE. Using a calliper to restore the Centre of the femoral head during total hip replacement. J Bone Joint Surg Br. 2012;94-B(11):1468–74.

59. Meftah M, Yadav A, Wong AC, Ranawat AS, Ranawat CS. A novel method for accurate and reproducible functional cup positioning in total hip arthroplasty. J Arthroplast. 2013;28(7):1200–5.

60. Ranawat CS, Ranawat AS, Lipman JD, White PB, Meftah M. Effect of spinal deformity on pelvic orientation from standing to sitting position. J Arthroplast. 2016;31(6):1222–7.

第 **12** 章 脊柱骨盆运动对假体定位的影响以及使用 THR 功能性安全区来确保髋关节的稳定性

要点

- Lewinnek 安全区在预测髋臼杯位置和稳定性方面已经失败了。
- 通过矢状面联合指数（CSI）测量出的功能性髋关节运动安全区是衡量撞击风险包括脱位的最佳方法。
- 通过骨盆股骨角（PFA）测量出的过度股骨运动是脱位的最主要原因，而不是髋臼的位置。
- 应该拍摄术前矢状位 X 线片用来判断是否存在脊椎骨盆失衡，如果有的话需要调整髋臼杯的位置来适应这种不平衡。术后矢状位 X 线片将确认髋关节是安全的，没有脊柱骨盆 - 髋关节的撞击。
- 术中理想的技术是使用联合前倾而不是单纯前倾，用智能工具精准设定髋臼杯位置以优化髋关节在功能上的安全区。

12.1 导言

在全髋关节置换术中，精确的假体位置是髋关节外科医生的普遍目标，也是一个重要的研究课题。早期的研究定义了放置髋臼杯的"安全区"，偏离所定义的安全区更容易脱位[1]。然而，关于理想的髋臼杯位置的概念一直在不断发展，早已超越了 Lewinnek[1] 在 1978 年的最初描述。Murray 等[2] 在 1993 年定义了解剖学、手术学和放射学外展和前倾的参数。DiGioa 等[3] 通过对脊柱、骨盆和髋关节的侧位 X 线测量，将功能性髋臼杯位置（而不仅仅是解剖上的外展和前倾）描述为髋臼与躯体轴线相关的角度，进一步扩展了这项工作。这一扩展定义首次将脊柱参数作为脊柱 - 骨盆 - 髋关节功能关系的一部分。法国的 Lazennec 等[4] 使用了一种新的成像模式（EOS，Biospace Med，巴黎，法国），清楚地证明了由坐姿向站姿转变过程中脊柱活动与髋臼

位置的相互关系（图 12.1）。这项研究增加了我们对脊柱 - 骨盆 - 髋关节运动是同步的认识，其目的是允许正常髋关节在不受大粗隆撞击骨盆或小粗隆撞击坐骨的情况下自由运动。随着髋关节外科医生对这种脊柱 - 骨盆 - 髋关节关系的解剖了解越来越多，研究转向这种关系对全髋关节置换术后预后的影响。这项工作的累积效果是重新定义髋臼假体位置的安全区（功能安全区），并考虑到脊柱骨盆运动对髋关节矢状面运动的影响。本章将重点讨论在脊柱 - 盆骨 - 髋关节结构下髋臼安全区的定义，以及如何根据个性化的患者脊柱 - 骨盆参数优化假体的位置。

12.2 正常的脊柱 – 骨盆 – 髋关节运动

了解脊柱骨盆运动和全髋关节置换术之间的关系需要熟悉矢状面的正常骨盆运动。站立时，骨盆向前倾斜，腰椎呈正常前凸曲度（图 12.1）。这使得髋臼覆盖位于股骨头上方，而伸直髋关节使脊柱能够支撑骨盆上方的躯干的负荷[5]。骨盆前倾和腰椎前凸的程度依赖于 Lagaye[6] 定义的骨盆入射角（pelvic incidence，PI）。高骨盆入射角意味着脊柱前凸和骶骨倾斜角的增加。随着体位的改变，这些患者的骨盆活动增加，髋关节活动减少。低骨盆入射角导致骶骨倾斜角减少和更加后凸的腰椎。这意味着当患者从站立到坐的姿势时，髋关节必须更多地屈曲，从而增加了撞击的风险[5]。目前还不清楚为什么人们站立位骨盆倾斜有大有小，但有研究认为，骨盆入射角低的患者发生髋关节关节炎的风险更大。他们肯定有更多的髋关节屈曲和更高的撞击风险。

坐位时随着腰椎前凸变直，骨盆出现后滚（图 12.1）。通过增加髋臼杯的功能前倾来打开髋臼，这种改变可以适应必要的髋关节屈曲和股骨内旋[4, 7, 8]。从站立位到坐位的脊柱骨盆运动通常为 20°，而股骨屈曲仅需 55°~70° 就可以完成坐下[4, 9]。腰部向

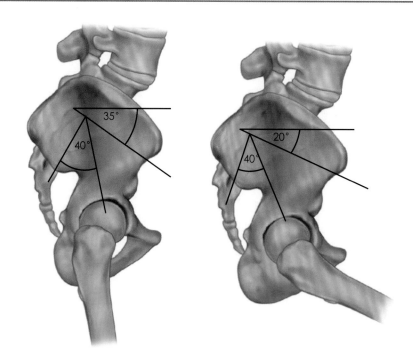

图 12.1   从站立到坐下体位变化过程中脊柱－骨盆－臀部的正常运动示意图。左侧为站立，骨盆前倾，骶骨倾斜角 35°。骨盆入射角在 40° 时较低。股骨处于伸展状态，但此处未测量骨盆股骨角（见图 12.2）。右侧为坐位，骨盆向后倾斜，骶骨倾斜角 20°。骨盆入射角是恒定的，保持在 40°。股骨屈曲，但不到 90°。正常坐姿是骨盆后倾和股骨屈曲 55° ~ 70° 的组合

前弯曲从地板上捡一个物体需要增加髋关节屈曲到 85°，并结合内旋 12°[10]。脊柱骨盆活动度的大小影响了进行这些活动所需的髋关节活动度。随着骨盆活动度的增加，髋关节不需要像站立位时那样频繁地弯曲或后伸。相反，当脊柱骨盆结构僵硬时，髋关节必须更多的屈曲才能坐下来，或者更多的屈曲和后伸才能站起来。髋关节运动的增加提高了关节和关节外撞击的风险[4, 11]。

在进行全髋关节置换术前和术后，可以进行测量来量化脊柱骨盆结构和髋关节的活动度（表12.1）。X 线测量来自侧位站立位和坐位脊柱骨盆 X线片（图 12.1 和 12.2）。从 L3 到 S1 的脊柱节段需要可见，因为这段腰椎与骨盆一起运动。骶骨固定于下腰椎，因此脊柱这部分的退行性疾病会影响骨盆的活动度（ΔSS）、髋臼的灵活性（ΔAI）和髋关节的运动弧度（ΔPFA）。骶骨倾斜角与骨盆股骨角的变化比值为：SS 1° 与 PFA 0.9° 负相关（即 ΔSS每减少 1°，PFA 运动增加 0.9°）。

骶骨倾斜角是动态变化最精确的评估方法[7, 11]。骶骨倾斜角变化值（ΔSS）从站立位到坐位（反之亦

表 12.1   正常影像学脊柱 - 骨盆参数

	站立位	坐位	Δ
骨盆入射角	53° ± 11°	53° ± 11°	–
骶骨倾斜角	40° ± 10°	20° ± 9°	11° ~ 29°
骨盆股骨角	180° ± 15°	125° ± 12°	50° ~ 75°
前倾	35° ± 10°	52° ± 10°	–

Δ = 站立位和坐位之间的变化

骨盆入射角是一个静态的解剖测量，站立位和坐位是相同的。其他 3 个测量值是动态的位置参数，所以不同的姿势之间数值是不同的。

然）通常为 20°，正常范围为 11° ~ 29°[11]。测量小于 10° 提示僵硬；ΔSS 小于 5° 意味着已融合；ΔSS大于 30° 提示高活动度的脊柱骨盆结构[11]。骨盆股骨角（PFA）测量的是股骨的运动，平均站立位时180°，坐位时 125°。这种股骨运动用来理解撞击比髋臼更重要。

前斜角（ante-inclination）是髋臼矢状面的测量值，可以对术前髋关节和 THA 术后的臼杯位置加以测量[7]。前斜角与冠状面倾斜角和水平面前倾角相

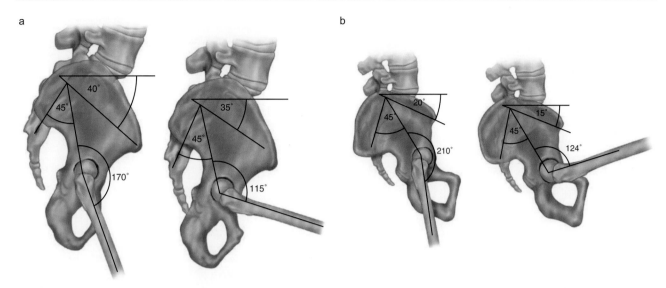

图 12.2（a）骨盆前倾固定或"站姿卡死"的示意图。腰椎处于脊柱前凸。骨盆入射角为45°，站立时骶骨倾斜角为40°而坐时仅为35°，只有5°的活动度意味着脊柱有效融合。因为前倾，站立时骨盆股骨角为170°，但当髋关节屈曲至115°时骨盆过度屈曲，由于骨盆前倾固定，髋臼打开不足，因此这种屈曲存在前撞击和后脱位的风险。（b）骨盆后倾固定或"坐姿卡死"的示意图。脊柱站立时是直的，实际上坐时略微后凸。骨盆入射角为45°，固定后倾更常与低骨盆入射角相关。骶骨倾斜角站立从20°开始（正常运动时，站立位骶骨倾斜角在30°以上）；坐位骶骨倾斜角是15°，所以只有5°的活动度意味着下腰椎是有效融合的。在坐位不动畸形中，股骨过伸，站立时PFA为210°。这就产生了骨盆和大粗隆后方撞击的风险，从而带来了一些前脱位的风险。坐位时股骨正常屈曲124°

关。THA 术后站立前斜角的正常范围为 42°~63°，这为髋臼杯位提供了矢状位的安全区参考，可用于帮助评估撞击的风险[11]。

还有其他两种测量方法。第一种测量是冠状位髋臼杯和股骨柄的联合前倾角，这很重要，因为必须包括双侧关节，以充分了解髋关节的撞击和稳定性[12]。第二种测量是矢状面联合指数（combined sagittal index，CSI），它是对髋关节矢状面运动的测量，它可以预测脱位的风险和方向。CSI 是 AI 和 PFA 之和，站立位值≥243°或坐位值≤151°视为异常值。该测量可以认为是髋关节功能运动的安全区，因为 CSI=AI+PFA。

12.3　异常的脊柱 – 骨盆 – 髋关节运动

脊柱 - 骨盆 - 髋关节失衡源于脊柱骨盆结构的运动松弛或僵硬。当改变姿势骨盆运动偏离正常范围时，会影响髋臼矢状面的角度（前斜角），为了补偿骨盆运动的异常，结合股骨测量出的 PFA 也必须改变。僵硬几乎都是由退行性椎间盘疾病或融合手术引起的。在一项对 160 名患者的研究中，年龄在 60 岁以下的患者中，30% 的患者存在影像学上的脊柱僵硬，而年龄在 60 岁以上的患者中，有 55% 的患者存在影像学上的脊柱僵硬[11]。

脊柱骨盆结构的僵硬是指伴随着站立和坐姿之间的姿势改变时，骶骨倾斜角变化≤10°。这种不平衡也可以分模式，这些模式有助于我们理解在进行全髋关节置换术时如何补偿脊柱骨盆异常。在各个模式中，动作可能是僵硬的，也可能不是。Stefl 等[11]定义了不平衡的具体模式和对髋臼位置的影响。Stefl 的模式是由脊柱骨盆结构在站立和坐姿固定的位置定义的。站立时，如果骨盆前倾固定，后侧倾斜小于 30°的患者被归类为"站姿卡死"（stuck-standing）。在此模式中，髋臼在坐姿时不完全打开（骶骨倾斜角在站立位与坐位改换中变化越小，髋臼打开越少），所以髋关节需要更多的屈曲来完成坐下的动作，这增加大粗隆在骨盆前方撞击的风险[20, 22]。相反在"坐姿卡死"（stuck-sitting）的模式下，骨盆将会固定在后倾。在这种模式的患者中，它在站立时向前倾斜不会大于 30°，因此这些患者被归类为坐姿卡死[11]。这时，股骨必须过伸（PFA 增加）才能站直，风险是骨盆与大粗隆和坐骨与小粗隆的后方撞击。

有一种高活动性的模式（$\Delta ST > 30°$），我们认为是正常的变异，并发现出现在大多数年轻和女性患者。高活动性被认为是一种不平衡，当脊柱活动性增加时，导致脊柱在坐姿时倾斜低于平面。脊柱后凸是一种脊柱骨盆运动模式，当髋关节过于僵硬，无法弯曲到允许坐姿的程度时，骨盆必须过度向后倾斜。这在硬化性胶原血管病患者和 BMI 超过 40 kg/m^2 的患者中最常见，因为坐姿时，躯干迫使平衡中心向后移动。

脊柱 - 骨盆 - 髋关节不平衡发生在 40% 的接受 THA 的患者中[11]。脊柱骨盆失衡的各种类型的发生情况都被确定了下来[11]。单纯僵硬没有固定模式的（ST 活动性小于 10°）为 3%，而站姿卡死和坐姿卡死占到 14%。有 11% 的患者出现后凸畸形[11, 23, 24]。

12.4 脊柱 – 骨盆 – 髋关节失衡的临床意义

脊柱 - 骨盆 - 髋关节运动的平稳过渡的丧失会导致髋关节撞击，并且会影响手术医生在 THA 中对髋臼杯位置的选择。脊柱 - 骨盆 - 髋关节活动性正常的患者，在初次 THA 时将髋臼杯放置在 Lewinnek 安全区[2]和联合前倾角安全区[12]内时，发生假体撞击的风险较低，并且恢复了生理生物力学的平衡（旋转中心、下肢长度和偏心距）。在这些患者中，髋关节撞击是由假体位置不良（假体撞击）或偏短的髋关节长度和/或偏心距（关节外撞击）引起的[13]。Sadhu 等[14]最近证实初次 THA 脱位更多发生髋臼杯在 Lewinnek 安全区外的病例中。然而，正确的冠状位髋臼杯位置并不总是能保护髋关节矢状面运动超出正常范围的患者。我们的数据显示，有 14% 的 Lewinnek 安全区内的髋臼杯却不是在正常的髋关节矢状面安全区。主要的预测因素是髋关节运动增加，其次是骶骨倾斜角的僵硬（$\Delta SS \leq 10°$），第三是较低的骨盆入射角。我们认为 Lewinnek 安全区无效且意义不大，相比来说功能安全区更具有可预测性[23, 24]。由于髋关节屈曲增加，病理性僵硬是撞击的最大威胁，经典的例子是接受脊柱融合术的患者脱位风险增加[15]。

12.5 不平衡对 THA 来讲意味着什么

外科医生习惯于在冠状位片上查看髋关节置换情况，而在体位改变时的矢状位面上查看髋臼杯的位置是一门新的科学。它对 THA 中撞击理解的贡献（一种潜在的失败原因）也是全新的[4, 7, 11]。外科医生不会轻易诊断撞击症，因为它是一种临床诊断，而且没有成像或计算机技术可以识别它。脱位是最常见的后果，它发生在撞击的瞬间，假体组件或是骨性结构之间严重至足以出现髋臼杯和股骨柄联合前倾的机械约束以及关节囊和肌张力的生物约束都不能防止脱位的出现[16]。疼痛是一种已知的结果，但很难分类；关节内的磨损碎片和积液可能是症状性的或具有破坏性的（假瘤可能是破坏性的）；由于假体的不断碰撞，导致部件松动[16]。

为了减少脊柱不平衡带来的撞击风险，THA 髋臼杯的放置必须补偿髋臼矢状面运动的变化，并保持髋关节在功能安全区内。因此，建议对每一位脊柱 - 骨盆 - 髋关节不平衡的患者采用个性化的髋臼杯位置[8, 11, 18]。对于每种不平衡模式，Stefl 等已经定义了保持髋臼杯矢状面运动的前倾安全区域。如果 ST 运动在 10° 范围内，用于正常骨盆运动的髋臼杯外倾和前倾对于站姿卡死或坐姿卡死的就是满意的。危险髋关节是指那些前倾或后倾固定、ST 僵硬的髋关节。通过改变股骨头的大小、倾斜大于 45° 的磨损风险或应用髋关节前入路不能复制髋关节功能安全区。这就产生了一个难题，即解剖的髋臼位不能用于在严重的脊柱骨盆不平衡患者中确定臼杯的位置。脊柱骨盆僵硬时，需要增加冠状面倾斜度和臼杯的前倾才能打开杯口，高活动性时需要更加闭合的位置，以避免过度打开。

翻修 THA 患者或晚期脱位患者的年龄大于初次 THA 患者，且脊柱骨盆僵硬的发生率更高。病理性僵硬对初次 THA 和翻修 THA 均造成脱位风险，但在一项对 THA 翻修术后 10 年患者的研究中，60% 的患者出现脊柱骨盆僵硬，而初次 THA 患者中为 20%[11, 19]。在初次 THA 中，由于关节囊增加了生物约束，具有危险僵硬的髋关节可以通过机械性开放的杯口来控制。在老年翻修 THA 患者和晚期脱位患者中，僵硬与 70%～90% 的患者脱位相关，因为撞击风险伴随了关节囊完整性和外展肌力的缺失[20]。

12.6 应对脊柱骨盆失衡的手术技术变化

脊柱骨盆不平衡患者的术前计划需要获得脊柱-骨盆-髋关节的侧位 X 线片（见"病例"）。但是手术医生如何确定这些患者呢？最简单的方法就是给所有患者都拍摄 X 线片。如果有优先选项的话，我们推荐 65 岁以上、有脊柱手术史、有椎管狭窄症状、特别是 PFA 在任一方向有增加的患者 [11, 23, 24]。根据这些站立位和坐位矢状面 X 线片，可以根据脊柱骨盆结构的联合活动性和位置来规划臼杯的位置（如上节所述）。具体的数字是根据脊柱骨盆构造组合发表的。我们的数据显示 14% 的髋关节没有真正的安全区（即使在 Lewinnek 区内），因为它们不是在功能安全区内，这个安全区由臼杯的前斜角加上 PFA 之和，也称为矢状联合面指数（ CSI ） [20, 23]。这个功能安全区外的一组患者中，使用计算机导航测量发现有 92% 的髋关节都在 Lewinnek 安全区内。如果 Lewinnek 安全区内的百分比仅为 50%[21]，功能安全区外的数值可能会更高。它们在坐位矢状面 X 线上被识别得最好，且 PFA 低（股骨屈曲度增加）是 CSI 异常值的主要预测指标，但如果伴有僵硬的骶骨倾斜角并伴有髋关节活动性增加，则风险更大。低 PI 是第三个最普遍的预测指标，而髋臼杯的位置并不排在预测指标的前三位。但髋臼杯还是很重要的，因为这些髋关节需要最佳的冠状面髋臼杯位置来优化前倾（这是 CSI 公式的一部分）。髋关节 PFA 异常、ΔSS 小于 10° 和低 PI 没有功能安全区，因此在手术中由于无法获得生物平衡，应该用双动关节提供额外的机械支持。

术中，我们首先准备股骨，因为联合前倾比前倾本身更重要。如果股骨前倾小于 5° 或是后倾，则必须决定将股骨改为组配设计或在股骨前倾 10° 位骨水泥固定股骨柄（更大前倾会导致患者足趾内旋）。髋臼杯放置的目标是在 25°～45° 的联合前倾安全区域内，僵硬的脊柱-骨盆-髋关节需要较大的臼杯前倾，从而具有较高的联合前倾。后倾的髋关节难有足够的前倾，所以关节是否稳定的或是否需要双动髋臼杯，就必须做出决定。髋关节后倾可通过 X 线上的交叉征或坐骨棘征象进行术前诊断。术中，股骨非骨水泥柄前倾不超过 5°（如果前倾角

为 0° 或更小，最好选择骨水泥柄），髋臼后缘上方没有明显的金属髋臼杯外露，髋臼杯前倾很难超过 10°。钳形撞击症患者通常伴有髋臼后倾。如果选择非骨水泥假体，最好使用双动关节以增加机械稳定性。我们使用计算机导航来精确定位髋臼杯，但如果手术医生决定不使用智能工具，那么他 / 她必须验证他们的手工技术的准确性。这可以通过测量术后的矢状面 X 线来证实髋关节在正常的 CSI 中，且坐位 X 线片上股骨头在髋臼杯的中心。

12.7 总结

有关脊柱-骨盆-髋关节活动及其对 THA 影响的文献不断增加。对于髋关节外科医生来说，在术前计划、术中技术和术后风险分层中开始考虑脊柱骨盆构造是很重要的。了解脊柱-骨盆-髋部解剖和活动模式有助于医生优化和个性化髋臼杯位置。Lewinnek 安全区 [2] 已经使用了几十年，但众所周知，在安全区内外都会发生脱位 [14]。安全区的重要性已经作为一个指导，以提高我们的髋臼杯放置精度。同样，使用脊柱骨盆不平衡的诊断将指导医生通过关注髋关节功能运动安全区来选择适合患者的假体位置。作者建议对所有 THA 术前患者进行侧位脊柱骨盆 X 线检查，因为最近的数据显示 40% 的患者有原发性脊柱不平衡。从 L3 到 S1 的侧位脊柱骨盆 X 线片就足够了，而像 EOS 这样的全长片则不需要，因为是下腰椎节段（ L3-S1 ）与髋关节相关。

脊柱骨盆的活动性影响髋臼杯的动态位置，应在髋臼杯定位时予以考虑。本章中描述的特定的脊柱-骨盆运动模式可以将撞击的风险降到最低。对于脊柱骨盆活动过度的患者，冠状面髋臼杯位置必须更加封闭，以免髋臼在坐位时过度开放。反之，如果有僵硬，应打开杯口，以防止坐位时的撞击。在没有活动僵硬的站姿或坐姿卡死的位置模式中，如果骨盆不僵硬，外展 40° 和前倾 20° 几乎总是保持矢状面臼杯位置的安全区域。对于患有病理性脊柱不平衡（脊柱融合或脊柱后凸伴固定性骨盆后倾）的初次 THA 患者，手术医生应考虑使用双动关节增加限制性。对于结构僵硬的患者，移除大粗隆和小粗隆的任何骨性撞击也很重要，因为单纯的机械约束并不总能提供足够的保护来防止脱位。当

站姿卡死或坐姿卡死模式僵硬存在时（见"病例"），这是必要的。在大粗隆的前后都有足够的骨来通过高速钻完成这些操作。如果这种治疗会损伤臀中肌，那么应该进行大粗隆移位。

病例

一位 80 岁的女性患者在接受右侧全髋关节置换术后发生过两次前脱位。她在大约 19 年前和 4 年前分别通过后路接受了常规的右侧全髋关节置换术

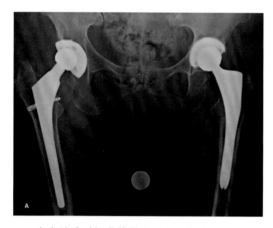

图 12.3 患者就诊时标准的骨盆正位 X 线片。注意聚乙烯的过度磨损和右侧髋臼杯外展角的过度竖立

和左侧全髋关节置换术。她左侧全髋关节置换术后一直没有症状。然而，她右侧全髋关节置换术后发生了两次脱位。第一次脱位发生在她手术后大约 15 年，并成功地进行了闭合复位；第二次脱位发生在手术后大约 19 年，她在外院接受了闭合复位。两次脱位都是在走路时发生的，没有任何突发的创伤情况。患者报告了行走时的恐惧感和对再次脱位的强烈恐惧感，这阻碍了她的日常活动。

标准骨盆正位 X 线片显示右侧聚乙烯过度磨损，非骨水泥髋臼杯和股骨柄固定良好（图 12.3）。站立位和坐位侧位脊柱 - 骨盆 - 髋关节 X 线片显示僵硬的脊柱骨盆运动，骶骨倾斜角变化值为 10°（图 12.4）。考虑到这些影像学表现，以及她之前的两次脱位，我们建议进行翻修手术以恢复稳定性。在翻修手术时，发现有磨损碎屑在她的关节囊内，并进行了清理。用计算机导航测量髋臼杯，发现外展 55° 和前倾 14°。她的股骨柄和髋臼杯都固定得很好，原位保留。更换为限制性的内衬后，整个功能活动度内稳定性良好（图 12.5）。然而，翻修手术后 6 周，她在行走时再次前脱位。

患者接受了第二次翻修手术。手术时发现患者的约束环与衬垫分离。患者的髋臼杯被移除，更换了一个新的髋臼杯和限制性内衬，头颈部长度增加了 10 mm（图 12.6）。患者的髋关节整体功能活动

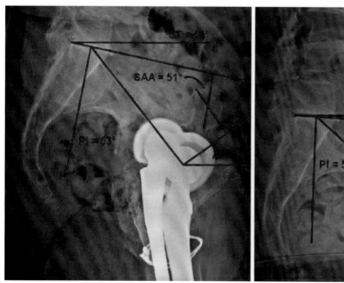
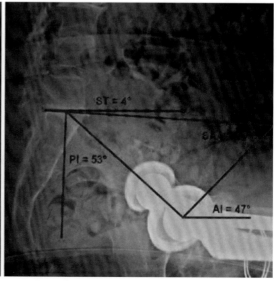

图 12.4 侧位站立位和坐位脊柱－骨盆－髋关节 X 线片，显示骨盆向后倾斜，站立位骶骨倾斜角 14°。此外，骶骨倾斜角变化值（ΔST）仅为 10°，表明脊柱骨盆运动减弱

度内稳定性良好；然而，随着股骨的最后伸展和外旋，大粗隆撞击髂骨，小粗隆撞击坐骨。为了避免日后的撞击，我们小心地截除了她的小粗隆和大粗隆的后半部，并避免伤及臀中肌肌腱（图 12.7）。患者顺利恢复，在 2 年的随访中没有出现进一步的不稳定。

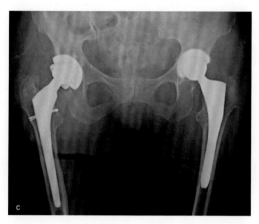

图 12.5　标准的骨盆正位 X 线片，第一次翻修手术后限制性的内衬

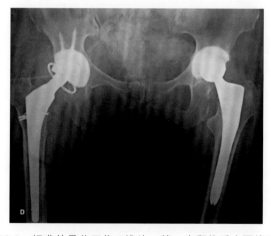

图 12.6　标准的骨盆正位 X 线片，第二次翻修手术更换了髋臼杯并植入新的限制性内衬

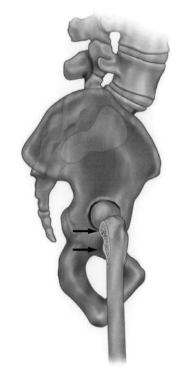

图 12.7　切除部分大粗隆的示意图，通常为避免撞击而切除。如果担心避免撞击所进行的截骨会破坏臀中肌肌腱，则可以进行粗隆移位

（Nathanael Heckmann, Nicholas A. Trasolini, Michael Stefl, Lawrence Dorr 著　温　亮　马德思 译　李子剑 审校）

参考文献

1. Lewinnek GE, Lewis JL, Tarr R, Compere CL, Zimmerman JR. Dislocations after total hip-replacement arthroplasties. J Bone Joint Surg Am. 1978;60(2):217–20.
2. Murray DW. The definition and measurement of acetabular orientation. J Bone Joint Surg Br. 1993;75:228–32.
3. DiGioia AM, Jaramaz B, Blackwell M, Simon DA, Morgan F, Moody JE, Nikou C, Colgan BD, Aston CA, Labarca RS, Kischell E, Kanade T. The Otto Aufranc Award. Image guided navigation system to measure intraoperatively acetabular implant alignment. Clin Orthop Relat Res. 1998;355:8–22.
4. Lazennec JY, Charlot N, Gorin M, Roger B, Arafati N, Bissery A, Saillant G. Hip-spine relationship: a radio-anatomical study for optimization in acetabular cup positioning. Surg Radiol Anat. 2004;26(2):136–44.
5. Philippot R, Wegrzyn J, Farizon F, Fessy MH. Pelvic balance in sagittal and Lewinnek reference planes in the standing, supine and sitting positions. Orthop Traumatol Surg Res. 2009;95(1):70–6.
6. Legaye J, Duval-Beaupère G, Hecquet J, Marty C. Pelvic incidence: a fundamental pelvic parameter for three-dimensional regulation of spinal sagittal curves. Eur Spine J. 1998;7(2):99–103.
7. Kanawade V, Dorr LD, Wan Z. Predictability of acetabular component angular change with postural shift from standing to sitting position. J Bone Joint Surg Am. 2014;6(12):978–86.
8. Phan D, Bederman SS, Schwarzkopf R. The influence of sagittal spinal deformity on anteversion of the acetabular component in total hip arthroplasty. Bone Joint J. 2015;97-B(8):1017–23.
9. Larkin B, van Holsbeeck M, Koueiter D, Zaltz I. What is the impingement-free range of motion of the asymptomatic hip in young adult males? Clin Orthop Relat Res. 2015;473(4):1284–8.
10. Sugano N, Tsuda K, Miki H, Tako M, Suzuki N, Nakamura N. Dynamic measurements of hip movement in deep bending activities after total hip arthroplasty using a 4-dimensional motion analysis system. J Arthrop. 2012;27:1562–8.
11. Stefl M, Lundergan W, Heckmann N, McKnight B, Ike H, Murgai R, Dorr LD. Spinopelvic mobility and acetabular component position for total hip arthroplasty. Bone Joint J. 2017;99-B(1 Supple A):37–45.
12. Dorr LD, Malik A, Dastane M, Wan Z. Combined anteversion technique for total hip arthroplasty. Clin Orthop Relat Res. 2009;467(1):119–27.
13. Dorr LD, Wan Z. Causes of and treatment protocol for instability of total hip replacement. Clin Orthop Relat Res. 1998;355:144–51.
14. Sadhu A, Nam D, Coobs B, Barrack TN, Nunley RM, Barrack RL. Acetabular component position and the risk of dislocation following primary and revision Total hip arthroplasty: a matched cohort analysis. J Arthroplast. 2017;32:987–91.
15. Buckland AJ, Hart RA, Mundis GM Jr, et al. Risk of total hip arthroplasty dislocation after adult spinal deformity correction. Spine J. 2016;16(10):S180. https://doi.org/10.1016/j.spinee.2016.07.086.
16. Brown TD, Elkins JM, Pedersen DR, Callaghan JJ. Impingement and dislocation in total hip arthroplasty: mechanisms and consequences. Iowa Orthop J. 2014;34:1–15.
17. Grammatopoulos G, Pandit H, Kwon YM, Gundle R, McLardy-Smith P, Beard DJ, Murray DW, Gill HS. Hip resurfacings revised for inflammatory pseudotumour have a poor outcome. J Bone Joint Surg Br. 2009;91(8):1019–24.
18. Pierrepont J, Hawdon G, Miles BP, Connor BO, Baré J, Walter LR, Marel E, Solomon M, McMahon S, Shimmin AJ. Variation in functional pelvic tilt in patients undergoing total hip arthroplasty. Bone Joint J. 2017;99-B(2):184–91.
19. Yukizawa Y, Dorr LD, Ward JA, Wan Z. Posterior mini-incision with primary total hip arthroplasty: a nine to ten year follow up study. J Arthroplast. 2016;31(1):168–7.
20. Heckmann N, Stefl M, Trasolini N, McKnight B, Ike H, Dorr LD. Late dislocation following total hip arthroplasty. JBJS. 2018;100:1845–53.
21. Callanan MC, Jarrett B, Bragdon CR, Zurakowski D, Rubash HE, Freiberg AA, Malchau H. The John Charnley Award: risk factors for cup malpositioning: quality improvement through a joint registry at a tertiary hospital. Clin Orthop Relat Res. 2011;469(2):319–29.
22. Ike H, Dorr LD, Trasolini N, Stefl M, McKnight B, Heckmann N. Spine-pelvis-hip relationship in THR functioning of a total hip replacement. J Bone Joint Surg Am. 2018;100:1606–15.
23. Tezuka T, Heckmann N, Bodner R, Dorr LD. Functional safe zone is superior to the Lewinnek safe zone for total hip arthroplasty: why the Lewinnek safe zone is not always predictive of stability. J Arthroplasty. 2019;34:3–8.
24. Dorr LD, Callaghan JJ. Death of the Lewinnek "safe zone". J Arthroplasty. 2019;34:1–2.

第 **13** 章 用于个性化髋关节置换的术前规划以及假体不稳定时评价脊柱－骨盆关联的现代成像技术

要点

- 髋关节置换中个性化组件植入的目的是重建正常的髋关节解剖、改善功能和假体生存率。
- 髋关节置换的传统影像学评价包括骨盆前后位片和髋关节穿桌侧位片，对于描绘解剖和假体尺寸很有用，但并未考虑到髋关节在不同姿势下的动态位置。
- 传统的髋臼假体"安全区"不考虑脊柱-骨盆关联和髋臼假体的动态定位，髋臼假体的动态定位会对髋关节置换的功能和稳定性有影响。
- 由于髋部和脊柱疾病之间的高度相关性，坐位和立位 X 线片在获取和分析确定最佳的个性化假体组件位置方面的应用日渐普遍。
- 三维横断面或二维 / 三维重建图像可以更好地描绘髋关节的解剖和假体尺寸以及位置的规划。
- 术后 CT 成像可用来评价个性化髋关节假体植入位置的准确性。

13.1 导言

成功的全髋关节置换手术主要依赖合适的假体选择和精确的股骨和髋臼假体的定位。术前的影像学模板测量是必需的，术中精确执行术前规划对于假体稳定性和界面性能的最大化非常重要。传统上是用 X 线平片来做术前规划、术后随访、假体位置的评价，以及定义假体位置的安全区。然而，随着我们对于脊柱-骨盆动态联动下理想假体位置的理解的加深，更为先进的影像学方法得到了普及。考虑到每个患者髋关节解剖和功能运动学的差异，理想的假体对线和位置会因人而异，因此采用更先进的方法来评估理想的个性化假体位置就非常重要了。

13.2 个性化髋关节置换术

个性化的髋关节假体植入技术的发展是为了解决传统植入假体的并发症问题。传统植入假体的其中一个失败原因是假体之间相互作用不理想（例如边缘负荷和假体撞击），而这些问题与传统方法在模板测量和假体植入（所有患者都采用相似的假体位置）的系统偏差有关，因为传统方法不考虑髋关节解剖、运动学和脊柱-骨盆动态联动的个体差异。较新的个性化髋关节置换术就是为了解决上述问题，改善 THA 术后结果。它可以作为 THA 术式革新的范例。

个性化髋关节置换术的目标是重建正常的髋关节解剖和生物力学，通过更生理化的髋关节置换来提高功能、患者满意度和假体生存率。对于脊柱-骨盆动态联动对于髋关节稳定性影响的探讨非常重要，有关髋关节置换从传统方法到个性化运动学植入技术的转变更为详尽的信息可参阅第 3 章（髋关节置换的发展与未来）。髋关节假体植入技术从传统的系统化方法向个性化植入技术的转变，需要可靠的术后影像学评价方法。

13.3 传统的放射影像学评价

传统的放射影像学评价是用 X 线平片，采用不同的投照角度来获得髋关节疾病、对线、骨性解剖形态和骨质量的信息。髋关节置换术后，X 线平片可以呈现假体的对线、位置、假体周围骨折以及反应性骨改变，如骨溶解和应力遮挡。X 线平片获取方便、便宜，但很难提供一些重要解剖信息，如股骨颈的前倾和髋臼功能性指向。

13.3.1　骨盆前后位片

骨盆前后位片可以卧位或站立位拍摄，因为平均股骨颈的前倾是15°，所以双腿需要内旋15°来完整显示股骨颈。为了合理地评价假体位置，需要在尽可能接近髋关节的位置放置标记（通常25 mm），来计算放大率。髋关节的旋转中心就是股骨头在髋臼内的中心，肢体长度可以通过描画连接两侧"泪滴"或坐骨结节的连线作为水平参考线，比较两侧股骨近端相同点（通常是小粗隆）到此连线的垂直距离来计算。在髋臼侧，平卧位或站立位髋臼杯的外展角可以测量水平参考线和髋臼杯上下缘连线的锐角来表示（图13.1a）。静态的平卧位或站立位髋臼杯的前倾角可以在骨盆前后位片上采用Lewinnek的方法进行测量，这种方法是基于数学公式的计算[1]（图13.1b），或者是用计算机软件基于髋臼杯前后缘形成的椭圆形态来计算。在股骨侧，可以基于对假体的理解和固定方式来对股骨柄的大小和压配进行评价。股骨柄的内外翻对线可以用髓腔对线来评价，股骨的偏心距可以通过股骨头中心到髓腔轴线的垂线距离来测量。此外，静态平卧位或站立位骨盆前后位片上对股骨前倾的测量可以采用Weber的方法[2]，这种方法是通过测量股骨柄颈干角的改变来计算的，可以用下面的公式，股骨柄的前倾角=arcos[tan（实测颈干角）/tan（假体实际颈干角）]。另一个可以测量股骨前倾角的方法叫Budin位，是髋关节的后前坐位[3]。CT扫描是测量股骨解剖前倾角的金标准，通过股骨颈与膝关节后髁线的夹角来表示。

13.3.2　穿桌位和蛙式侧位

穿桌位是让患者平卧，腿内旋15°，对侧髋关节屈曲，X线球管在冠状面上呈45°避开对侧髋关节，瞄向股骨头。Woo和Morrey描述了在穿桌位片上测量静态平卧位髋臼前倾角的方法，即髋臼杯切线与水平面的垂线之间的夹角。这一测量方法的精确性并不好，因为受到骨盆倾斜角度的影响，而骨盆倾斜角度受对侧髋关节屈曲的影响。更新的一个方法是坐骨侧位法，是基于坐骨结节的纵轴来测量髋臼的前倾角，就可以避免上述问题[4]。在这个片子上还可以评价股骨柄的压配和前后向成角，但股骨近端在蛙式侧位上会显示得更好，蛙式片是屈曲并外展45°髋关节将X线球管瞄向股骨头中心，但蛙式位只是股骨的侧位而不是髋臼杯的侧位。

13.3.3　传统评价方法的缺点

采用传统摄片方法进行评估有着一些不尽如人意的方面，例如平片是二维的，骨盆前后位片只能进行髋臼假体在冠状面上的测量，骨盆前后柱的厚度和宽度是无法看到的，在规划髋臼尺寸时不能参考髋臼前后径，即便我们可以通过已知的股骨头直径来推测髋臼的尺寸，但髋关节轴面影像才能更好地显示髋臼前后柱的骨量从而更准确地规划假体的尺寸。

其次，用平片进行评估只能提供髋臼杯外展和前倾角的静态标记点，而髋臼杯角度会随着姿势性骨盆倾斜或旋转角度的变化而变化，而这一过程在

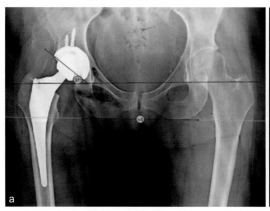
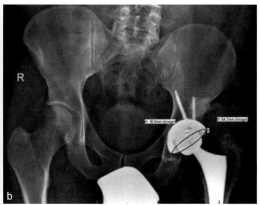

图13.1　（a）髋臼假体的外展角可以在平卧位骨盆前后位片上髋臼杯边缘与"泪滴"连线的夹角来评估。（b）髋臼假体的前倾角可以用Lewinnek的方法来计算［前倾角=arcsin（短轴/长轴）］，近似25°

骨盆前后位片上完全没有体现。静态摄片同时忽略了髋臼、骨盆和脊柱的动态联系，而这些结构在不同的体位姿势时会有所改变。患者可能存在生理的或病理的脊柱-骨盆联动机制，如果我们只是按照Lewinnek[1]定义的髋臼"安全区"外展40°±10°和前倾15°±10°作为目标的话，就会影响到髋臼杯的位置和以及术后不稳定、假体撞击以及边缘负荷的风险。事实上，在一项包括了9784例患者的队列研究中，58%的THA脱位患者假体位于所谓的"安全区"内[5]。

传统的X线平片不足以评判个性化髋关节假体植入的质量，在评价髋关节生物力学参数（偏心距和肢体长度）时用术后平片缺乏准确性，不能够全面反映自然髋关节解剖的重建以及个体的脊柱-骨盆动态的匹配。例如，平片无法告诉术者髋臼杯是否与自然的髋臼横韧带平行，也无法判断为了适应僵硬的腰椎所做出的前倾角调整是否合适，也无法判断假体的前倾角是否重建了自然的股骨前倾角。静态的、二维的平片在术后评价个性化假体位置时的局限性迫使我们使用更先进的成像技术。

13.4　现今的概念与影像学评价

骨盆和腰椎之间的联动会影响到髋臼杯的定位，进而影响到髋关节置换的稳定性。髋关节疾病经常与腰椎疾病、腰椎僵硬或融合伴随存在，而增加了髋关节置换术后不稳定的可能性[6, 7]。这就需要在术前计划髋臼杯位置时进行详细全面的影像学评价以及分析脊柱-骨盆参数和脊柱-骨盆运动，确定这个患者的个体化的"安全区"。传统方法是用髋臼横韧带来引导患者特异的髋臼前倾角，然而，考虑到髋关节的动态特点，基于骨盆倾斜角的髋臼的功能性前倾角是与之不同的[8]。

13.4.1　坐位与站立位的影像学对线

虽然坐位和站立位全长侧位片不是常规摄片方法，但在确定脊柱-骨盆参数变化时特别重要，尤其是合并腰椎疾病、融合或复发髋关节不稳定时用来评价髋臼假体的位置[9, 10]。合并僵硬或融合的脊柱患者，如果出现了假体脱位，通常会发现脊柱屈

曲角度变小、骨盆倾斜角改变减小以及从站立位到坐位髋关节屈曲角度的增加[11]。坐位和站立位片可以用36英寸的底片或EOS™立体成像系统（EOS™ Imaging，巴黎，法国）（图13.2a-d）来拍摄。更多的动态摄片包括屈曲坐位和单腿侧位片越来越普及，因为这些片子能够更好地评价髋关节功能位置和脊柱-骨盆联动，这些方法已经用在了优化定位系统（Optimized Positioning System™）上，用于术前规划个性化的假体组件位置[12]。

可以在坐位和站立位侧位片上测量并分析的几个脊柱-骨盆参数包括（图13.3）：

- 骨盆倾斜角（pelvic tilt, PT）：S1椎体终板中点和股骨头中心连线与垂线的夹角，随着从站立位到坐位时骨盆的后滚，骨盆倾斜角随之增大。
- 骶骨倾斜角（sacral slope, SS）：S1终板线与水平线之间的夹角，骶骨倾斜角随着骨盆后滚而变小。
- 骨盆入射角（pelvic incidence, PI）：S1终板中点和股骨头中心连线与S1终板垂线的夹角，等于SS与PT之和。PI在骨盆运动中维持恒定；但是它可作为骨盆通过倾斜代偿脊柱畸形的能力的指标。
- 腰椎前突角（lumbar lordosis, LL）：L1终板和S1终板之间的Cobb夹角，在正常腰椎通常小于10°。
- 骨盆前平面（anterior pelvic plane, APP）：也可用来代表骨盆的倾斜程度，是双侧髂前上棘连线与耻骨联合构成的平面，垂直线与此平面构成的夹角表示为骨盆前平面-骨盆倾斜角（APP-PT）。

在一个正常有弹性的腰椎，随着从站立位到坐位骨盆倾斜角的增大，髋臼前倾角变大，以降低撞击和后脱位的风险。骨盆倾斜角每增加1°，髋臼前倾角增加0.7°[13]。然而在僵硬或融合的腰椎，虽然还不完全清楚角度变化多少提示脊柱僵硬，但从站到坐的骨盆倾斜角变化减小，通常小于20°[9]。当骨盆倾斜角增大不足够时，坐位髋臼前倾角过小，就增加了撞击和后脱位的风险。

个性化的髋臼假体定位可以基于站立位和坐位X线片上脊柱-骨盆参数来决定，腰椎明显僵硬、从站到坐PT变化非常有限的患者需要增大髋臼杯的前倾角，对于高风险的患者，需要考虑使用双动假体（图13.4）。如果不对患者进行脊柱-骨盆的

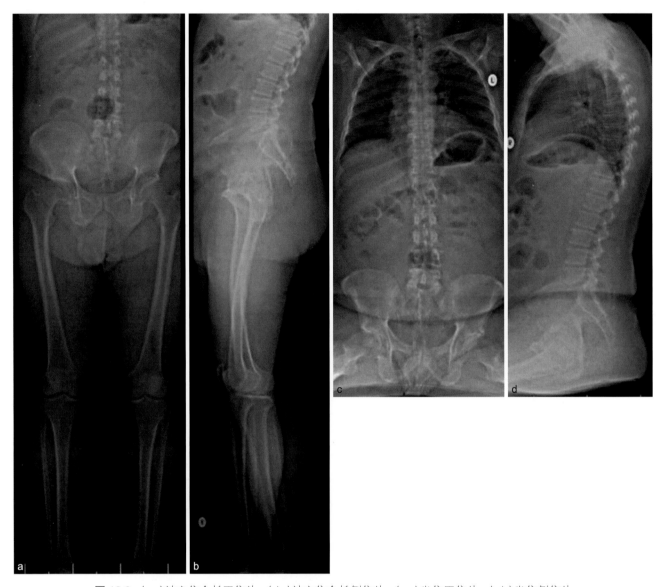

图 13.2 （a）站立位全长正位片，（b）站立位全长侧位片，（c）坐位正位片，（d）坐位侧位片

动态评估，就很难明确谁存在高脱位风险。对每个患者都选择相同的髋臼杯角度可能会导致腰椎僵硬或融合患者的脱位。

13.4.2 全髋关节置换不稳定时髋臼假体定位的评价步骤

在评价髋关节不稳定需要翻修或者髋关节术后脱位高风险的患者时，逐步影像学评价假体位置对于确定优化的个性化假体位置、减少不稳定风险非常重要。

首先，需要拍摄平卧位骨盆前后位片，平卧位的髋臼杯外展角和前倾角可以通过上述的方法来测量，然后可以将站立位或负重位的骨盆前后位片与平卧位的相比较，站立位片可以评价患者在站立或负重下髋臼杯功能性的外展角与前倾角。骨盆倾斜和旋转会对功能性髋臼杯外展角和前倾角产生影响，例如骨盆过度前倾的患者在站立位下髋臼杯的功能性前倾会变小。

其次，拍摄坐位和站立位全长侧位片。可以显示腰椎退行性改变，包括脊柱的融合、强直、滑脱或矢状面失平衡或畸形，这些腰椎疾病会明显

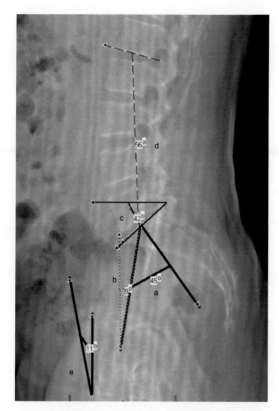

图 13.3　站立位侧位片显示脊柱－骨盆参数测量。a：骨盆入射角，b：骨盆倾斜角，c：骶骨倾斜角，d：腰椎前突角，e：骨盆前平面

地影响脊柱 - 骨盆运动，进而影响髋臼假体的位置和不稳定、假体撞击和边缘负荷的风险。上面罗列的脊柱 - 骨盆参数可以在坐位和站立位片上进行测量，坐位和站立位时髋臼杯前倾角的变化可以按照 Lembeck 的方法来测量[13]。对于骨盆倾斜角度改变较小的患者，从站立位到坐位时髋臼杯前倾的改变也随之变小，在翻修时对于骨盆活动度受限的患者需要考虑增大髋臼杯的前倾角。

13.5　评价个性化组件定位的三维影像

13.5.1　CT 三维成像

THA 术前 CT 扫描并不是常规，但作为某些计算机导航机器人辅助手术规划的一部分经常是需要做的。CT 扫描可以用来规划假体位置，轴位影像上可以显示髋臼的前倾、前后壁的厚度、股骨近端的解剖和前倾角。对于合并骨溶解的复杂病例或髋关节翻修，CT 扫描可以更好地显示出骨缺损，这对于术前计划和假体选择非常重要。但是，CT 扫描仍然是个静态成像，不能反映在不同功能体位下髋臼的动态位置变化。此外，CT 扫描可以确定股骨假体的前倾角，这在评估髋关节不稳定时非常有用。

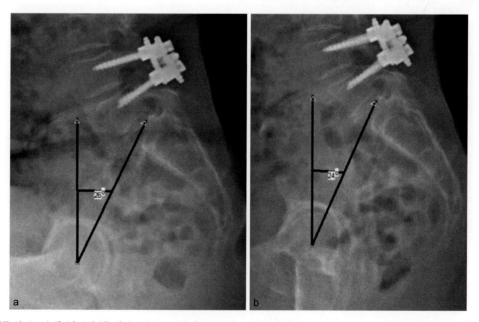

图 13.4　坐位侧位片（a）和站立侧位片（b）显示患者因腰椎退行性疾病行 L4–L5 融合术后骨盆倾斜角在功能位上变化微小，坐位骨盆倾斜角的增大不够减小了髋臼杯的前倾角，这增大了脱位的风险

13.5.2　将二维转为三维图像的统计形状建模方法

虽然三维成像在术前计划和个性化假体位置规划上非常有用，但 CT 或 MRI 也有缺点，比如价格昂贵、费时间、射线暴露（CT）。

统计形状建模（statistical shape model, SSM）技术是基于单个的二维骨盆前后位片来创立一个三维的骨盆表面模型[14]。该技术基于从二维摄片标记点的初始化和与轮廓的迭代匹配，创建三维图像。这种方法是一种创建患者特定的三维图像的可行技术，可以用来术前规划而无需 MRI 或 CT。这一技术还成功地建立了腰椎椎体解剖的三维重建[15]。

13.5.3　利用 CT 评价个性化假体植入

利用 CT 测量假体相对于解剖标记的位置来精确地评价传统的假体位置是可行的，例如髋臼杯的位置和股骨颈的前倾角可以通过参考骨盆前平面和股骨后髁线来测量，类似的，CT 成像也可以用来精确评价个性化假体植入的位置，特别是有术前 CT 做对比的情况下。将术前和术后的影像进行比较即可发现股骨近端、髋臼位置和髋关节旋转中心是否得到了自然的重建，假体的位置是否是按照术前规划的位置精确安装的（图 13.5）。自然髋关节或术前规划和术后的三维 CT 成像的叠加可用来观察个性化假体植入技术的精确性。如果没有术前的三维成

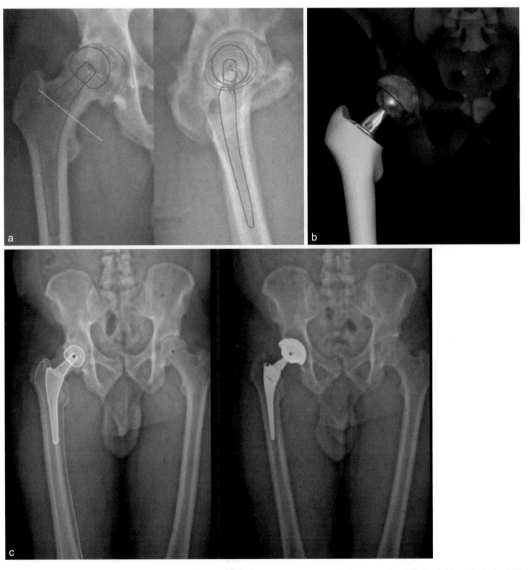

图 13.5　a：图示采用二维 EOS 成像系统来进行髋关节置换的规划；b：三维渲染；c：术后骨盆片的再定位（法国蒙特利埃大学医院 E.Maury 医生提供）

像，可以直接与对侧髋关节进行比较。但是这种方法是有局限性的，因为在特定个体，双侧髋关节的轴向解剖参数（股骨颈和髋臼的前倾角）的对称性可能比以往的认识要差。尽管可以用 CT 成像来对个性化 THA 进行术后评价，但 CT 成像是在平卧位静态下获取的，最好是与前面提到的脊柱－骨盆关联的动态评价方法结合使用。

应该以恢复髋关节自然解剖为目标，将"安全区"与个体化脊柱－骨盆关联相匹配。三维成像技术可以用来评价个性化髋关节植入的精确性和质量。

13.6　结论

传统的影像学采用骨盆正位和髋关节蛙式位或穿桌侧位，虽然有用，但不能反映脊柱－骨盆动态关联，而脊柱－骨盆动态关联又对 THA 的稳定性至关重要。基于最近的发现，假体位置所谓"安全区"的概念已经演变为更为动态的和功能性的定义。为了确定个性化的"安全区"，现代的坐位和站立位对线成像技术对于增加脊柱－骨盆关联和合适的假体位置的理解是必需的，这样可以减小不稳定的风险，优化髋关节的磨损行为。个性化全髋关节假体植入

13.7　病例

75 岁男患者，伴神经根性腰椎病，于 2014 年接受右侧初次全髋关节置换，4 年后经历过两次髋关节前脱位，都是在伸髋体位出现。对于他的髋关节不稳定术前评估包括了平卧位骨盆前后位、穿桌侧位、坐位和站立位前后位和侧位检查（图 13.6）。比较从站立位到坐位的骨盆倾斜角变化有限，提示明显的腰椎僵硬。在站立位，髋臼杯的前倾角大约 35°，而髋臼杯的外展角大约 50°。鉴于髋臼杯的位置不良，建议患者进行髋臼假体的翻修。在手术中，股骨柄的前倾角尚合适，予以保留，利用计算机导航技术将髋臼杯翻修为双动髋臼假体，选择更小的前倾角和外展角。患者术后恢复良好，随访 6 个月未再发生不稳定。

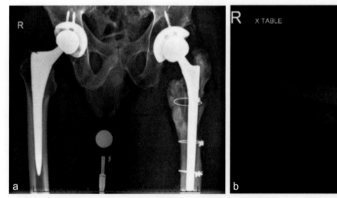
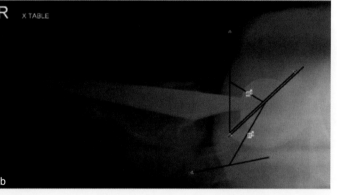

图 13.6　右髋关节置换术后前向不稳定合并退行性腰椎僵硬的术前影像学评估。（a）平卧位骨盆前后位片；（b）平卧位穿桌侧位片显示髋臼假体的前倾角（采用 Woo-Morrey 方法测量）是 48°，采用坐骨侧位法测量的是 31°，测量的差别可能来自患者平卧位倾斜程度的增大；（c）站立位和坐位的前后位片和侧位片；（d）使用软件（Intellijoint）来分析坐位和站立位片上骨盆前平面－骨盆倾斜角的变化，这一变化非常有限，提示腰椎－骨盆僵硬。另外，髋臼杯的外展角和前倾角在站立位分别达到了 51° 和 35°

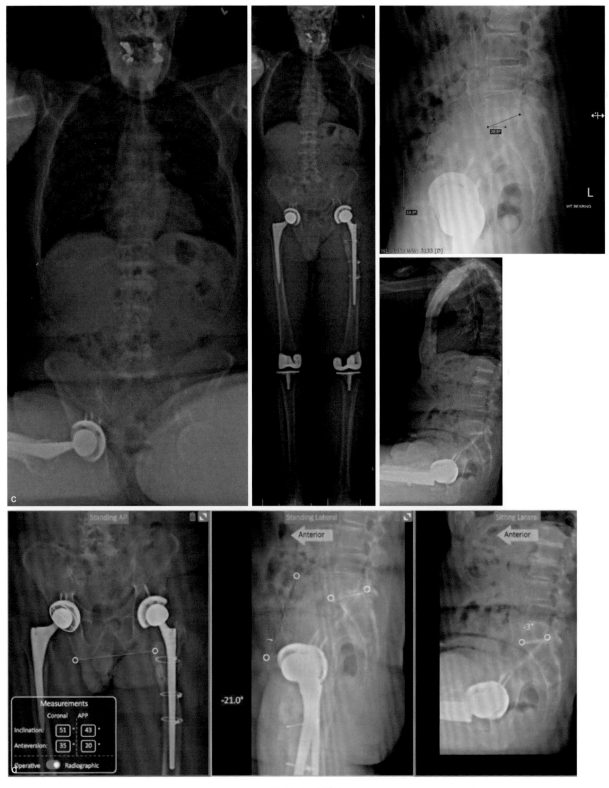

图 13.6 （续）

（Omar A. Behery, Lazaros Poultsides, Jonathan M. Vigdorchik 著

李子剑 译　王志为　谢　杰 审校）

参考文献

1. Lewinnek GE, Lewis JL, Tarr R, Compere CL, Zimmerman JR. Dislocations after total hip-replacement arthroplasties. J Bone Joint Surg Am. 1978;60(2):217.

2. Weber M, Lechler P, von Kunow F, Vollner F, Keshmiri A, Hapfelmeier A, Grifka J, Renkawitz T. The validity of a novel radiological method for measuring femoral stem version on anteroposterior radiographs of the hip after total hip arthroplasty. The Bone Joint J. 2015;97-B(3):306.

3. Woerner ML, Weber M, Craiovan BS, Springorum HR, Grifka J, Renkawitz TF. Radiographic assessment of femoral stem torsion in total hip arthroplasty-a comparison of a caput-collum-diaphyseal angle-based technique with the budin view. J Arthroplast. 2016;31(5):1117.

4. Pulos N, Tiberi Iii JV 3rd, Schmalzried TP. Measuring acetabular component position on lateral radiographs—ischio-lateral method. Bull NYU Hosp Jt Dis. 2011;69(Suppl 1):S84.

5. Abdel MP, von Roth P, Jennings MT, Hanssen AD, Pagnano MW. What safe zone? The vast majority of dislocated THAs are within the Lewinnek safe zone for acetabular component position. Clin Orthop Relat Res. 2016;474(2):386.

6. Buckland AJ, Puvanesarajah V, Vigdorchik J, Schwarzkopf R, Jain A, Klineberg EO, Hart RA, Callaghan JJ, Hassanzadeh H. Dislocation of a primary total hip arthroplasty is more common in patients with a lumbar spinal fusion. The Bone Joint J. 2017;99-B(5):585.

7. DelSole EM, Vigdorchik JM, Schwarzkopf R, Errico TJ, Buckland AJ. Total hip arthroplasty in the spinal deformity population: does degree of sagittal deformity affect rates of safe zone placement, instability, or revision? J Arthroplast. 2017;32(6):1910.

8. Fujita K, Kabata T, Maeda T, Kajino Y, Iwai S, Kuroda K, Hasegawa K, Tsuchiya H. The use of the transverse acetabular ligament in total hip replacement: an analysis of the orientation of the trial acetabular component using a navigation system. Bone Joint J. 2014;96-B(3):306.

9. Kanawade V, Dorr LD, Wan Z. Predictability of acetabular component angular change with postural shift from standing to sitting position. J Bone Joint Surg Am. 2014;96(12):978.

10. Stefl M, Lundergan W, Heckmann N, McKnight B, Ike H, Murgai R, Dorr LD. Spinopelvic mobility and acetabular component position for total hip arthroplasty. The Bone Joint J. 2017;99-B(1 Suppl A):37.

11. Esposito CI, Carroll KM, Sculco PK, Padgett DE, Jerabek SA, Mayman DJ. Total hip arthroplasty patients with fixed spinopelvic alignment are at higher risk of hip dislocation. J Arthroplast. 2018;33(5):1449.

12. Pierrepont JSC, Miles B, O'Connor P, Ellis A, Molnar R, Baré J, Solomon M, McMahon S, Shimmin A, Li Q, Walter L, Marel E. Patient-specific component alignment in total hip Arthroplasty. Reconstr Review. 2016;6(4):27.

13. Lembeck B, Mueller O, Reize P, Wuelker N. Pelvic tilt makes acetabular cup navigation inaccurate. Acta Orthop. 2005;76(4):517.

14. Zheng G. Statistical shape model-based reconstruction of a scaled, patient-specific surface model of the pelvis from a single standard AP X-ray radiograph. Med Phys. 2010;37(4):1424.

15. Zheng G, Nolte LP, Ferguson SJ. Scaled, patient-specific 3D vertebral model reconstruction based on 2-D lateral fluoroscopy. Int J Comput Assist Radiol Surg. 2011;6(3):351.

第五篇
个性化膝关节置换

第**14**章　膝关节解剖结构和生物力学特征及其与膝关节置换的相关性

14.1　什么是正常的膝关节生物力学?

从 20 世纪 60 年代末到 90 年代初,出现了大量的膝关节置换假体的原始设计工作,人们普遍认为膝关节的运动学包括一个刚性的四连杆机制。普遍认为当膝关节屈曲时,这种机制导致两个股骨髁在胫骨顶部向后滚动,然后随着伸直向前滚动。因为这被认为是膝关节屈曲/伸直的正常特征,所以胫骨组件在前后方向上相对不受约束,从而允许"后滚/前滚"。四连杆机制的概念起源于 Zuppinger 的研究成果[1]。这一概念成为公认的矫形外科知识的一部分,因此它出现在许多广泛使用的教科书中。

1941 年,Brantigan 和 Voshell[2] 报道,"股骨内髁充当膝关节的旋转轴。"他们的这一结论基于他们的观察,即内侧半月板在屈曲时几乎不前后移动,而外侧半月板向后移动。从 20 世纪 90 年代后期开始,许多研究人员使用 MRI 和其他技术来证明 Brantigan 和 Voshell 的说法是正确的:股骨内髁几乎在 0° 至 120° 之间没有前后移动,而股骨外髁在

该屈曲范围内前后移动约 20 mm。从 120° 到完全屈曲时又遵循不同的运动方式。

关节面的形状:使用 MRI 观察到的矢状面和冠状面形状和关节形成模式已经通过解剖和冷冻切片[3]、三维数字化[4] 和 CT[5] 得到了确认。以下对关节骨骼形状的描述就是基于这项工作。矢状面的表面形状与屈曲/伸直相关:当圆形股骨表面接触胫骨时,可以认为纯屈曲运动发生在圆形股骨表面的中心周围。**内侧胫股关节间室**:矢状面股骨内髁的关节面可视为偏后的圆形 [屈曲面 (flexion facet,FF)、屈曲面中心 (FF center,FFC) 见图 14.1a],平均半径约为 22 mm,对应着 110° 的膝关节活动弧。髁的最后面部分 (大约 24° 的活动弧) 半径较小,但该部分仅接触后角 (在极度屈曲时),从不接触胫骨本身,因此不是直接胫股关节 [后角面 (posterior horn facet,PHF)] 的一部分。前面有一个第二表面,可以近似为半径较大 (32 mm) 的第二个圆的 50° 活动弧,即伸直面 (extension facet,EF) [伸直面中心 (EF center,EFC)]。胫骨内侧表面,如果从中央剖开,可以看到在大约 25 mm 范围 (屈曲面,FF)

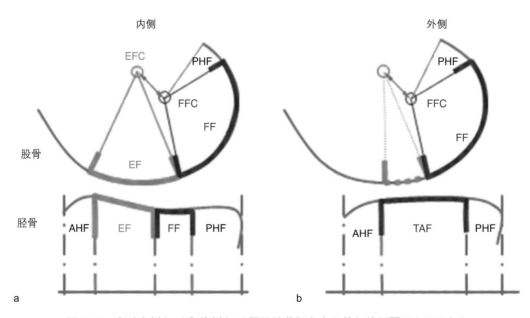

图 14.1　穿过内侧 (a) 和外侧 (b) 胫股关节间室中心的矢状剖面图 (见正文)

内是向后平坦和水平的。这个表面的后 15 mm 总是接触半月板的后角（后角面，PHF）。在前面，在伸直中以 11° 表面斜率向上向前倾斜（伸直面，EF），以接触股骨的前圆形表面。**外侧胫股关节间室：** 在外髁，股骨也有一个偏后的圆形表面（FF，见图 14.1b），对着半径为 21 mm 的平均 114° 的关节活动弧。在前面，伸直面比内髁短得多，因此很难区分。股骨髁的最后面部分（PHF）再次仅接触半月板的后角，而不会接触胫骨。在完全伸直的情况下，关节面的最前端相对平坦，并与前角和胫骨关节面的前端完全接触 [前角面（anterior horn facet，AHF）]。胫骨外侧表面的中央 24 mm 相对平坦 [胫骨关节面（tibial articular facet，TAF）]。向前和向后，表面向下弯曲，以在伸展和屈曲时接收半月板的前后角（AHF，PHF），增强上凸性的印象，通常被描述为

向上凸起。

侧副韧带： 侧副韧带附着点在股骨上的位置有所不同。内侧副韧带（MCL）附着点的内上髁与 EFC 的穿透点重合。首先，在内侧，股骨和胫骨伸直面之间发生接触，股骨关节面在胫骨上围绕 EFC 轴旋转，因此围绕着 MCL 附着点旋转（图 14.2a）。在大约 30° 屈曲时，"摇摆"接触屈曲面，然后股骨关节面围绕 FFC 轴旋转（图 14.2b）。此时，MCL 附着点围绕 FFC 向上向后旋转。外侧副韧带（LCL）附着于外上髁处的股骨。这与股骨屈曲面的中心（即通髁轴的进入点）重合。在完全伸直时，LCL 是紧绷的。当膝关节屈曲时，股骨外髁向后运动，LCL 变得更加垂直，屈曲达到约 90°，韧带明显松弛。屈曲至 120° 时，股骨髁在胫骨后圆表面滚动时"下降"，进一步松弛 LCL。因此，副韧带的不同之

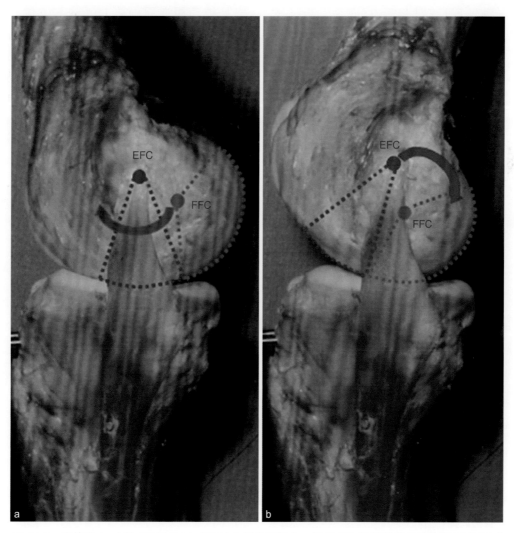

图 14.2　在伸直（a）和 30° 屈曲（b）时从内侧观察标本，显示 MCL 股骨附着点的位置（见正文）

处在于 MCL（至少其前表面部分[6]）在屈曲过程中保持紧绷，而 LCL 随着屈曲而松弛。

髁的相对运动：在本文中，膝关节的运动是在整个下肢的背景下考虑的。孤立地考虑，根据旋转、移位和轴对膝关节运动的描述可以通过作为接触区域的位置或者作为髁的运动给出。本节主要讨论后者。膝关节的运动可分为三段功能性活动弧：终末伸直弧[1]、主动屈曲弧[2]和被动屈曲弧[3]。

终末伸直弧：这从受试者被动伸直的极限开始。这个范围为大约从 5°屈曲到大约 5°过伸。活动弧的特点：接触面不同于主动弯曲的活动弧；纵向旋转和屈曲之间有一种近乎强制性的联系，总是有股骨内旋的趋势。MR 图像显示，旋转是由于股骨外髁持续向前运动，当其发生时，股骨内髁不会前后运动。为达到完全伸直，股骨内髁必须"摇摆"到向上倾斜的胫骨髁上（图 14.3a）；股骨外髁向前滚动到平坦的胫骨表面上（图 14.3b）。最后，当终末旋转结束时，两个髁前后固定，这显然有助于稳定膝关节。

主动屈曲弧：在主动屈曲的弧线中，股骨内髁可被视为一个球体，其旋转产生屈曲、纵向旋转和轻微内翻的可变组合（如果发生侧向抬起）。它很难移位，因此类似于某种程度上受约束的球窝接头。外髁既会滚动，但也会前后"滑动"。这允许围绕穿过中间球体中心（FFC）的轴纵向旋转，并允许围绕穿过两个 FFC 的轴弯曲（因为股骨表面是圆形的并保持与胫骨接触）。在承重和无承重的情况下，股骨内髁前后移位不超过 7.1 mm[7]。股骨外髁也围绕其 FFC 旋转，但与内侧相反，它倾向于通过滚动和滑动的组合向后移位约 15 mm[7, 8]。因此，在膝关节屈曲 10°～120°时，股骨倾向于围绕内轴向外（胫骨向内）旋转约 30°（图 14.4）。在下蹲过程中的活体承重膝关节中，运动的总体模式也是相同的，但是股骨外髁的向后运动可能发生得更早[9]。90°时，胫骨可以纵向自由旋转 20°～30°，而不会伴随屈曲。

被动屈曲弧：从 110°到 120°的过渡区开始，一直持续到研究中的膝关节的被动屈曲极限。该活动弧完全是被动的；大腿肌肉只能抵抗重力将膝关

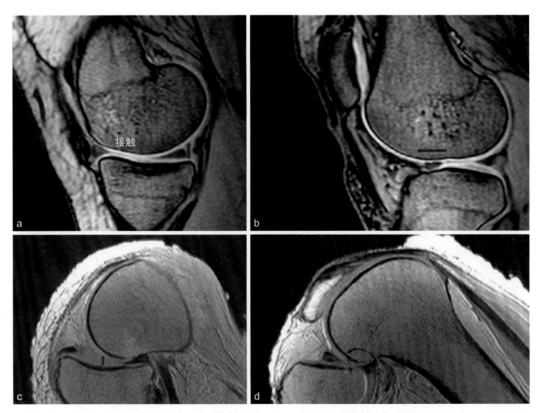

图 14.3 过伸时穿过内侧（a）和外侧（b）间室的矢状 MRI（见正文）；140°屈曲时穿过内侧（c）和外侧（d）间室的矢状 MRI（见正文）

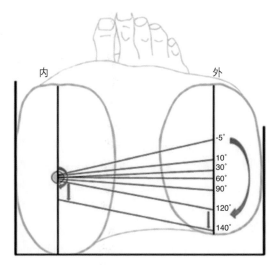

图 14.4　胫骨视图的顶部显示屈曲轴从 −5° 到 140° 屈曲的位置（见正文）

节屈曲到 120° 左右。在 120°~160° 的屈曲范围内，股骨内髁的屈曲面中心向后移动约 5 mm，并上升到内侧半月板的后角。在 160° 处，后角被压缩在股骨皮质和胫骨之间的滑膜凹陷中（图 14.3c）。这限制了屈曲。股骨外髁也向后滚动，外侧半月板的后角随髁一起运动。两者都在胫骨弯曲的后缘向下移动（图 14.3d）。无论是 120°~160° 的事件，还是 160° 处的解剖结构，都不可能是 120° 运动学的持续结果。因此，过度屈曲是一个单独的屈曲弧。这种弧的解剖和功能特征表明，很难设计出一种能使生理运动从 0° 到 160° 的全膝关节置换假体植入物[10]。

从完全伸展到 160° 屈曲的瞬时轴位置：股骨髁由两个圆弧（EF 和 FF）组成，这些弧形成关节面。屈曲的瞬时轴穿过它们的中心（EFC 和 FFC）。测量轴的前后方向作为它们相对于胫骨后侧皮质的垂直位置。在内侧，从完全伸直到屈曲 120°，运动的 96% 为滑动，这使得可以合理地将轴垂直定位在接触的股骨面（即 EFC 或 FFC）的几何中心。在外侧，从完全伸展到屈曲 120°，有大约 40% 的滚动，表明轴位于中心和接触点之间大约一半处。该轴的前后贯穿点将在垂直位低于几何中心，即在垂直于胫骨接触面的线上。在被动屈曲弧（120°~160°）中，当两个股骨髁向后滚动时，屈曲轴的贯穿点似乎位于股骨内侧和外侧关节面的后端[10]。

纵向旋转：纵向旋转可分为伴随屈曲和独立屈曲发生的旋转。我们指的是相对于股骨髁而言胫骨

的旋转，而不是相对于屈曲轴的旋转。纵向旋转轴平行于胫骨长轴。零可以定义为股骨髁在 0° 屈曲时的旋转位置。或者，零可以被定义为股骨髁相对于冠状面的旋转位置。从伸直到 120° 屈曲，股骨内髁没有前后移动，而外髁向后移动 18 mm。图 14.4 显示了胫骨髁的示意图，线条表示内侧和外侧 FFC 从 −5° 到 140° 屈曲的连接。如果胫骨被认为是固定的，股骨倾向于向外旋转 20°。在终末伸展弧期间，股骨向外旋转约 7°。纵向旋转和屈曲之间有一种被认为近乎强制性的联系。在主动屈曲弧中，胫骨（股骨）可以纵向自由旋转 20°~30°，而不会伴随屈曲。因此，通常伴随屈曲的胫骨内旋不是强制性的。在被动屈曲弧期间，当股骨内髁相对于外髁向后移动约 3 mm 时，从屈曲 120° 到 160° 会发生轻微股骨内旋转[10]。

内翻 / 外翻旋转：在完全伸直时，两个侧副韧带都是紧绷的，因此内翻 / 外翻旋转几乎不可能。当膝关节弯曲时，外侧副韧带变得松弛，不仅能绕内轴纵向旋转，还能内翻旋转。图 14.5 所示为 90° 屈曲时胫骨内翻应力下膝关节冠状面部分。外侧关节间隙平均打开 6.7°（所谓的抬起）。外翻应力下的内侧关节间隙平均仅打开 2.1 mm[11]。因此，外侧和内侧屈曲间隙之间明显不对称。这种不对称性可以通过 LCL 松弛度和关节骨骼的形状来解释。在冠状面上，股骨内髁的后部也是球形的；因此，内翻旋转发生在通过这个球体中心的轴周围。在完全屈曲

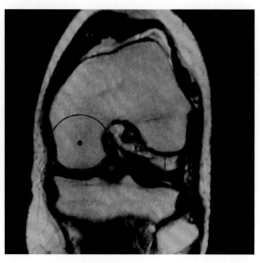

图 14.5　志愿者膝关节 90° 屈曲时的冠状面 MRI（施加内翻应力）。由于正文中解释的原因，LCL 是松弛的，因此在外侧股骨可以与胫骨分开

状态下，测量了志愿者的外翻 - 内翻运动，这些志愿者的膝关节完全屈曲，并手动施加胫骨外翻和内翻应力[10]。在外翻应力下没有检测到运动，但是在内翻应力下外侧间室打开达 10 mm。这些发现可以从观察到的侧副韧带的张力中得到预期。

最后，在主动屈曲弧中，我们可以定义三个相互垂直的运动轴（图 14.6）。它们围绕股骨内髁后部的中心相交（即 FFC）。

14.2　不同个体之间膝关节解剖差异如何？

胫股关节在解剖结构、组织特性、关节动力学和运动学方面的个体差异很大。它受到关节内和关节外参数的影响。

人们越来越关注股骨远端的形状，尤其是种族和性别差异。文献中的数据显示，女性膝关节比男性膝关节窄，不管它的大小如何[12, 13]。据文献报道，标准 TKA（全膝关节置换术）用于女性狭窄的膝关

节会导致股骨部分的内外侧悬出[14]。Bellemans 等[15]认为，除了性别之外，其他因素对膝关节的形状也有影响，而且在两种性别中均有差异，这可以用形态差异来解释。形态类型特点基于骨盆宽度 / 总腿长的比率。不论性别，矮胖体态（肥胖体质）患者的膝关节较宽，瘦高体态（瘦型体质）患者的膝关节较窄。形态类型可显著预测股骨长宽比，但仅微弱预测胫骨长宽比。Lancaster 和 Nunley[16, 17] 报道了正常膝关节胫骨内髁（EFA）的伸直面和屈曲面之间的角度有很大差异，这与年龄无关。增加的 EFA（即更陡的伸展面）和前内侧骨关节炎的 MRI 证据之间有关联。虽然没有证实因果关联，但 Lancaster 推测更陡的角度会增加站立位时 EF 上的载荷持续时间和胫股界面剪切力。Eckhoff 等[18] 提出，在所谓的膝关节"版本"中存在差异，定义为在完全膝关节伸直中胫骨相对于股骨的静态旋转。这个角度代表胫骨相对于股骨的外旋，在膝前疼痛患者中显著增加。总之，胫股关节形态存在很大的个体差异，需要多种 TKA 组件大小和形状来精确复制大多数人的原生关节形态。

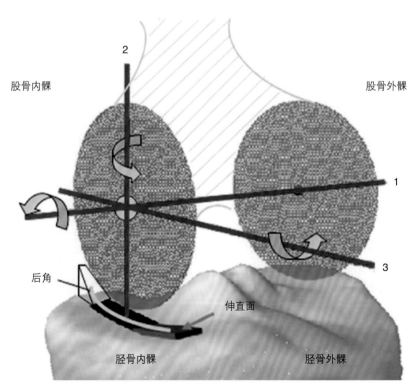

图 14.6　膝关节模型，显示主动屈曲弧中三个运动轴的方向：1. 屈曲轴；2. 纵向旋转轴；3. 内翻 / 外翻轴。它们大致相交于股骨内髁后部的中心

14.3　何时重建和何时不重建膝关节固有解剖结构？

首先，当描述膝关节运动时，必须谨慎确定正在研究的是接触点还是髁，因为两者的运动不同，并且骨骼的运动不能仅从接触区域推导出来；其次，虽然设计一种可以复制髁或接触区域运动的全膝关节置换植入物是可能的，但是复制两者，即产生正常状态，则可能是无法做到的。

TKA 成功的关键是实现正确的对线、适当的平衡和畸形矫正。

使用 Insall 等 [19] 在 TKA 中提倡的机械学对线，在新的关节线上实现均匀的载荷分布。然而，部分患者仍对结果感到失望。Bellemans[20] 报道，越来越多的证据表明，对于许多患者来说，中立位对线不是正常的。对于所谓的固有内翻患者，恢复中立位对线可能不是最好的选择，因为这对他们来说不是正常的。运动学对线的发展旨在在整个运动弧中提供适当平衡的 TKA。运动学对线的概念是根据股骨水平轴，通过股骨组件安装后恢复股骨远端和后髁以及胫骨的关节线，来恢复正常或关节炎前期状态的膝关节功能。

这在没有重度骨缺损和韧带松弛的原发性骨关节炎中是可能的。在这种情况下，通过保留正常的韧带松紧度来进行膝关节表面置换可能是一个有吸引力的选择。

然而，在某些情况下，如创伤后关节炎或类风湿关节炎，通常与重度畸形、严重骨缺损、挛缩和不稳定有关。这种畸形很难仅通过软组织松解来平衡，甚至在原发性 TKA 中也需要额外的限制型假体。为矫正内翻畸形，通常使用各种技术，包括在 TKA 过程中逐步松解和多次针头穿刺松解内侧软组织结构。适当紧绷的 MCL 代表了恢复正常膝关节运动的基本条件。因此，在充分内侧松解后使用解剖学设计的假体是一种选择方法，因为内侧间室的主要稳定结构得到了保留。

固定外翻畸形的矫正在 TKA 中是一项具有挑战性的任务。已有多种恢复肢体对线和矫正不稳定性的技术，包括外侧软组织松解、外侧股骨滑移、髁上截骨术、内侧副韧带重建以及最终使用限制型假体的各种技术。

很少有数据描述重度外翻膝关节的运动学。Baier[21] 描述了屈曲时自相矛盾的纵向旋转，提示外翻膝关节外轴旋转。假设侧副韧带在屈曲过程中表现相反（即 MCL 松弛、LCL 保持紧绷），使用内轴膝关节设计来恢复自然的膝关节运动学即使不是不可能，也将极其困难。在这种情况下，髁限制型假体是最终的选择。

14.4　TKA 能复制自然膝关节运动吗？

全膝关节置换术已有五十多年的使用经验了。该手术成功缓解了患者的疼痛，但骨科医生和患者都在继续寻求更好的功能结果。然而，"遗忘膝"在 TKA 术后并不常见，而全髋关节置换术后"遗忘髋"却很常见。

多项体内分析表明，机械学对线 TKA 后的运动模式与正常膝关节有很大不同 [22]。Pritchett[23] 分析了患者对机械学对线膝关节置换的偏好。在一组 688 例接受双侧膝关节置换术的患者中（排除不良结果后），大多数患者认为一侧膝关节比另一侧更差。他们将此归结于不好的膝关节感觉不太正常、力弱、上下楼梯时疼痛或不太稳定。有趣的是，更好一侧的膝关节都有前后稳定设计：所有患者都更喜欢 ACL-PCL 双韧带保留型假体，或者是内轴型假体。

传统的膝关节置换设计，即后交叉韧带（PCL）保留型和 PCL 替代型膝关节假体，都不能再现正常的膝关节运动学。TKA 后前交叉韧带缺失导致膝关节屈曲时股骨向前运动，即所谓的矛盾运动。然而，过多的关节松弛与持续疼痛和不稳定导致的不良长期结局相关，导致聚乙烯过早磨损。

为提高前后稳定性，引入了双交叉韧带保留的全膝关节置换术。然而，由于保留的交叉韧带不可预测的张力，它在最近几十年没有获得广泛的普及。ACL 张力过高或过低都会导致双交叉韧带保留 TKA 后膝关节僵硬或不稳定 [24]。

为减少运动过程中骨 - 植入物界面的异常应力，引入了活动平台聚乙烯垫片的膝关节置换。但是，其存在相对较高的机械并发症发生率（包括股骨组件的松动、高屈曲时的胫股关节脱位和垫片断裂）[25]。

膝关节的稳定性和运动学取决于肌肉组织、周围韧带、植入物的方向和关节面的几何形状。由于TKA手术目前也在活动量较大的年轻患者中进行，适当的前后稳定性和自然的轴向旋转模式对于良好的髌骨轨迹和改善膝关节屈曲至关重要。

因此，TKA设计应提供前后稳定性，同时允许纵向旋转，即再现自然膝关节的运动模式。该概念基于内侧球窝几何形状和较少约束的外侧，使纵向旋转围绕内轴。这种运动是可能的，因为LCL在屈曲时是松弛的。完全贴合的内侧间室和平坦的外侧胫骨表面，加上紧绷的MCL和松弛的LCL，使得在屈曲中伴随着股骨围绕稳定的内髁作外旋。增加的接触面积减少了接触应力和随后的线性聚乙烯磨损。

完全贴合的内侧设计既不能再现正常的膝关节解剖结构，也不能再现完全伸直的运动。然而，在TKA中，将股骨内髁的前"摇摆"复制到胫骨伸直面上，使其完全伸张，会增加胫骨垫片前唇的负荷，导致过度的聚乙烯磨损。在深度屈曲时，内侧贴合的关节面有利于控制股骨的前后位置。

随着成像和图像处理技术的改进，开发了患者个体化切骨导板和患者个体化植入物，旨在创建尽量模拟膝关节自然解剖结构和运动学的关节表面。

总之，在全膝关节置换术中提供稳定且一致的膝关节运动学是良好的长期临床结果的基本要求。

（Vera Pinskerova, Pavel Vavrik 著

孙相祥 译　温　亮 审校）

参考文献

1. Zuppinger H. Die aktive flexion im unbelasteten Kniegelenk. Bergmann: Züricher Habil. Schr. Wiesbaden; 1904. p. 703–63.
2. Brantigan OC, Voshell AF. The mechanics of the ligaments and menisci of the knee joint. J Bone Joint Surg. 1941;23:44.
3. Iwaki H, Pinskerova V, Freeman MAR. Tibio-femoral movement 1: the shapes and relative movements of the femur and tibia in the unloaded cadaver knee. J Bone Joint Surg. 2000;82B(8):1189–95.
4. Martelli S, Pinskerova V. The shapes of the tibial femoral articular surfaces in relation to tibiofemoral movement. J Bone J Surg. 2002;84B:607–13.
5. McPherson A, Karrholm J, Pinskerova V, Sosna A, Martelli S. Imaging knee motion using MRI, RSA/CT and 3D digitization. J Biomech. 2005;38(2):263–8.
6. Gardiner JC, Weiss JA, Rosenberg TD. Strain in the human medial collateral ligament during valgus loading of the knee. Clin Orthop Rel Res. 2001;391:266–74.
7. Johal P, Williams A, Wragg P, Gedroyc W, Hunt M. Tibio-femoral movement in the living knee. An in-vivo study of weight bearing and non-weight bear-

8. ing knee kinematics using 'interventional' MRI. J Biomech. 2005;38(2):269–76.
8. Kurosawa H, Walker PS, Abe S, Garg A, Hunter T. Geometry and motion of the knee for implant and orthotic design. J Biomech. 1985;18(7):487–99.
9. Hill PF, Vedi V, Iwaki H, Pinskerova V, Freeman MAR, Williams A. Tibio-femoral movement 2: the loaded and unloaded living knee studied by MRI. J Bone Joint Surg. 2000;82B(8):1196–8.
10. Pinskerova V, Samuelson KM, Stammers J, Maruthainar K, Sosna A, Freeman MAR. The knee in full flexion an anatomical study. J Bone Joint Surg. 2009;91B(6):830–4.
11. Tokuhara Y, Kadoya Y, Nakagawa S, Kobayashi A, Takaoka K. The flexion gap in normal knees: a MRI study. J Bone Joint Surg. 2004;86B:1133–6.
12. Dargel J, Joern WPM, Feiser J, Ivo R, Koebke J. Human knee joint anatomy revisited: morphometry in the light of sex-specific Total knee arthroplasty. J Arthroplast. 2011;26(3):346–53.
13. Guy SP, Farndon MA, Sidhom S, Al-Lami M, Bennett C, London NJ. Gender differences in distal femoral morphology and the role of gender specific implants in total knee replacement: a prospective clinical study. Knee. 2012;19(1):28–31.
14. Koninckx A, Deltour A, Thienpont E. Femoral sizing in total knee arthroplasty is rotation dependent. Knee Surg Sports Traumatol Arthrosc. 2014;22(12):2941–6.
15. Bellemans J, Carpentier K, Vandenneucker H, Vanlauwe J, Victor J. The John Insall Award. Both morphotype and gender influence the shape of the knee in patients undergoing TKA. Clin Orthop Relat Res. 2010;468:29–36.
16. Lancaster BJA, Cottam HL, Pinskerova V, Eldridge JDJ, Freeman MAR. Variation in the of the tibial plateau. A possible factor in the development of antero-medial osteoarthritis of the knee. J Bone Joint Surg. 2008;90B(3):330–3.
17. Nunley RM, Nam D, Johnson SR, Barnes CL. Extreme variability in posterior slope of the proximal tibia: measurements on 2395 CT scans of patients undergoing UKA. J Arthroplast. 2014;29:1677–80.
18. Eckhoff DG, Brown AW, Licoyne RF, Stamm ER. Knee version associated with anterior knee pain. Clin Orthop Relat Res. 1997;339:152–5.
19. Insall JN, Binazzi R, Soudry M, et al. Total knee arthroplasty. Clin Orthop Relat Res. 1985;192:13–2.
20. Bellemans J. Neutral mechanical alignment: a requirement for successful TKA: opposes. Orthopedics. 2011;34:e507–9.
21. Baier C, Benditz A, Koeck F, Keshmiri A, Grifka J, Maderbacher G. Different kinematics of knees with varus and valgus deformities. J Knee Surg. 2018;31(3):264–9.
22. Blakeney W, Clément J, Desmeules F, Hagemeister N, Rivière C, Vendittoli PA. Kinematic alignment in total knee arthroplasty better reproduces normal gait than mechanical alignment. Knee Surg Sports Traumatol Arthrosc. 2019;27(5):1410–7.
23. Pritchett JW. Patient preferences in knee prostheses. J Bone Joint Surg. 2004;86B(7):979–82.
24. Okada Y, Teramoto A, Takagi T, et al. ACL function in bicruciate-retaining total knee arthroplasty. J Bone Joint Surg Am. 2018;100:e114(1-7) d.
25. Chang CW, Lai KA, Yang CY, et al. Early mechanical complications of a multidirectional mobile-bearing total knee replacement. J Bone Joint Surg. 2011;93-B(4):479–83.

第 **15** 章　全膝关节置换术的未来

要点

- 膝关节置换经过 50 多年的发展，我们仍然不能非常确定地给我们的患者一个"遗忘膝"。
- 更好地了解人体解剖将有助于在假体植入过程中确定手术目标。
- 精确的外科手术工具，例如计算机导航、个性化工具或机器人技术，对于实现每个患者的个性化目标将非常有价值。
- 更多可选择的尊重解剖学的手术方式和假体可能会更好地重现自然关节运动学。
- 改善围手术期管理并减少不良事件将仍然是实现成功的膝关节置换的主要因素。
- 膝关节置换术的未来取决于我们重建每个患者独有的膝关节解剖和功能的能力。

15.1　导言

尽管全膝关节置换术（total knee arthroplasty, TKA）被认为是一种具有成本 - 效益的治疗措施，但大多数患者并未体验到术后自然的关节活动。据报道，多达 20% 的患者感到不满意[1, 2]。一项 TKA 术后步态分析的系统评价表明，患者与正常对照组相比在运动学上存在显著差异[3]。由于过去我们在知识和技术上都存在明显不足，TKA 还远远没有达到可以重现正常的膝关节运动学。TKA 术后不尽如人意的功能和患者满意度促使我们重启整个研发过程。我们对膝关节解剖学和生物力学的深入理解可能意味着改善 TKA 疗效的方法。假体的设计需要改进以重现自然膝关节的解剖和运动学。导航、个性化截骨工具和机器人等更精准的手术技术需要进一步完善。TKA 的未来将是重建更自然的膝关节，从而提高患者的满意度，并最终达到"遗忘"关节的目标。

15.2　历史观点

膝关节的解剖及其运动学很复杂，人们对此知之甚少。正常的解剖差异很大，而病理改变进一步增加了其差异性[4-6]。20 世纪 70 年代开始实施 TKA 手术时，手术器械的精度很差，并且假体植入错误频繁发生[7]。所以当时的关注点是假体的在位率，而不是恢复正常的膝关节解剖和功能。为简化手术操作，外科医生选择了中立位的股骨和胫骨截骨方法，以产生矩形的屈曲和伸直间隙以及中立位的下肢机械轴。不重建患者个体的解剖，而把重点放在了手术标准化。机械学对线技术导致的骨骼解剖学改变与内 - 外侧和屈 - 伸关节间隙不平衡相关[8]。多种软组织松解技术被推广应用，以强迫患者的软组织适应非解剖性的截骨。

每个人的膝关节的解剖都存在很大的差异。全膝关节置换术（TKA）时精确恢复该解剖可改善膝关节稳定性、运动学和临床功能。因此 TKA 的未来应该着眼于通过个性化的关节置换来恢复个体的膝关节解剖。目前，人们对 TKA 的新的对线方法越来越感兴趣。将来，随着从传统的机械学对线转向个性化对线或运动学对线[9]（图 15.1），这种趋势可能会更明显。在第 24、第 25 和第 26 章详细讨论了这些对线技术的原理。作者们认为有限的运动学对线（restricted kinematic alignment，rKA）方法既有重建患者固有的下肢解剖学的优势，又可以使假体的方向位于安全区内，从而避免了重建可能导致假体早期失败的极端病理状态。

传统的 TKA 器械将外科医生限制在标准的对线范围内，因此需要新的器械和技术来实施个性化对线。

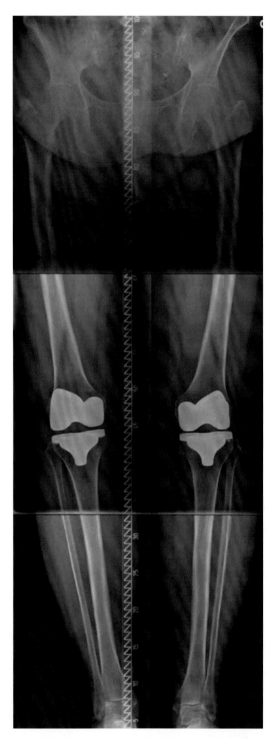

图 15.1 病例展示：患者在两个膝关节都植入了相同的假体，但是右膝关节用的是 MA 技术，而左侧膝关节用的是 KA 技术。患者左侧膝关节更早实现了良好的关节活动度、达到更高的临床评分，并且主观感受左膝更好

15.3　精准的技术

由于计算机导航、个性化截骨工具（PSI）和机器人等新技术的应用，现在可以获得更高的手术精度。这些技术使外科医生个性化地安放膝关节假体，以重建个体的膝关节解剖。对这些技术的进一步研究和完善将决定未来更可能使用哪种技术。

大量证据表明计算机导航比传统器械具有更高的精度[10]，但计算机导航可以转化为更好的临床结果的证据非常有限[11]。因为机器人在矫形外科是最新的技术，目前在文献中还缺少证明其有效性的证据。与计算机导航或机器人外科手术（这两种技术的手术计划在手术时进行）相比，PSI 的好处之一是可以对手术进行标准化，并可在术前完成所有计划，这可能会有助于缩短手术时间。

毫无疑问，提高手术的精准度是一个重要目标。更高的精准度并不能总是带来更好的临床结果的原因[12]可能是因为我们的目标是错误的目标（图 15.2）。如果这样精准的假体安放与改善患者的满意度没有关系，则准确获得中立位的髋‐膝‐踝角的价值有限。如果为每个患者制定个性化的对线目标，那么提高精度可能会显示其价值。

我们在最近的一项研究中，使用计算机导航，比较了运动学对线或机械学对线技术植入的 36 个 TKA 患者（单半径，CR 假体）的步态运动学参数，一组 170 名健康志愿者作为对照[13]。18 个运动学对线的 TKA 患者按性别和年龄匹配了 18 个机械学对线的患者。使用 Knee KG ™（Emovi, Laval, Canada）软件评估膝关节运动学（图 15.3）。与健康的膝关节相比，运动学对线组在矢状面上的活动范围、最大屈曲角度、外展内收运动曲线或胫骨外旋等方面没有明显的运动学差异。相反，机械学对线组与健康组相比在膝关节运动学上有几个显著差异：矢状面活动范围较小（49.1° *vs.* 54.0°，$p=0.020$），最大屈曲角度减小（52.3° *vs.* 57.5°，$p=0.002$），内收角增加（2.0°～7.5° *vs.* -2.8°～3.0°，$p<0.05$），胫骨外旋增加（平均 2.3°±0.7°，$p<0.001$）。运动学对线组的术后 KOOS 评分明显高于机械学对线组（74.2 *vs.* 60.7，$p=0.034$）。上述结果表明，更好地恢复个体的膝关节解剖和韧带张力可以改善膝关节的运动学和临床效果，并提高患

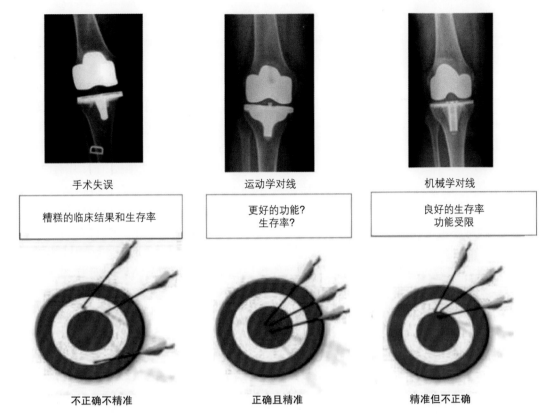

图 15.2 左侧 X 线片展示了类似于下方靶标上缺乏准确度的手术失误。右侧的 X 射线片代表了良好实施的 MA TKA，假体植入精确度很高，但偏离了靶心。中间部分显示了 KA TKA 精准地重建了患者的膝关节解剖

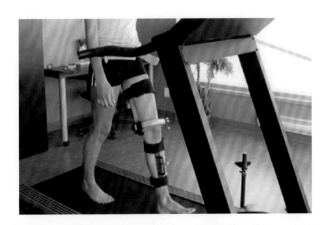

图 15.3 在跑步机上行走的患者，左膝关节上的 Knee KG™ 设备用来评估膝关节运动学

者满意度。

另一方面，采用非解剖设计假体进行患者个性化的假体植入也没有任何意义。下一个合理的举措应是使用个性化的假体，以重建个体的膝关节解剖。

15.4 定制假体

最近，作为一项新技术，TKA 的定制假体已被开发出来，以便重建自然膝关节的解剖学和运动学。将假体的几何形状和骨性解剖相匹配有助于恢复患关节炎前自然的下肢对线。Belzile 和 Bonnin 等在第 19 章和第 22 章讨论了这种患者专用假体的优点，其中包括优化的假体设计以适合患者的骨骼，可以避免假体悬出或覆盖不足。通过避免由于不对称的截骨而导致的韧带松弛，可以改善韧带平衡。通过恢复膝关节的自然曲率半径来改善屈曲中段稳定性和运动学，通过恢复股骨自然旋转和定制的滑车形态可能会改善髌股轨迹。

膝关节的解剖已被证明随性别、种族和体型而异 [14, 15]，不仅如此，膝关节解剖在这些分组内也存在较大差异，这说明每个人都有独特的膝关节解剖 [16]。这些结果提示定制假体将会对试图重现这种个体差异有利。

尽管定制假体重建了自然膝关节的骨性解剖和下肢对线，但使用定制假体仍需要切除交叉韧带。交叉韧带切除会影响膝关节运动学。也许，通向更自然的"遗忘膝"的道路应该从保留交叉韧带开始。

保留前、后交叉韧带的 TKA 并不是一个全新的术式，但正如 Pritchett 等在第 23 章中指出的，只是涌现了一批全新的假体设计。最初类似的设计理念的假体具有较高的失败率，至少一部分原因是因为保留交叉韧带的技术要求较高。但是如果正确操作并合理植入，有证据表明该类型假体具有良好的远期在位率和优秀的临床结果。

保留交叉韧带要保证膝关节周围所有的韧带都要保持合理的张力，这样通过膝关节的负重力的传递才会正常，膝关节运动学也更加自然。使用传统的 CR 假体的 TKA 通常表现出随着膝关节屈曲的加大，股骨髁的反常前移和反向轴向旋转[17, 18]。这种常见的运动模式的原因被认为是 ACL 的缺失无法对抗平衡 PCL，以及传统假体改变了关节面的几何形状[19]。

保留前、后交叉韧带的患者专用/定制设计的假体便于术中植入并降低特殊并发症（例如胫骨髁间棘骨折）的风险，这也可能是重建正常膝关节运动学的一种方案。

15.5　优化围手术期管理

TKA 手术的许多进展都与围手术期的管理优化有关。目前，关节置换术后患者住院天数明显减少。在 TKA 手术中引入加速术后康复（enhanced recovery after surgery，ERAS）的原则，使患者的健康水平提高到可以让他们当天出院回家的水平（图 15.4）。

在我们的机构中实施 ERAS 方案对患者的临床结果产生了重大影响。我们应用 Clavien-Dindo 量表、住院时间以及医疗护理费用等指标，对比了我们最初的 120 例 ERAS 短期住院 THA 或 TKA 患者和 150 例匹配的以前住院的 THA 或 TKA 患者的并发症的分级[20]。与标准组相比，ERAS 病例的 1 级和 2 级并发症发生率较低（平均 0.8 *vs.* 3.0，*p* ＜ 0.001）。两组在 3、4 或 5 级并发症方面无差异。ERAS 组的 THA 患者平均住院时间缩短了 2.8 天（0.1 *vs.* 2.9 天，*p* ＜ 0.001），TKA 患者缩短了 3.9 天（1.0 *vs.* 4.9 天，*p* ＜ 0.001）。ERAS 短期住院方案减少的平均直接医疗成本，每例 THA 为 1489 加元，每例 TKA 为 4206 加元。在我们机构为正在接受 THA 或 TKA 治疗的患者实施 ERAS 短期住院方

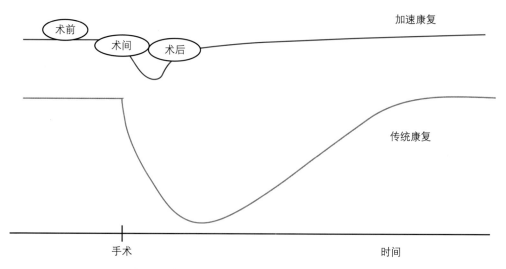

图 15.4　ERAS 方案旨在减少手术对患者功能的影响，患者将更快地恢复术前状态

案不仅可以缩短住院时间，还可以改善患者照护水平并降低直接医疗费用。

成功的 ERAS 需要麻醉师、外科医生、物理治疗师、护士和医院管理人员之间的跨学科合作。膝关节置换术的未来是改善围手术期管理，以实现"无痛、无风险的手术"的最终目标[21]。

15.6 结论

对于关节外科医生而言，这是一个激动人心的时刻。TKA 手术最初的目标是使假体具有良好的在位率，现在关节外科的工作重点已转移到改善患者功能、运动学和满意度。新的更精确的辅助对线工具、尊重并重现自然对线和解剖、更完善地保护软组织和韧带等是该领域当前和未来的发展方向。膝关节置换术的未来将是个性化的关节重建。患者专用的 / 定制的假体、精确安装以匹配患者的解剖、系统的围手术期管理，三者相结合有望成为关节置换手术的圣杯："遗忘膝"（ a forgotten or natural knee joint ）。

（ William G. Blakeney, Pascal-André Vendittoli 著

王志为 译 钱文伟 李子剑 审校 ）

参考文献

1. Collins M, Lavigne M, Girard J, Vendittoli PA. Joint perception after hip or knee replacement surgery. Orthop Traumatol Surg Res. 2012;98:275–80.
2. Bourne RB, Chesworth BM, Davis AM, Mahomed NN, Charron KDJ. Patient satisfaction after total knee arthroplasty: who is satisfied and who is not? Clin Orthop Relat Res. 2010;468:57–63.
3. McClelland JA, Webster KE, Feller JA. Gait analysis of patients following total knee replacement: a systematic review. Knee. 2007;14:253–63.
4. Bellemans J, Colyn W, Vandenneucker H, Victor J. The Chitranjan Ranawat award: is neutral mechanical alignment normal for all patients? The concept of constitutional varus. Clin Orthop Relat Res. 2012;470:45–53.
5. Almaawi AM, Hutt JRB, Masse V, Lavigne M, Vendittoli P-A. The impact of mechanical and restricted kinematic alignment on knee anatomy in total knee arthroplasty. J Arthroplast. 2017;32:2133–40.
6. Eckhoff DG, Bach JM, Spitzer VM, et al. Three-dimensional mechanics, kinematics, and morphology of the knee viewed in virtual reality. J Bone Joint Surg Am. 2005;87(Suppl 2):71–80.
7. Robinson RP. The early innovators of today's resurfacing condylar knees. J Arthroplast. 2005;20:2–26.
8. Blakeney W, Beaulieu Y, Puliero B, Kiss MO, Vendittoli PA. Bone resection for mechanically aligned total knee arthroplasty creates frequent gap modifications and imbalances. Knee Surg Sports Traumatol Arthrosc. 2019. https://doi.org/10.1007/s00167-019-05562-8.
9. Rivière C, Vigdorchik JM, Vendittoli PA. Mechanical alignment: The end of an era! Orthop Traumatol Surg Res. 2019;105(7):1223–6.
10. Hetaimish BM, Khan MM, Simunovic N, Al-Harbi HH, Bhandari M, Zalzal PK. Meta-analysis of navigation vs conventional total knee arthroplasty. J Arthroplast. 2012;27:1177–82.
11. de Steiger RN, Liu YL, Graves SE. Computer navigation for total knee arthroplasty reduces revision rate for patients less than sixty-five years of age. J Bone Joint Surg Am. 2015;97:635–42.
12. Abdel MP, Ollivier M, Parratte S, Trousdale RT, Berry DJ, Pagnano MW. Effect of postoperative mechanical axis alignment on survival and functional outcomes of modern total knee arthroplasties with cement: a concise follow-up at 20 years. J Bone Joint Surg Am. 2018;100:472–8.
13. Blakeney W, Clement J, Desmeules F, Hagemeister N, Riviere C, Vendittoli PA. Kinematic alignment in total knee arthroplasty better reproduces normal gait than mechanical alignment. Knee Surg Sports Traumatol Arthrosc. 2019;27(5):1410–7.
14. Leszko F, Hovinga KR, Lerner AL, Komistek RD, Mahfouz MR. In vivo normal knee kinematics: is ethnicity or gender an influencing factor? Clin Orthop Relat Res. 2011;469:95–106.
15. Bellemans J, Carpentier K, Vandenneucker H, Vanlauwe J, Victor J. The John Insall Award: both morphotype and gender influence the shape of the knee in patients undergoing TKA. Clin Orthop Relat Res. 2010;468:29–36.
16. van den Heever DJ, Scheffer C, Erasmus P, Dillon E. Classification of gender and race in the distal femur using self organising maps. Knee. 2012;19:488–92.
17. Yoshiya S, Matsui N, Komistek RD, Dennis DA, Mahfouz M, Kurosaka M. In vivo kinematic comparison of posterior cruciate-retaining and posterior stabilized total knee arthroplasties under passive and weight-bearing conditions. J Arthroplast. 2005;20:777–83.
18. Cates HE, Komistek RD, Mahfouz MR, Schmidt MA, Anderle M. In vivo comparison of knee kinematics for subjects having either a posterior stabilized or cruciate retaining high-flexion total knee arthroplasty. J Arthroplast. 2008;23:1057–67.
19. Zeller IM, Sharma A, Kurtz WB, Anderle MR, Komistek RD. Customized versus patient-sized cruciate-retaining total knee arthroplasty: an in vivo kinematics study using mobile fluoroscopy. J Arthroplast. 2017;32:1344–50.
20. Vendittoli PA, Pellei K, Desmeules F, Lavigne M, Massé V, Loubert C, Fortier L-P. Enhanced recovery short-stay hip and knee joint replacement program improves patients outcomes while reducing hospital costs. Orthop Traumatol Surg Res. 2019;105(7):1237–43.
21. Kehlet H. Enhanced recovery after surgery (ERAS): good for now, but what about the future? Can J Anaesth. 2015;62:99–104.

第**16**章 全膝关节置换的运动学对线技术

要点

- 运动学对线（KA）技术是相对较新的全膝关节假体植入技术。
- 大部分患者适合 KA 技术，并且大部分初次置换假体也可实现 KA 技术。
- 股骨组件的运动学对线相对简单易行，以此为基础，胫骨组件的运动学对线可联合测量截骨和韧带平衡技术来实现。因为手术技术不复杂，而且复杂病例少见，KA 技术总体来说是可靠的。
- 尽管很多患者严重的术前畸形会导致 KA 术后胫骨假体、膝关节、下肢的对线超过了机械学对线的内外翻安全范围，但仍获得非常好的术后功能。
- 由于改善了膝关节的生物力学，假体寿命也相应延长。一项纳入 222 例连续病例的前瞻性研究报道了 KA-TKA 优秀的 10 年假体生存率。然而，KA 患者的长期临床结果还需进一步证实。
- 对于严重的下肢固有畸形，运动学假体定位可能需要调整以减轻下肢畸形的程度，并期望改善假体的生物力学性能，即有限的运动学对线（restricted kinematic alignment，rKA）的概念。
- 需要开发适应 KA 技术的新型假体。

16.1 导言

16.1.1 运动学对线的概念

全膝关节置换术（TKA）的运动学对线（kinematic alignment，KA）技术是近些年来发展起来的技术，旨在恢复膝关节解剖形态，实现假体的运动学对线[1]。运动学对线的目标是：切除的软骨＋骨量厚度与安装的假体厚度一致，并使髌骨和胫骨围绕在股骨远端的膝关节运动轴运动[2-4]。与单间室膝关节置换相似，运动学对线恢复了原有的膝关节力线的方向，并维持了膝关节原有的松弛度，而无须进行软组织松解[5]（图 16.1）。

16.1.2 运动学对线的原理

由于机械学对线（mechanically aligned，MA）技术导致的一些并发症无法通过现有的技术解决，同时，近年来 MA 的基本原理受到了挑战。在此背景下，KA 技术逐渐发展起来。

由于 MA-TKA 存在目前技术无法解决的残留并发症[6-10]，提示了 MA 技术固有的局限性。据报道，MA-TKA 后残留的膝关节症状（例如疼痛、不稳定、积液）和患者不满意的比例分别高达 50% 和 20%[6-10]，而且无论是现代多种设计的 TKA 假体，还是技术辅助设备（例如计算机辅助、机器人技术、个性化截骨工具）都无法解决这些问题[6-10]。MA 技术目前正在面临技术上的挑战[11-13]，假体植入千篇一律的对线目标[5]会导致非生理性的人工膝关节解剖[5, 11, 14]、平衡[11, 15]和生物力学[16-18]。如果所有患者假体植入的目标对线都非常相似，它就不会重现个体间的膝关节解剖[14, 19]和松紧度[20]的差异，这可能是非生理性膝关节松弛、残余不稳定[10, 11, 15]和异常膝关节运动学[13, 16, 17]的原因。以下发现能说明 MA 技术的上述缺点：

1. 股骨远端外侧髁的过度填塞非常常见[11]：在屈膝过程中，它会导致髌骨外侧支持带受到异常牵张。
2. 侧副韧带不平衡经常无法纠正：测量截骨法（≥2 mm 的韧带不平衡发生率大约占 40%）[11, 12]，间隙平衡法（膝关节屈曲间隙比自然膝关节更紧）[15]。

机械学对线的原理正面临挑战

MA 技术的第一大支柱是将膝关节假体统一垂直于股骨和胫骨机械轴线放置。实际上，大量证据

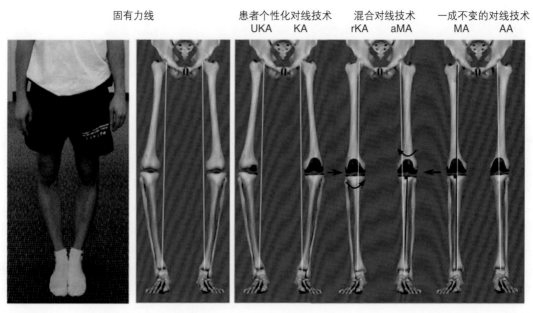

固有力线　　　患者个性化对线技术　　混合对线技术　　一成不变的对线技术
　　　　　　　　UKA　　KA　　rKA　　aMA　　MA　　AA

图 16.1　不同的膝关节置换对线技术。机械学对线（MA）和运动学对线（KA）是两种不同的膝关节组件植入技术。通过调整 MA 和 KA 的组件位置，可以实现更生理的（调整 MA，aMA）或生物力学的（有限的 KA，rKA）假体安放。仅单间室膝关节置换术（UKA）、KA 和 rKA 是个性化的假体植入技术

表明，膝关节运动由三个轴决定（图 16.2）[2]，圆柱（或经髁）轴是胫骨绕股骨从 10° 屈曲到 120° 的有效运动轴 [4]。

　　MA 技术的第二个支柱是，站立时生成中立位对线的膝关节会营造膝关节友好的生物力学环境的假设，这个环境即使在行走过程中也能持续存在。通过减少组件的相互作用力，延长假体的使用寿命。但实际上现在许多研究已经挑战了这个观点。研究发现静态站立时下肢对线 [髋 - 膝 - 踝（HKA）角]

并不能很好地预测远期 MA-TKA 失败的风险 [21, 22]。这可能是由于 HKA 角是一个动态（或功能性）值，该角在承重 [23] 和步行 [24] 时会发生变化，并且只能部分预测膝关节的内收力矩 [24, 25] 和内侧股胫关节的作用力 [26]。

　　MA 技术的最后一个支柱是，矩形、相等的屈伸间隙有临床益处的假设。但是，最近的一些研究表明，保留内、外侧间室之间以及屈伸间隙间不同的韧带生理松紧度，可能事实上更具临床优势 [27]。

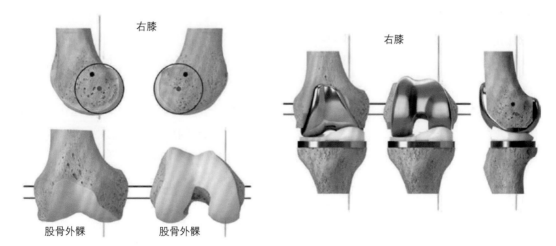

图 16.2　运动学植入的膝关节组件按照三个主要膝关节旋转轴对齐，这些旋转轴决定了膝关节的生理运动。这可以通过解剖位置放置膝关节假体，其实就是真正的等量替换来实现。经髁或圆柱轴（绿色）；髌骨轴（紫色）；胫骨纵轴（黄色）

16.1.3 KA 的优势

与传统的膝关节置换技术相比，KA 技术旨在通过更具生理性和可重复性的假体植入来改善膝关节置换术后的功能、患者满意度和假体寿命。目前研究表明尊重解剖学的膝关节重建术在临床上是有益的[28]，它是通过形成接近生理状态的假体周围软组织张力[29, 30] 和膝关节生物力学[31-34] 来实现的。而且与 MA 相比，KA-TKA 在动力学方面也可能具有优势（降低膝关节假体接触力）[31, 33, 34]。KA 的这些特性和生物力学优势将有望降低那些年轻的、要求和期望更高和预期寿命更长的患者膝关节置换术后翻修的风险[7, 8]。

16.2   KA 的术前计划

16.2.1 什么患者可以做 KA

初次置换的患者因严重软组织失衡（例如 MCL 松弛和严重膝外翻）或严重骨缺损需要使用翻修假体时不适合行 KA 手术。因为翻修假体的设计，假体柄与相应部件呈一定角度（股骨通常为 6°，胫骨通常为 0°）。

目前尚无证据表明膝关节骨关节炎倾斜的关节线会妨碍医生选择 KA 技术。在一项 219 个 KA-TKA 患者 10 年连续随访中，术后内翻或外翻对线（＞3°）的患者与中立位对线的患者临床结果相似。仅有 3 例无菌性松动（1.6%），并且都与假体定位的技术性失误有关[35]。同样，在 3212 例 KA-TKA 中仅报告了 13 例髌骨不稳，这表明以运动学方式植入膝关节假体，可以安全地重建绝大多数髌骨-

股骨关节和股骨 - 胫骨旋转轴[36]。

然而，某些固有的膝关节解剖类型很可能原本就表现为较差的生物力学，因此重建这种解剖学形态在临床上是不利的（膝骨关节炎 2、3 和 5 型；表 16.1）。

- KA 冠状面对线的安全范围尚未明确[5]。这解释了为什么有些术者一般会选择 KA，除非患者过度偏离平均的固有性膝关节解剖形态[37, 38]。在这种情况下，这些术者将通过稍微偏离自然解剖结构来调整假体的位置[37, 38]。此即有限的运动学对线的概念。Montreal 详细说明了这种对线方法（参见第 17 章）[37, 38]。不能将异常的力线与外伤引起的关节外畸形（例如股骨干畸形愈合）混淆，骨折畸形愈合是非生理性的。这常需要同期行截骨手术及 TKA 术，或先行截骨矫形手术，再行 TKA 手术。
- 同样，KA 旋转对线的安全范围也是未知的[5]。髌骨不稳定的患者（5 型膝骨关节炎；表 16.1）不应行 KA-TKA 手术，因为其解剖结构异常（例如，Q 角过大或 TT-TG 过大），重建这种异常解剖可能会导致失败。上述报道中，在 3212 例 KA-TKA 中，仅有 13 例髌骨不稳[36]。因此在绝大部分情况下，KA 可以安全地恢复髌股关节的解剖以及胫股关节的旋转。

16.2.2 哪些假体设计可能更适合 KA 技术？

目前多数传统的初次膝关节置换假体设计（对称性滑动设计），例如内轴膝（medial pivot，MP）、CR 以及 PS 假体，都可适用于运动学对线。由于 KA 假体植入旨在恢复接近生理学的膝关节运动学，

表 16.1   不同类型膝关节 KA 技术应用指征

	简单 KA	复杂 KA				KA 禁忌
类型	1	2	3	4	5	6
定义	2、3、4、5、6 型以外的膝关节	＞5° 固有内翻	＞5° 固有外翻	严重骨缺损	髌骨不稳	严重软组织失衡
手术计划	KA	KA 或 KA+ 截骨矫形或 rKA	KA（需要用翻修假体除外）	KA ± MPFL 重建 ± 髌骨外侧支持带松解和股内侧肌成形 ± 伸膝装置重排	限制性假体，不建议行 KA 手术

2、3、4、5 型膝代表了复杂的情况，这对术前识别并调整 KA 术前计划是非常重要的。

因此无限制性的、生理性股胫运动学的且保留或替代交叉韧带功能的假体是合适的选择。由于这个原因，KA 常选择固定平台的 CR 假体[35-37,39-42]。然而，也有报道采用了活动平台的后稳定型假体[43]。在使用了 CR 和 PS 假体后，作者（Charles Rivière）现在使用 MP 假体行 KA-TKA 术[44]。通过提供前后稳定性（替代交叉韧带和内侧半月板）和内侧假体的高度形合（球窝设计），MP 假体设计可以增加膝关节稳定性和减少聚乙烯衬垫的线性磨损，从而在临床上更具优势。目前还没有研究比较不同的假体设计行 KA-TKA 的价值。因此，需要进一步的研究。

内置倾斜关节线的非对称假体（例如 Journey™、Genesis™-Smith & Nephew；译者注：作者此处叙述错误。Genesis Ⅱ 假体并不是解剖对线设计，只是屈曲位中立截骨，通过假体不同的内外侧后髁厚度，实现屈曲间隙内外侧平衡），由于其内髁和外髁的厚度不对称，而专门设计用于 MA-TKA（形成解剖对线效果，参见图 16.1），不适用于运动学对线。

16.2.3　KA 的手术器械

用来确定股骨旋转对线的传统的间隙平衡法不适用于 KA 技术。这是因为股骨假体的运动学对线是平行于后髁线的（中立位旋转），以便和股胫屈伸轴（经髁轴）匹配。通过后参考截骨器械，可以很简单的实现（译者注：前参考器械也可以实现中立位旋转截骨，但后参考器械可以更准确地控制后髁截骨厚度）。

KA-TKA 可以使用传统器械[45,46]或使用辅助技术设备实施[35,37,39-41,43]。目前已报道使用测量截骨传统器械（第 24 章）[45,46]、导航设备（第 26 章）[37,43]和个性化截骨导板（第 25 章）[35,39-42]成功行 KA-TKA 手术。一种用于胫骨侧截骨的改良间隙平衡技术也正在评估中[47]。

辅助对线工具（例如计算机、机器人或 PSI）对有限的运动学对线技术更有吸引力[5,37,38,48]，因为这些工具可以展示患者的膝关节解剖以及具有在必要时进行精确调整的能力。有限的 KA 概念适用于 HKA 偏差大于 3° 和 / 或股骨远端 / 胫骨近端关节倾斜大于 5° 的患者（Montreal 方案，参见第 17 章）[38]。解剖偏离较大患者将通过略微调整假体对线，轻微偏离患者生理对线（调整假体的角度）。当进行纯运动学对线（无须调整）时，辅助支持技术是否具有临床优势还有待观察，因为在假体植入的可重复性上，使用传统器械定位的运动学对线技术已显示出高度可靠性[46,49,50]和良好的临床结果[45,46]。这是因为使用可靠的关节内解剖标志来设置截骨的厚度和方向，了解预期的截骨厚度，用卡尺控制截骨量（测量截骨技术；图 16.3），使用间隙测块或试模评估侧副韧带张力（韧带张力参考技术），并通过特殊的简单易用的二次截骨导板进行切骨的微调（图 16.4，另参见第 24 章）。

16.2.4　是否置换髌骨

目前没有相关的临床证据证实是否需要置换髌骨。由于 MA 和 KA 技术明显不同，因此前一种技术积累的证据无法为后者提供参考。

MA 在膝关节屈曲时经常产生外髁的过度填充，影响髌骨平衡（髌骨外侧支持带紧张）和生物力学（髌骨倾斜，增加髌骨外侧面的压力）[11]，有时会导致 MA-TKA 失败[35,36,42]。相反，当应用 KA 技术时，股骨外髁的解剖结构没有明显改变[11,51,52]，这可能解释了 KA-TKA 术后更符合生理的髌骨生物力学[33,34]以及少见的膝前疼痛[42,53]和髌骨不稳定[35,36]。相对于 MA-TKA，无论髌骨是否置换，KA-TKA 后改善的髌骨环境可能对其具有保护作用。这有望减少髌股关节相关并发症的风险，并获得更好的临床收益[35,36,42]。

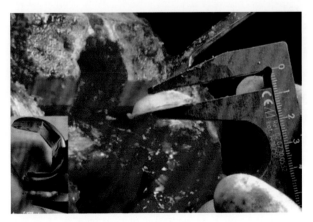

图 16.3 卡尺是实现 KA-TKA 的关键工具。必须始终测量股骨远端和后髁的截骨以及胫骨的截骨。在补偿了软骨和骨磨损以及锯缝 1 mm 之后，切除的厚度应与假体的厚度一致

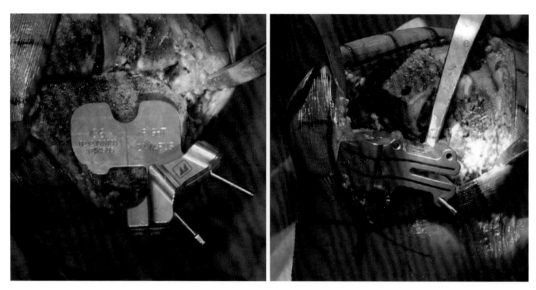

图 16.4　最近推出的 KA 专用器械（Medacta, Switzerland）。它有助于补偿股骨侧的软骨磨损，并通过多种截骨导板（调整胫骨内翻、外翻或后倾）方便微调胫骨截骨。此图展示了胫骨的内/外翻二次截骨导板

16.2.5　辨识 KA-TKA 的复杂病例

由于 KA 和 MA 技术明显不同，在不同情况下两种技术都可能变得非常困难。表 16.1 列出了会使 KA-TKA 难度增加的最常见的分类。

与 MA 相比，通常冠状面畸形不会增加 KA 的手术难度[11, 12, 29, 30]。这是因为，无论患者原有的下肢力线如何[11, 12, 29, 30]，KA 的解剖重建均可以可靠地恢复生理性膝关节周围软组织平衡。因此，除非畸形过于严重、需要调整（rKA）或需要矫正（KA-TKA 之前或一期进行截骨矫形术），否则冠状面下肢畸形不会增加手术的复杂性。尽管已有一些主观建议[37, 38]，但 KA 可接受畸形的程度尚未确定。

复杂的 KA-TKA 常常发生在关节面有大量骨缺损的情形。在进行截骨之前评估内侧（外翻应力）和外侧（内翻应力）股骨-胫骨间隙（图 16.5）可以了解胫股关节生理松紧度和骨缺损情况，并有助于规划截骨厚度。然后，按照 KA 技术步骤，先进行保守的截骨，然后再进行卡尺测量截骨厚度和可能的二次截骨。在严重关节表面骨缺损时，KA 技术通常相对较直接。

有髌骨轨迹不良或髌股关节不稳定病史的患者，在 KA-TKA 时可能需要进行其他手术矫正（例如 MPFL 重建、胫骨结节移位）以优化髌骨轨迹。此外，由于在这些情况下外侧髌骨支持带会挛缩，因此建议除了髌骨外侧剥离关节囊外，还可以行髌骨外侧支持带成形（Keblish 式）。

16.3　KA-TKA 的要点

本节仅重点介绍 KA 技术的要点。更详细的信息请参见第 24 章。KA 技术与传统的 MA 技术明显不同，两种技术之间的唯一相似之处在于矢状位股骨假体的定位和对线目标（表 16.2）[5, 54]。当使用 KA 技术时，几乎不采用传统 MA 技术的骨性解剖标志[55, 56]。这是因为 KA 技术参考关节内解剖标志来重建生理性关节线倾斜和松紧度。相比之下，MA 技术主要则参考下肢整体力线以实现机械学对线目标[5, 54]。

KA 技术遵循图 16.6 中列出的主要步骤。传统意义上讲，KA 是一种股骨优先[45]的测量截骨技术。以下为一些有用的技巧：

- 首先，在进行任何截骨操作手术之前，务必在整个活动范围内对膝关节行内翻/外翻应力试验，来评估膝关节的生理松紧度和骨缺损情况（图 16.5）。
- 其次，始终用卡尺检查截骨厚度（见图 16.3）。通过从假体的厚度中减去锯片（锯缝）的厚度 1 mm，

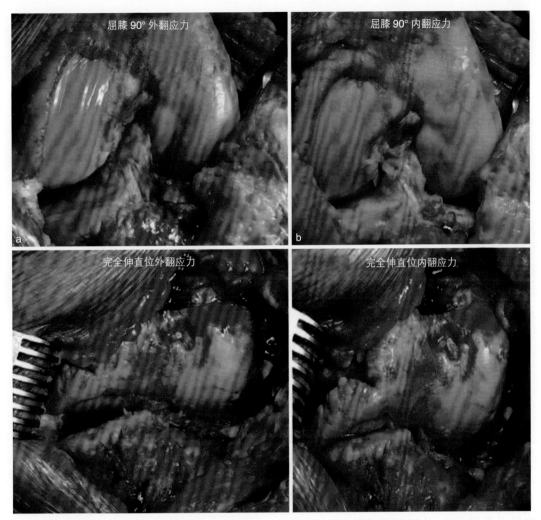

图 16.5 在进行任何截骨操作之前，需要在膝关节屈曲 90°(a，b)和 10°，以及完全伸直状态下进行内翻(b，d)和外翻(a，c)应力试验来评估生理性膝关节松紧度和骨缺损情况。该病例在内翻应力试验时，屈曲位有 3~4 mm 的生理侧松弛(b)，但在完全伸直时(d)则没有松弛；相反，在进行外翻应力试验时内侧过度松弛，屈曲位(a)约 5 mm，伸直位(c)约 10 mm，则提示内侧间室有明显的骨缺损

表 16.2 运动学对线与机械学对线是两种不同的技术，仅在股骨侧的矢状位定位是一致的

		KA	MA
股骨假体定位	屈曲	顺应股骨前弓形态	顺应股骨前弓形态
	内外翻	平行于**股骨远端关节线**（考虑软骨磨损）	垂直于股骨的**机械轴线**
	旋转	平行于**后髁连线** 应用测量截骨技术及**后参考**器械，股骨前髁截骨可做适当妥协	相对于后髁连线**外旋**截骨。测量截骨及间隙平衡法均可应用。**前、后参考**均可应用，并分别妥协屈曲间隙或股骨前髁截骨
	内外	居中	**轻度偏外**
胫骨假体定位	内外翻	平行于**胫骨近端关节线**（考虑软骨磨损）	垂直于胫骨**机械轴线**
	后倾	**平行于胫骨内侧平台后倾**	相对于机械轴 2°~7° 的后倾
	旋转	平行于**外侧平台长轴**	参考**胫骨前结节**内 1/3
软组织松解	股胫关节	**不松解**。截骨后自动恢复或接近生理性松紧度	为获得一致的矩形屈伸间隙，**经常**需要松解
	髌骨外侧支持带	**少见**。仅在术前有髌骨外侧支持带挛缩造成髌骨轨迹不良的患者中需要	**常**需要松解，以减轻假体造成的股骨外髁的过度填塞

并估算关节表面的磨损量，可以轻松地计算出预期的截骨厚度。股骨的远端和后髁的软骨厚度通常约为 2 mm[57]。

- 最后，除非借助导航等辅助技术手段，否则要在胫骨磨损的一侧进行保守的截骨（图 16.7），因为很难准确估算出骨磨损量，并且使用 KA 专用的截骨导板可以很容易地行二次截骨调整（图 16.4 和图 16.7）。

如果遇到股胫软组织不平衡（紧张和 / 或过度松弛），并且膝关节周围软组织完整（没有 MCL 或胭肌腱损伤），这通常是因为胫骨截骨不当所致。这是因为 KA 技术股骨侧截骨是相对直接并且非常可靠的[49]。因此，解决方案是通过使用专用的二次截骨导板来进行胫骨截骨，该导板可以简单地调整胫骨的内 / 外翻和后倾，或者增加 2 mm 的胫骨截骨量。总之，通过结合测量截骨和韧带参考技术，可以实现 KA 胫骨假体的可靠定位。图 16.8 示 KA 术中软组织不平衡时的调整策略。

16.4　临床证据

开发 KA 技术是为了尝试减少传统 MA-TKA 的术后高不满意率[6] 和残留的并发症[7, 8, 10]。非生理的（忽视个体的解剖和松紧度）[5, 11, 14, 31, 33, 34] 及不可靠的假体植入（侧副韧带失衡的发生率高）[11, 12] 可能是导致 MA-TKA 问题的原因。在过去几年中，评估 KA-TKA 价值的研究蓬勃发展，并且似乎有可能解决目前 TKA 的困扰。

KA-TKA 有着更好的关节功能和更自然的感觉。有 7 项研究比较了 KA 和 MA 患者的短期结果（1~2 年），包括 5 个随机对照试验[39-42, 58] 和 2 个匹配的病例对照研究[32, 43]。结果均报道 KA 患者有更好的功能评分，但仅有 5 项研究的结果具有统计学差异[32, 41-43, 58]。在美国进行的一项全国多中心调查中，KA 术后感觉膝关节"正常"患者的数量是 MA 的 3 倍[6]。这些比较研究还发现，与 MA 相比，KA 患者恢复更快[40, 59]，有更低的膝前痛风险[42, 53] 和相似的失败率[39-43, 53, 58]。3 项 meta 分析[28, 60, 61] 总结了 KA 技术在恢复关节功能和康复时间方面的优势，失败率则与 MA 相当。较高的功能评分一直

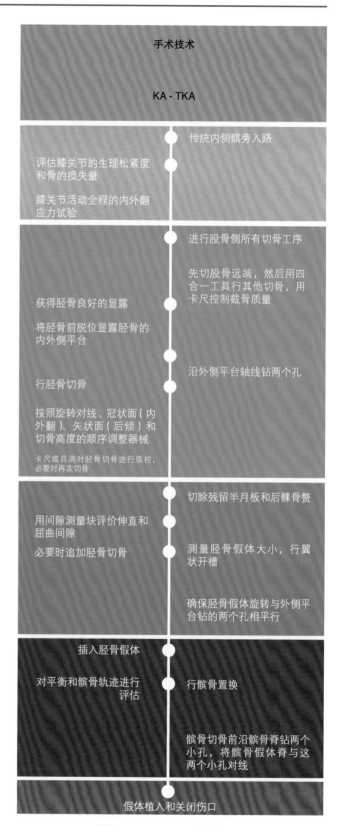

图 16.6　KA-TKA 手术步骤

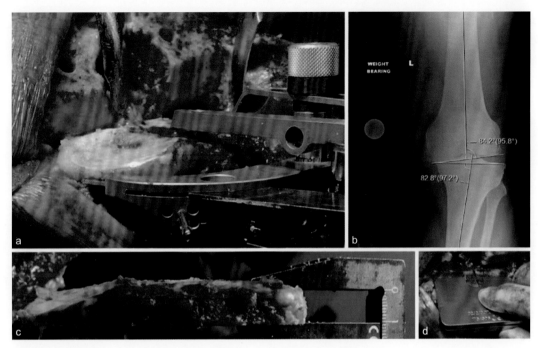

图 16.7　建议在磨损的内侧（a，c）进行保守的胫骨截骨，因为要精确估计骨磨损量（a，b）是相对困难的。如果在评估屈伸间隙时，间隙过紧，则可以使用特定的截骨导板进行胫骨二次截骨调整（d）

使用 MEDACTA GMK SPHERE CS 假体行卡尺 KA TKA 时软组织平衡策略					
屈曲、伸直均紧	屈曲紧，伸直正常	伸直紧，屈曲正常	伸直正常，屈曲松	伸直位内紧外松	伸直位外紧内松
胫骨加截 1~2 mm	确认完全切除 PCL 增加胫骨后倾截骨直至屈曲 90° 时恢复自然的 A-P 偏心距	去除后髁骨赘 松解后关节囊 安装试模并使用轻柔手法压直	使用加厚衬垫并再次检查膝关节是否能完全伸直 如果仍松弛，减少后倾截骨或股骨远端加截 1~2 mm 并使用厚的 GMK Sphere CS 衬垫	去除内侧骨赘 重新评估 胫骨增加 1°~2° 内翻截骨 使用加厚 1 mm 衬垫	去除外侧骨赘 重新评估 胫骨增加 1°~2° 外翻截骨 使用加厚 1 mm 衬垫

图 16.8　KA-TKA 平衡策略

会持续到术后 10 年，并且不同的术后下肢对线组别（内翻＞3°，中立，外翻＞3°）之间没有差异[35]。KA 快速的康复可能归功于更符合生理状态和软组织友好的假体植入方式。即使是应用最近被召回的 Otismed™ 系统或术者还没有度过 KA 学习曲线，KA 患者的临床结果也非常好，这使 KA 的优势更加突出[39-42, 53]。相反，即便是技术熟练的手术医生或应用导航辅助，MA-TKA 仍表现得不如 KA-TKA[39, 43, 58]。

短期的数据表明 KA 假体很少出现失败。文献报道 KA 和 MA 患者的早期并发症发生率（术后 1~2 年）相似[39-43, 53, 58]。有报道在 219 例连续非选择性的 KA-TKA 患者中，10 年无菌松动翻修率为 1.6%，这其中 1 例是胫骨组件松动，2 例髌骨复发性不稳定[35]，内翻、中立和外翻组之间也无显著差异[35]。在 9 年随访的 3212 例 KA-TKA 患者中，仅报道了 13 例髌骨不稳[36]。因此按照 MA 的评价标准，无论术前畸形的程度如何，无论术后胫骨组件、下肢力线是否超出了内翻和外翻的安全范围，KA-TKA 术后均能在 10 年内获得较高的假体生存率。

KA 技术是可靠的，因为它可以准确地运动学定位假体组件 [46, 49, 50]。研究表明，使用传统器械，KA 对于股骨 [46, 49] 和胫骨 [46, 50] 组件的定位都是非常可靠的，而且 KA 技术也能很好地恢复膝关节生理性松紧度 [29, 30]。

KA 技术更接近自然的生物力学，所以更符合生理状态。许多研究表明，与 MA-TKA 相比，KA 技术的股胫 [31, 32, 62] 和髌股 [33, 34] 关节的运动学和动力学与自然膝关节更接近。有意思的是，KA 在负重情况下的膝关节线与地面平行，降低了负重面和假体固定界面的剪切应力，所以似乎比 MA 在动力学上更具优势 [48, 63]。KA 还可以降低髌股外侧关节面 [33, 34] 以及内侧股胫 [31] 关节面的作用力。髌股动力学改善 [33, 34] 可以用 KA 的股骨假体滑车解剖学更接近自然的滑车 [52, 64] 来解释。胫股动力学的改善 [31] 可以用 KA 植入后更具生理性的步态来解释，尽管下肢的内翻稍大一些，但膝关节内收杠杆力臂减小，膝关节内收力矩减少 [31]。当人们意识到冠状面对位（HKA 角）是动态的 [23, 24]，而且它不能很好地反映膝关节的内收力矩 [24, 25] 和内侧股胫关节的压力时，以上的发现就不足为奇了 [26]。以上的生物力学优势可能是 KA 术后失败率极低的原因 [35]。

16.5　KA 专用假体的设计

使用 KA 技术定位植入现代膝关节假体可以在三维上恢复股胫关节线的方向 [46, 49]，但无法准确地恢复个体的滑车解剖形态 [51, 52, 64]。这种不良的滑车重建与以下因素有关：一体式股骨部件的运动学对线重点在股胫关节线的重建上，而无法调整滑车的方向。尽管这种不良的滑车重建并未导致手术失败 [5, 35, 36]，但仍可能妨碍 KA-TKA 的最佳临床效果。因此，个性化重建股骨滑车可能会带来更好的临床收益。

自然的滑车解剖形态在人与人之间存在很大差异 [3, 52]，而且下肢和膝关节冠状面的解剖参数也不能很好地预测这种差异 [65]。因此，个性化的滑车重建的潜在解决方案有三点：

1. 新的组配式股骨部件设计，为在术中调整滑车方向、半径以及填充程度提供可能（图 16.9）。

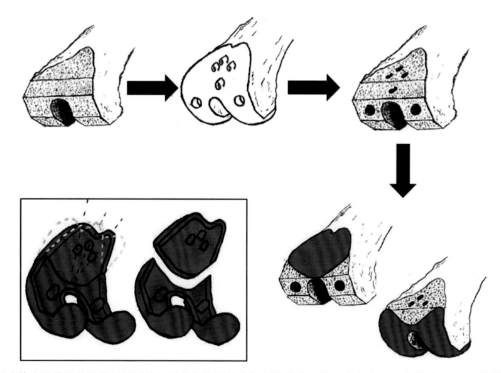

图 16.9　组配式的全股骨组件可能是同时恢复股胫和髌股关节解剖结构的一种解决方案，并有望使 KA 患者获得更好的临床效果。通过多种不同的滑车组件设计，使外科医生在术中能够微调滑车形态（旋转和填充）和 / 或髌骨轨迹

2. 已有的定制股骨组件（Symbios-Origin™，Yverdon-les-Bains，Switzerland 图 16.10，另见第 22 章）。

3. 有多种滑车解剖设计的新的一体式股骨组件。考虑到当前的经济趋势，后两种方案的成本效益可能会受到质疑。

16.6　结论

　　KA-TKA 是一项外科手术技术，可以帮助患者恢复更好的膝关节功能，而无需软组织松解。绝大多数骨关节炎患者都适用 KA-TKA。由于手术技术要求不高且复杂病例很少，因此 KA 对于大多数患者而言是可靠的。术前解剖形态差异显著的患者，

在 10 年内 KA-TKA 均获得了良好的假体生存率和关节功能。由于改善了整个膝关节的生物力学环境，因此假体组件的寿命有望得到改善。对于严重的下肢畸形病例，可能需要调整假体组件的定位，以更好地适应实际的假体固定和负重限制，此即 rKA 理念。KA 患者的长期临床结果仍需确定。可能需要考虑新的 TKA 组件设计，以更好地匹配患者的膝关节解剖结构并帮助恢复原始的膝关节运动学。

16.7　病例

　　一名 66 岁的患者，双膝疼痛，双膝严重退变。左膝为 10°~15° 的可被动矫正的内翻畸形，行走时

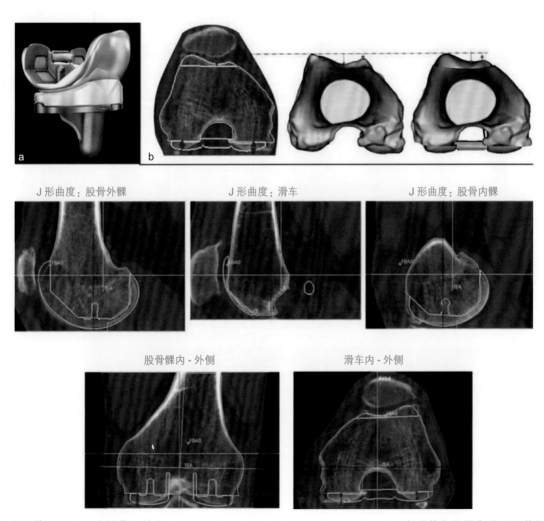

图 16.10　定制的 Origin™ 全股骨组件（Symbios，Yverdon-les-Bains，Switzerland）可能是恢复股胫和髌股关节解剖结构的一种解决方案，并有望使 KA 患者的临床结果更好。Origin™（a）可以个性化恢复滑车（b）和股胫关节（c）的解剖

内翻推挤步态（varus thrust；译者注：原文为"varus trust"，属拼写错误。varus thrust 有多种中文翻译，比如内翻推力、膝外摆等。Varus thrust 指患侧下肢在步态的支撑相早期，膝关节呈现突然内翻加重的现象，一般提示膝关节内侧严重骨缺损或者膝关节外侧韧带结构功能不全）。膝关节活动范围正常。X线片（图 16.11）显示双侧内侧间室骨关节炎，骨对骨磨损。左膝有严重的内翻畸形，冠状面股骨半脱位伴内侧骨缺损，使 KA 比普通病例复杂一些（5型膝，表 16.1）。

左膝在截骨之前先评估股胫关节内外侧松紧度（图 16.5），在完全伸直时发现异常严重的内侧松弛（图 16.5b）。

如图 16.12 所示，在股骨远端（图 16.12a, b）和后髁（图 16.12c, d）以及胫骨外侧平台（图 16.12e）用手术刀评估残余的软骨厚度。股骨远端内侧（图 16.12a）和胫骨内侧平台上没有软骨，而在股骨内侧后髁约有 1 mm 的软骨磨损（图 16.12c）。然后在进行股骨远端和后髁截骨时分别在内侧补偿 2 mm 和 1 mm。用游标卡尺测量远端和后髁截骨量，并确保在计划截骨厚度的 0.5 mm 误差范围内。

髓外定位导向器用于稳定胫骨截骨导板（图 16.13a），同时使用"天使翼"（Angel wing，国内医生有时也称之为"镰刀片"或"飞镖"，译者注）和笔针设置其指向。胫骨进行保守的截骨，因为内侧平台骨磨损的确切数量尚不清楚。测量胫骨截骨量，发现外侧 10 mm，内侧 3 mm（图 16.13b）。

使用间隙测块评估屈伸间隙（图 16.14）。发现屈曲 90° 间隙比屈曲 10° 的间隙更窄，尤其是在内侧（图 16.14a）。再次截骨以增加 2° 的胫骨后倾。

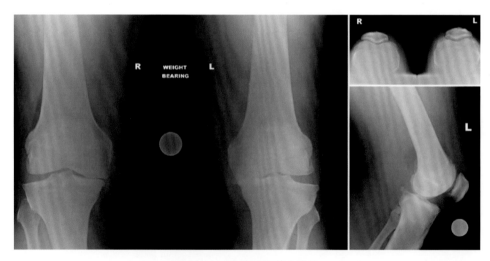

图 16.11　术前膝关节 X 线片

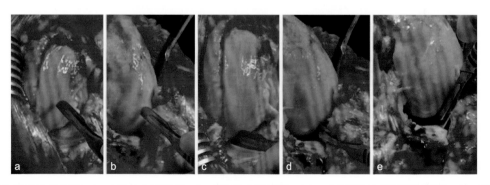

图 16.12　术中评估软骨厚度，（a）股骨内髁远端，（c）股骨内侧后髁，（b，d）股骨外侧远端及后髁，（e）胫骨外侧平台

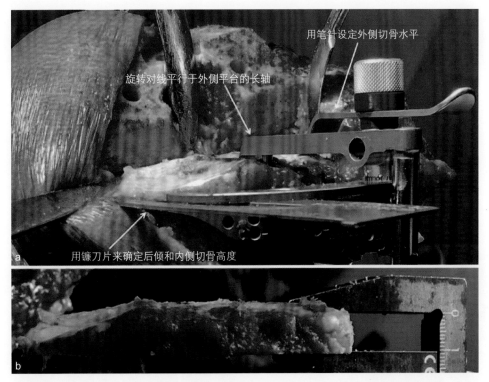

用笔针设定外侧切骨水平

旋转对线平行于外侧平台的长轴

用镰刀片来确定后倾和内侧切骨高度

图 16.13　术中照片示运动学对线胫骨截骨器械的安置（a），用卡尺测量胫骨截骨量（b）

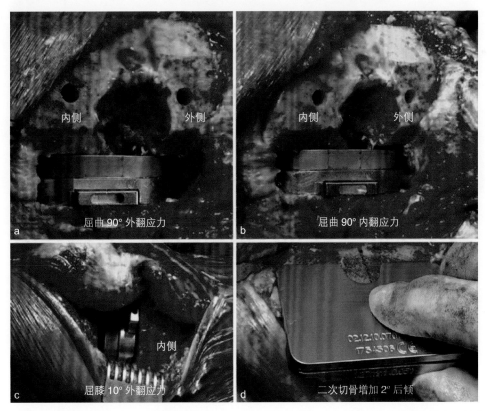

内侧　外侧　屈曲 90° 外翻应力

内侧　外侧　屈曲 90° 内翻应力

内侧　屈膝 10° 外翻应力

二次切骨增加 2° 后倾

图 16.14　术中照片示使用间隙测块评估屈伸间隙松紧度：屈曲 90° 时内侧（a）和外侧（b）间室松紧度，屈曲 10° 时内侧间室松紧度（c）。因为卡尺精准测量可以保证股骨侧截骨的准确性，术中发现屈曲间隙内外侧均紧，因此决定胫骨二次截骨以轻度增加后倾（d）

骨水泥固定假体后（图16.15），测试髌骨轨迹良好，无倾斜或平移；膝关节能达到全范围运动，下肢大体中立位对线；对膝关节松紧度的评估显示，在全范围活动时，均为内侧2 mm、外侧4 mm的松弛。没有屈曲中期过度松弛，完全伸直时也没有残余松弛。术后与术前膝关节的松紧度相似（图16.15）。

术后X线片检查（图16.16），下肢冠状位力线为178°，股骨远端和胫骨近端关节线与原始关节线方向误差在1°以内。在髌骨轴位像中，未置换的髌骨有轻度外移。

术后6个月随访时，患者没有疼痛，牛津膝关节评分为42分，满意度为95/100。

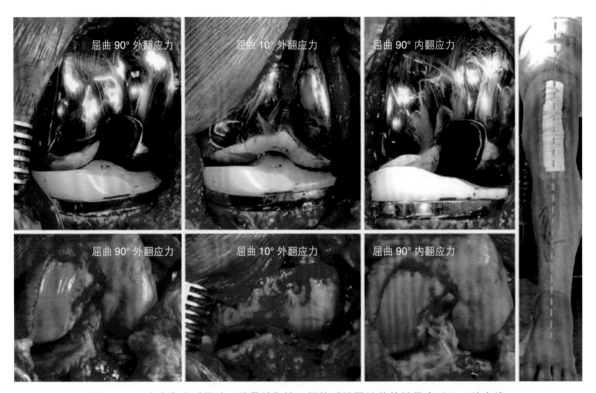

图16.15　术中和术后照片示截骨前和植入假体后股胫关节的松紧度以及下肢力线

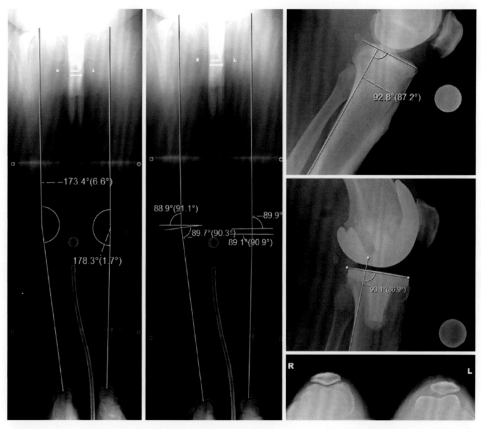

图 16.16　下肢和膝关节 X 线片。术后下肢全长 X 线片测量下肢力线和相对于股骨和胫骨机械轴线的假体对线角度，提示冠状面对线充分恢复。术前和术后膝关节侧位 X 线片提示恢复了胫骨后倾。术后髌骨轴位像提示，在膝关节屈曲早期髌骨有轻度外移

（Charles Rivière, Ciara Harman, Oliver Boughton, Justin Cobb 著

王志为　马德思　译　钱文伟　李子剑　审校）

参考文献

1. Howell SM, Hull ML. Kinematically aligned TKA with MRI-based cutting guides. In: Thienpont E, editor. Improving accuracy in knee arthroplasty. New Delhi: Jaypee Brothers Medical Publishers (P) Ltd; 2012. p. 207–32.
2. Eckhoff DG. Three-dimensional mechanics, kinematics, and morphology of the knee viewed in virtual reality. J Bone Jt Surg Am. 2005;87(suppl_2):71.
3. Iranpour F, Merican AM, Dandachli W, et al. The geometry of the trochlear groove. Clin Orthop Relat Res. 2010;468(3):782–8.
4. Yin L, Chen K, Guo L, et al. Identifying the functional flexion-extension axis of the knee: an in-vivo kinematics study. PLoS One. 2015;10(6):e0128877.
5. Rivière C, Iranpour F, Auvinet E, et al. Alignment options for total knee arthroplasty: a systematic review. Orthop Traumatol Surg Res. 2017;103(7):1047–56.
6. Nam D, Nunley RM, Barrack RL. Patient dissatisfaction following total knee replacement: a growing concern? Bone Jt J. 2014;96-B(11_Supple_A):96–100.
7. Meehan JP, Danielsen B, Kim SH, et al. Younger age is associated with a higher risk of early periprosthetic joint infection and aseptic mechanical failure after total knee arthroplasty. J Bone Jt Surg Am. 2014;96(7):529–35.
8. Price AJ, Alvand A, Troelsen A, Katz JN, Hooper G, Gray A, et al. Knee replacement. Lancet. 2018;392(10158):1672–82.
9. Le DH, Goodman SB, Maloney WJ, Huddleston JI. Current modes of failure in TKA: infection, instability, and stiffness predominate. Clin Orthop Relat Res. 2014;472(7):2197–200.
10. Song SJ, Detch RC, Maloney WJ, Goodman SB, Huddleston JI. Causes of instability after total knee arthroplasty. J Arthroplast. 2014;29(2):360–4.
11. Rivière C, Iranpour F, Auvinet E, et al. Mechanical alignment technique for TKA: are there intrinsic technical limitations? Orthop Traumatol Surg Res. 2017;103(7):1057–67.
12. Gu Y, Roth JD, Howell SM, Hull ML. How frequently do four methods for mechanically aligning a total knee arthroplasty cause collateral ligament imbalance and change alignment from normal in white patients? J Bone Jt Surg Am. 2014;96(12):e101–19.
13. Barrack RL, Schrader T, Bertot AJ, et al. Component rotation and anterior knee pain after total knee arthroplasty. Clin Orthop. 2001;392:46–55.
14. Bellemans J, Colyn W, Vandenneucker H, et al. The

Chitranjan Ranawat Award: is neutral mechanical alignment normal for all patients?: The concept of constitutional varus. Clin Orthop Relat Res. 2012;470(1):45–53.

15. Roth JD, Howell SM, Hull ML. Native knee laxities at 0°, 45°, and 90° of flexion and their relationship to the goal of the gap-balancing alignment method of total knee arthroplasty. J Bone Jt Surg Am. 2015;97(20):1678–84.

16. Stoddard JE, Deehan DJ, Bull AMJ, et al. No difference in patellar tracking between symmetrical and asymmetrical femoral component designs in TKA. Knee Surg Sports Traumatol Arthrosc. 2014;22(3):534–42.

17. McClelland JA, Webster KE, Feller JA, et al. Knee kinematics during walking at different speeds in people who have undergone total knee replacement. Knee. 2011;18(3):151–5.

18. Fitzpatrick CK, Rullkoetter PJ. Influence of patellofemoral articular geometry and material on mechanics of the unresurfaced patella. J Biomech. 2012;45(11):1909–15.

19. Eckhoff DG, Jacofsky DJ, Springer BD, et al. Bilateral symmetrical comparison of femoral and tibial anatomic features. J Arthroplast. 2016;31(5):1083–90.

20. Deep K. Collateral ligament laxity in knees: what is normal? Clin Orthop Relat Res. 2014;472(11):3426–31.

21. Bonner TJ, Eardley WGP, Patterson P, et al. The effect of post-operative mechanical axis alignment on the survival of primary total knee replacements after a follow-up of 15 years. J Bone Joint Surg Br. 2011;93-B(9):1217–22.

22. Abdel MP, Ollivier M, Parratte S, et al. Effect of postoperative mechanical axis alignment on survival and functional outcomes of modern total knee arthroplasties with cement: a concise follow-up at 20 years. J Bone Jt Surg. 2018;100(6):472–8.

23. Deep K, Eachempati KK, Apsingi S. The dynamic nature of alignment and variations in normal knees. Bone Jt J. 2015;97-B(4):498–502.

24. Rivière C, Ollivier M, Girerd D, et al. Does standing limb alignment after total knee arthroplasty predict dynamic alignment and knee loading during gait? Knee. 2017;24(3):627–33.

25. Nagura T, Niki Y, Harato K, et al. Analysis of the factors that correlate with increased knee adduction moment during gait in the early postoperative period following total knee arthroplasty. Knee. 2017;24(2):250–7.

26. Kutzner I, Trepczynski A, Heller MO, et al. Knee adduction moment and medial contact force—facts about their correlation during gait. PLoS One. 2013;8(12):e81036.

27. Nakano N, Matsumoto T, Muratsu H, et al. Postoperative knee flexion angle is affected by lateral laxity in cruciate-retaining total knee arthroplasty. J Arthroplast. 2016;31(2):401–5.

28. Takahashi T, Ansari J, Pandit H. Kinematically aligned total knee arthroplasty or mechanically aligned total knee arthroplasty. J Knee Surg. 2018;31(10):999–1006.

29. Shelton T, Howell S, Hull M. A total knee arthroplasty is stiffer when the intraoperative tibial force is greater than the native knee. J Knee Surg. 2019;32:1008–14.

30. Shelton TJ, Nedopil AJ, Howell SM, Hull ML. Do varus or valgus outliers have higher forces in the medial or lateral compartments than those which are in-range after a kinematically aligned total knee arthroplasty?: limb and joint line alignment after kinematically aligned total knee arthroplasty. Bone Jt J. 2017;99-B(10):1319–28.

31. Niki Y, Nagura T, Nagai K, et al. Kinematically aligned total knee arthroplasty reduces knee adduction moment more than mechanically aligned total knee arthroplasty. Knee Surg Sports Traumatol Arthrosc. 2018;26(6):1629–35.

32. Blakeney W, Clément J, Desmeules F, et al. Kinematic alignment in total knee arthroplasty better reproduces normal gait than mechanical alignment. In: Knee Surg Sports Traumatol Arthrosc, vol. 27; 2019. p. 1410–7.

33. Keshmiri A, Maderbacher G, Baier C, et al. Kinematic alignment in total knee arthroplasty leads to a better restoration of patellar kinematics compared to mechanic alignment. In: Knee Surg Sports Traumatol Arthrosc, vol. 27; 2019. p. 1529–34.

34. Koh IJ, Park IJ, Lin CC, et al. Kinematically aligned total knee arthroplasty reproduces native patellofemoral biomechanics during deep knee flexion. In: Knee Surg Sports Traumatol Arthrosc, vol. 27; 2019. p. 1520–8.

35. Howell SM, Shelton TJ, Hull ML. Implant survival and function ten years after kinematically aligned total knee arthroplasty. J Arthroplast. 2018;33:3678–84.

36. Nedopil AJ, Howell SM, Hull ML. What clinical characteristics and radiographic parameters are associated with patellofemoral instability after kinematically aligned total knee arthroplasty? Int Orthop. 2017;41(2):283–91.

37. Hutt JRB, LeBlanc M-A, Massé V, et al. Kinematic TKA using navigation: surgical technique and initial results. Orthop Traumatol Surg Res. 2016;102(1):99–104.

38. Almaawi AM, Hutt JRB, Masse V, et al. The impact of mechanical and restricted kinematic alignment on knee anatomy in total knee arthroplasty. J Arthroplast. 2017;32(7):2133–40.

39. Young SW, Walker ML, Bayan A, et al. The Chitranjan S. Ranawat Award: no difference in 2-year functional outcomes using kinematic versus mechanical alignment in TKA: a randomized controlled clinical trial. Clin Orthop Relat Res. 2017;475(1):9–20.

40. Waterson HB, Clement ND, Eyres KS, et al. The early outcome of kinematic *versus* mechanical alignment in total knee arthroplasty: a prospective randomised control trial. Bone Jt J. 2016;98-B(10):1360–8.

41. Calliess T, Bauer K, Stukenborg-Colsman C, et al. PSI kinematic versus non-PSI mechanical alignment in total knee arthroplasty: a prospective, randomized study. Knee Surg Sports Traumatol Arthrosc. 2017;25(6):1743–8.

42. Dossett HG, Estrada NA, Swartz GJ, et al. A randomised controlled trial of kinematically and mechanically aligned total knee replacements: Two-year clinical results. Bone Jt J. 2014;96-B(7):907–13.

43. Niki Y, Kobayashi S, Nagura T, et al. Joint line modification in kinematically aligned total knee arthroplasty improves functional activity but not patient satisfaction. J Arthroplast. 2018;33(7):2125–30.

44. Fitch DA, Sedacki K, Yang Y. Mid- to long-term outcomes of a medial-pivot system for primary total knee replacement: a systematic review and meta-analysis. Bone Jt Res. 2014;3(10):297–304.

45. Howell SM, Papadopoulos S, Kuznik KT, et al. Accurate alignment and high function after kinematically aligned TKA performed with generic instruments. Knee Surg Sports Traumatol Arthrosc. 2013;21(10):2271–80.

46. Nedopil AJ, Singh AK, Howell SM, et al. Does calipered kinematically aligned TKA restore native left to right symmetry of the lower limb and improve function? J Arthroplast. 2018;33(2):398–406.

47. Calliess T, Karkosh R, Windhagen H, et al. Concept of a femur-first-extension-gap-balancer for optimized manual kinematic alignment in total knee arthroplasty. Poster ESSKA Academy 2018.

48. Hutt J, Massé V, Lavigne M, et al. Functional joint line obliquity after kinematic total knee arthroplasty. Int Orthop. 2016;40(1):29–34.

49. Rivière C, Iranpour F, Harris S, et al. The kinematic alignment technique for TKA reliably aligns the femoral component with the cylindrical axis. Orthop Traumatol Surg Res. 2017;103(7):1069–73.

50. Nedopil AJ, Howell SM, Rudert M, et al. How frequent is rotational mismatch within 0°±10° in kinematically aligned total knee arthroplasty? Orthopedics. 2013;36(12):e1515–20.

51. Rivière C, Dhaif F, Shah H, et al. Kinematic alignment of current TKA implants does not restore the native trochlear anatomy. Orthop Traumatol Surg Res. 2018;104(7):983–95.

52. Rivière C, Iranpour F, Harris S, et al. Differences in trochlear parameters between native and prosthetic kinematically or mechanically aligned knees. Orthop Traumatol Surg Res. 2018;104(2):165–70.

53. Dossett HG, Swartz GJ, Estrada NA, et al. Kinematically versus mechanically aligned total knee arthroplasty. Orthopedics. 2012;35:e160–9.

54. Rivière C, Lazic S, Villet L, et al. Kinematic alignment technique for total hip and knee arthroplasty: the personalized implant positioning surgery. EFORT Open Rev. 2018;3(3):98–105.

55. Ng CK, Chen JY, Yeh JZY, et al. Distal femoral rotation correlates with proximal tibial joint line obliquity: a consideration for kinematic total knee arthroplasty. J Arthroplast. 2018;33(6):1936–44.

56. Brar AS, Howell SM, Hull ML. What are the bias, imprecision, and limits of agreement for finding the flexion–extension plane of the knee with five tibial reference lines? Knee. 2016;23(3):406–11.

57. Nam D, Lin KM, Howell SM, et al. Femoral bone and cartilage wear is predictable at 0° and 90° in the osteoarthritic knee treated with total knee arthroplasty. Knee Surg Sports Traumatol Arthrosc. 2014;22(12):2975–81.

58. Matsumoto T, Takayama K, Ishida K, et al. Radiological and clinical comparison of kinematically versus mechanically aligned total knee arthroplasty. Bone Jt J. 2017;99-B(5):640–6.

59. Dossett HG, et al. Kinematically versus mechanically aligned total knee arthroplasty. Orthopedics. 2012;35(2):e160–9.

60. Woon JTK, Zeng ISL, Calliess T, et al. Outcome of kinematic alignment using patient-specific instrumentation versus mechanical alignment in TKA: a meta-analysis and subgroup analysis of randomised trials. Arch Orthop Trauma Surg. 2018;138(9):1293–303.

61. Courtney PM, Lee G-C. Early outcomes of kinematic alignment in primary total knee arthroplasty: a meta-analysis of the literature. J Arthroplast. 2017;32(6):2028–2032.e1.

62. McNair PJ, Boocock MG, Dominick ND, et al. A comparison of walking gait following mechanical and kinematic alignment in total knee joint replacement. J Arthroplast. 2018;33(2):560–4.

63. Ji H-M, Han J, Jin DS, Seo H, Won Y-Y. Kinematically aligned TKA can align knee joint line to horizontal. Knee Surg Sports Traumatol Arthrosc. 2016;24(8):2436–41.

64. Lozano R, Campanelli V, Howell S, Hull M. Kinematic alignment more closely restores the groove location and the sulcus angle of the native trochlea than mechanical alignment: implications for prosthetic design. Knee Surg Sports Traumatol Arthrosc. 2019;27:1504–13.

65. Maillot C, Riviere C, Ciara H. Poor relationship between frontal tibiofemoral and trochlear anatomic parameters: implications for designing new knee implants for kinematic alignment. Knee. 2019;26:106–14.

第**17**章 有限的运动学对线：一种理想的妥协方案？

要点

- 正常的膝关节解剖存在很多变异，某些解剖变异显著的膝关节可能在生物力学方面处于劣势，不利于膝关节置换术后的生物力学及磨损模式。
- 在膝关节解剖变异显著情况下，有限的运动学对线方案(restricted kinematic alignment protocol, rKA) 可用来替代"真"KA 技术。
- 有限的运动学对线的原则在于限制股骨及胫骨侧假体的冠状位对线在中立位 ±5° 范围内，下肢整体力线在 ±3° 范围内。
- 50% 患者的膝关节解剖符合 rKA 的安全范围，允许使用"真"KA 技术。1/3 的患者需要最小程度的解剖学矫正，其余患者术中则需要更显著的解剖学矫正 (1/6)。
- 对于膝关节解剖变异显著的患者，rKA 是一种较理想的折衷方案，在避免了机械学对线带来的显著解剖学改变和广泛韧带松解的同时，也防止了"真"KA 技术可能导致的严重假体位置不良。

17.1 机械学对线的时代即将终结

大多数接受传统全膝关节置换术 (TKA) 的患者会感到他们的膝关节和自己原来的膝关节不一样[1]。1/5 的患者对置换术后效果不满意[2]，超过一半的患者可能有残留症状[3]。多达 1/4 的患者表示不会再接受相同的手术[4]。步态分析研究表明，TKA 术后患者的膝关节运动总幅度更小，较正常膝关节运动差异显著[5]。

在 TKA 开展初期，器械精度较差，手术误差较大。有许多不足要克服；因此，工作重点是假体的生存率，而不是复制正常的膝关节功能[6]。为此，外科医生采用了机械学对线（mechanical alignment, MA）技术。通过选择合适的股骨和胫骨截骨线，

通过调整股骨旋转和韧带松解获得平衡的屈伸间隙，这样的做法具有可重复性，但并不尊重膝关节的原始解剖[7]。虽然计划行 TKA 的患者的平均髋 - 膝 - 踝角（HKA）接近中立位，但一项 4884 例患者的研究发现，只有 0.1% 的患者同时存在胫骨近端内侧角（medial proximal tibial angle，MPTA）和股骨远端外侧角（lateral distal femoral angle，LDFA）处在中立位，而这正是 MA 的对线目标。此外，一项对 1000 例膝关节行 CT 扫描的研究发现，使用 MA 进行 TKA 会导致许多病例出现间隙不平衡[8, 9]。25% 的内翻膝关节和 54% 的外翻膝关节出现了大于 3 mm 的内外侧间隙不平衡。使用通髁线确定股骨旋转时，只有 49% 的内翻膝关节和 18% 的外翻膝关节有小于 3 mm 的内外侧间隙不平衡及屈伸间隙不平衡。有些不平衡可能无法通过手术矫正，也可能用来解释 TKA 术后不稳定和较差的临床效果。

随着对正常膝关节解剖和功能的了解，运动学对线（KA）技术被引入以改善 TKA 术后的临床结果。TKA 的 KA 技术旨在恢复关节炎发病前患者的下肢对线和关节线方向。这是一种关节表面置换手术，仅在需要时才行软组织松解[10, 11]。我们认为这是 MA 时代的终结[12]。

17.2 是否所有的解剖都符合正常生理状态？

正常膝关节的解剖具有很大的变异，病理性的改变进一步增加了这种解剖变异的范围[7, 13, 14]。有文献报道在 4884 例计划行 TKA 的膝关节中，HKA > 3° 的占 40%，> 5° 的占 19%，> 10° 的占 3%。MPTA 范围为内翻 20.5° 到外翻 20.5°，平均内翻 2.9°。LDFA 范围为内翻 11° 至外翻 15.5°，平均外翻 2.7°。这都显示了患者解剖结构的巨大差异（图 17.1）。

更极端的解剖变异可能原本就在生物力学上具有劣势，并可能被疾病因素影响，如创伤、肿瘤、

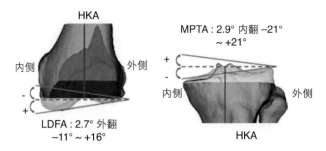

图 17.1　机械学对线技术修改了股骨远端和胫骨近端的解剖

儿时畸形或既往手术（图 17.2）。病理解剖学存在的有力论据是某些患者的单侧病变。我们认为，外科医生不应该盲目地在这些解剖异常患者中复制相同的解剖结构，因为这可能会对 TKA 的生物力学和磨损模式产生有害影响。另外，在这些患者中建立中立位机械轴将显著改变膝关节解剖，可能导致过度软组织松解、关节力线方向的改变、股骨屈曲轴的变化以及膝关节运动学的改变。

　　一项计算机模拟研究观察了 MA 或 KA 对单一膝关节模型的影响，发现 KA TKA 有更接近正常的膝关节运动学（更大的股骨后滚和股骨假体外旋）[15]，然而接触压力也增加了，这引发了对长期效果的担忧。一项对 178 例 MA TKA 取出假体的研究发现，膝关节内翻较大会导致回收的聚乙烯内衬的磨损增加[16]。他们还发现，这些 MA TKA 在置换术后倾向于向术前的内翻畸形偏移，远离中立位对线。其他临床[17]和模拟研究[18, 19]也同样发现内衬磨损与内翻之间存在关联。在 RSA 研究[20]的 10 年随访中，胫骨内翻与胫骨平台移位也显示出微弱的相关性（r^2=0.45）。有趣的是，从 HKA 为 1.3° 外翻到超过 10° 内翻并不会影响胫骨平台移位。HKA 角在 ±3° 以内或 HKA 角超过 3° 对胫骨平台移位的影响没有差别。这些研究提示，根据现有的假体材料和假体固定技术，完全重建患者原有的病理解剖并不利于假体生存。

17.3　有限的运动学对线

　　有限的运动学对线（rKA）被作为在非典型膝关节解剖情况下的替代"真"运动学对线的解决方案[11]。rKA 的概念是在安全范围内重现患者的膝关节解剖结构，避免重建极端的病理解剖[7]。rKA 原

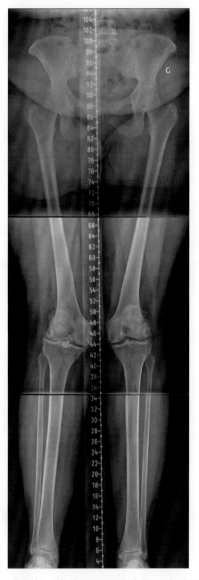

图 17.2　下肢全长 X 线片显示双膝外翻，右膝关节严重骨关节炎，右侧 LDFA 11°，MPTA 6°。利用传统 KA 的方法重建下肢力线将会残留 HKA 角 5° 外翻。我们认为他右下肢的解剖为病理性。我们这一观点的合理性来源于双下肢之间的区别，患者左下肢外翻畸形并没有这么严重。遵循我们的原则，我们会将 LDFA 减少到 5° 外翻，MPTA 减少到 2° 内翻，最终 HKA 角残留 3° 外翻

则限制了股骨和胫骨假体冠状位对线位于 ±5°，以及整体下肢力线位于 ±3°（例如股骨 4° 外翻，胫骨 5° 内翻，整体下肢力线为 1° 内翻）。后髁进行表面置换，后参考器械设定为中立位旋转，截除与假体厚度一致的后髁，以匹配每个患者自然的股骨旋转对线。胫骨平台的旋转依靠安装假体试模后伸膝位时的股骨侧假体确定。

像 KA 技术一样，外科医生需重建患者的正常解剖。可以借助游标卡尺的测量截骨法、术中计算机导航或患者个性化工具（PSI）的术前计划来实现。只有当测量的角度超出预定的安全范围时，才需要进行调整。一项研究评估了 4884 个行 TKA 手术的术前膝关节 CT 扫描，以分析 rKA 技术[7]。51% 的患者处于允许使用"纯" KA 技术的安全范围内。如果采用最小矫正标准（胫骨平均为 0.5°，股骨平均为 0.3°），这一比例增加到 83%。

图 17.3 介绍了最小矫正的实施原则。首先，外科医生矫正股骨或胫骨侧截骨使其位于 ±5° 范围之内。这会将大部分患者（51%）总体 HKA 角矫正到 ±3° 之内。在 8% 的病例中，患者仍有大于 3° 内翻的 HKA 角（如股骨侧 1° 外翻，胫骨侧 5° 内翻，HKA 角 4° 内翻）。在这些病例中，胫骨内翻被进

一步矫正，直到 HKA 角在 3° 内翻以内。在 7% 的病例中，患者仍有大于 3° 的外翻（股骨侧 5° 外翻，胫骨侧 1° 内翻，HKA 角 4° 外翻），在这些病例中，胫骨内翻被增加，直到 HKA 角达到 3° 外翻以内。当需要矫正原有的解剖畸形时，我们倾向于改变胫骨侧解剖并尽量保留原始的股骨侧解剖及股骨屈曲轴。当解剖矫正小于 3° 时，通常不需要进行韧带松解。在矫正范围更大时，可能需要进行少量的韧带松解（通常来说较 MA 所需要的松解少）。

在我们的模拟研究中[7]，17% 的膝关节有解剖结构异常，股骨和胫骨关节都是内翻或外翻。由于胫骨股骨在整体 HKA 偏差中贡献的方向相同，所以外科医生需要决定纠正哪一侧以使 HKA 进入安全范围。如前所述，我们认为股骨屈曲轴在膝关节的生物力学上起着更为关键的作用，我们的原则为

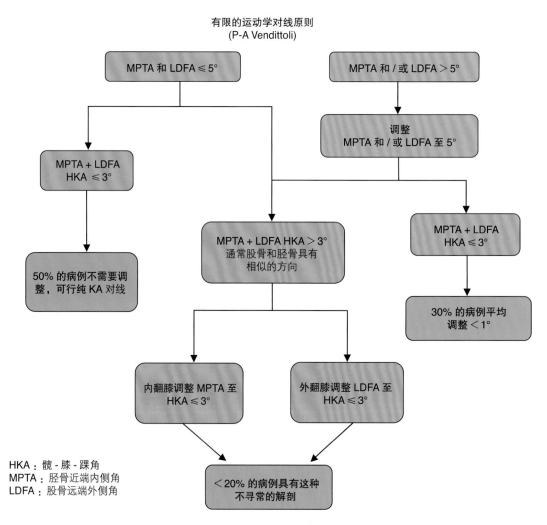

图 17.3　有限的运动学对线的临床路径

尽量保留原有股骨侧解剖，在胫骨侧进行调整。例如，膝关节外翻患者，股骨外翻 9°，胫骨外翻 1°（整体 HKA 为 10° 外翻），股骨侧修正为最大 5° 外翻，胫骨侧截骨修正为 2° 内翻，整体 HKA 为 3° 外翻。同样，严重的膝内翻伴有股骨 2° 内翻和胫骨 6° 内翻（整体 HKA 为 8° 内翻），股骨维持 2° 内翻，胫骨内翻减少到 1°，整体 HKA 为 3° 内翻。我们必须考虑到，大多数这些病例都与关节外畸形有关，这就不难解释这些极端的 HKA 角。严重的外翻通常在骨干处有胫骨外翻畸形，严重的内翻可能有弓形股骨[21]。在这些病例中，膝关节（KA）表面置换有利于维持韧带生理性松紧度，但不能解决与关节外畸形相关的力线偏斜。另外，执行 rKA 方案将通过关节内截骨纠正关节外畸形，并可能需要韧带松解 / 调整以避免继发不稳定。

rKA 方案将极端解剖结构调整到可接受的范围，矫正畸形并使假体的对线适应当前的假体材料和固定方式。另一方面，在同一队列患者中模拟 MA 技术，则需要更大的矫正[7]。平均 MPTA 校正值 MA 为 3.3°，rKA 为 0.5°（ $p < 0.001$ ）。同样地，平均 LDFA 校正值 MA 为 3.2°，rKA 为 0.3°（ $p < 0.001$ ）。这有力地说明了，有相当数量的人群，实施 MA 需要对正常解剖结构进行显著更改。这些更大的解剖改变需要更多的软组织松解来平衡膝关节，这可能会对正常的生物力学产生不利影响。

17.4　rKA 的临床疗效

使用 rKA 方案的前 100 例患者在早期随访中表现出满意的功能结果（平均 2.4 年，范围 1 ~ 3.7 年）。只有约 5% 的膝关节需要很少的韧带松解。一项步态分析研究比较了 rKA 术后患者和 MA 术后患者，结果表明 rKA 患者的膝关节运动学比 MA 患者更接近健康对照组[22]。与健康组相比，MA 组显示出一些显著的膝关节运动差异：矢状面活动度更小（49° vs. 54°，p=0.020），最大屈曲减小（52° vs. 58°，p=0.002），内收角增加（2.0° ~ 7.5° vs. -2.8° ~ 3.0°，p<0.05）。这些运动学差异导致 KA 组术后 KOOS 评分明显高于 MA 组（74 vs. 61，p=0.034）。

在一项对 1000 名 TKA 术前患者的 CT 扫描研究中，我们比较了 MA 和 rKA 方案截骨导致的

内外侧间隙和屈伸间隙的不对称性。MA 技术中股骨旋转使用了外科通髁线（TEA）和较后髁连线（PC）3° 外旋的两种方法。伸膝位内外侧间隙不平衡（＞ 2 mm）发生率为 33%，rKA 组为 8%；不平衡（＞ 4 mm）存在于多达 11% 的 MA 膝关节和 1% 的 rKA 膝关节（ $p < 0.001$ ）。使用 MA 技术，对于屈曲间隙，TEA 技术产生更多的内外侧间隙不平衡（ $p < 0.001$ ）。rKA 优于 TEA 和 PC 两种 MA 技术（ $p < 0.001$ ）。在 MA 中使用 TEA 或 PC，分别只有 49% 和 63% 的膝关节在整个屈伸中内外侧不平衡 ＜ 3 mm，而使用 rKA 中的比例是 92%（ $p < 0.001$ ）。其他研究也同样报道了 MA 技术经常导致过多的解剖改变和复杂的韧带不平衡，而这是不能通过侧副韧带松解来矫正的[7, 23]。

17.5　rKA vs. KA：一种妥协方案？

许多术者担心使用 KA 技术会残留太多内翻或外翻畸形。Howell 等[24] 在一组 208 例 KA TKA 的 6 年随访中观察到 97.5% 的假体存活率，内翻较大的假体失败率没有增加。在另一项随机研究中，影像评估 MA 和 KA 组在假体移位上没有发现显著差异[25]。KA TKA 没有长期随访研究，而 MA TKA 的长期随访研究提示其具有良好的生存率[26-28]。在一些研究中，在中立位对线 3° 内的 MA TKA 较未能实现 ±3° 的 MA TKA 有更好的功能预后[29-31]。其他研究表明，无菌松动和假体失败的风险在非中立位对线组增加[32-34]。相反，最近的研究未能证明中立位对线的 TKA 与未实现中立位对线的 TKA 相比有更好的生存率或功能预后[35-38]。这些研究的结果应该谨慎地推广到 KA。必须要明确的是，瞄准 HKA 中立位对线以外的精准 KA，与瞄准中立位对线却没有达到目标的 TKA 是截然不同的。毫无疑问，除冠状位力线外，还有其他因素会影响膝关节的动态载荷。无症状患者[39] 和运动学力线良好的 TKA 患者[40] 的研究都表明，尽管下肢力线存在一定范围的差异，但站立时关节力线仍与地面平行。因此，功能性关节力线方向可能有利于假体关节的整体负荷分布。

然而，由于缺乏对 KA TKA 的长期研究的进一步证据，一些作者警告不要广泛采用 KA 技术[41]。

我们认为 rKA 方案提供了一个令人满意的折中方案，允许重建大多数病例的正常解剖结构，避免了 MA 所要求的过度矫正和韧带松解，但防止了不受限制的 KA 技术可能产生的假体位置的极端情况。

17.6 病例

17.6.1 *病例* 1

　　65 岁男性，右膝严重内翻骨关节炎。术前双下肢全长（图 17.4）显示右侧股骨外翻（LDFA 93°）（*译者注：该处原文应该有错误，根据后面的描述注，该处的 LDFA 应该是 89°，不是 93°*），胫骨内翻（MPTA 88°）。患者采用 rKA TKA 方案进行全膝关节置换。在这个病例中，与约 50% 的病例一样，不需要对其原始解剖进行修改，允许采用真 KA 法。尽管他的 HKA 接近中立（1° 内翻），他的关节面方向保持不变。在 MA 技术下，股骨和胫骨解剖结构都将被显著修改为中立。这种关节线和屈曲轴的变化会影响膝关节的运动学。值得注意的是，在这种情况下，胫骨侧采用髓内定位会导致外翻。

17.6.2 *病例* 2

　　运动水平活跃女性，58 岁，右膝骨关节炎，右膝疼痛。左膝曾接受过 MA TKA。术前全长像显示右股外翻（LDFA 为 83°），胫骨中立位（MPTA 为 90°）（图 17.5）。患者选择采用我们的 rKA 方案进行右 TKA。在本例中，为了保持 rKA 在安全范围内，我们将患者 LDFA 增加到 85°（外翻从 7° 减少到 5°），MPTA 减少到 88°（从中立位减少到内翻 2°）。结果 HKA 为外翻 3°。通过这样的矫正，我们尽量减少股骨解剖和屈曲轴的改变。不需要松解韧带。患者术后恢复顺利。术后 4 个月，她已感觉不到右膝做过 TKA，没有任何限制。在左侧的 MA TKA，即

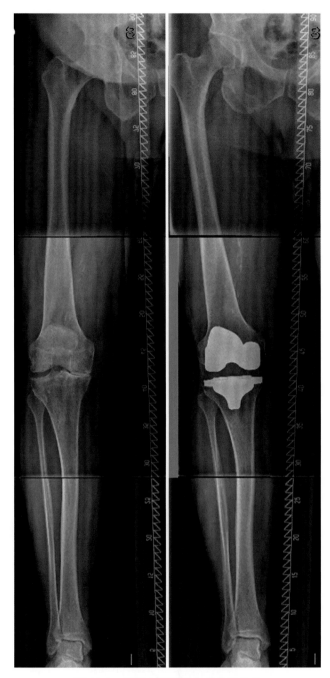

图 17.4　病例 1 双下肢全长负重位像

使 LDFA 和 MPTA 为 90°，最终的 HKA 为 3° 内翻，但患者更喜欢右 TKA 的疗效。

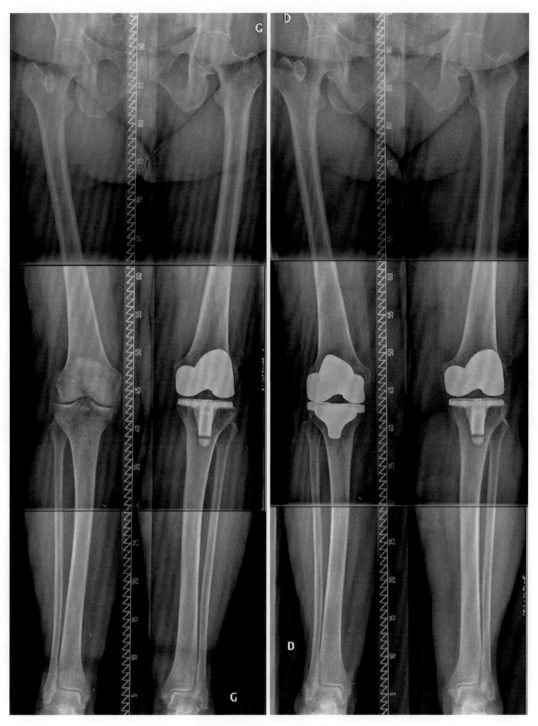

图 17.5 病例 2 下肢全长像

（William G. Blakeney, Pascal-André Vendittoli 著

钱文伟 译 王志为 李子剑 审校）

参考文献

1. Collins M, Lavigne M, Girard J, Vendittoli PA. Joint perception after hip or knee replacement surgery. Orthop Traumatol Surg Res. 2012;98:275–80.
2. Bourne RB, Chesworth BM, Davis AM, Mahomed NN, Charron KDJ. Patient satisfaction after total knee arthroplasty: who is satisfied and who is not? Clin Orthop Relat Res. 2010;468:57–63.
3. Nam D, Nunley RM, Barrack RL. Patient dissatisfaction following total knee replacement: a growing concern? Bone Joint J. 2014;96-B:96–100.
4. Lingard EA, Sledge CB, Learmonth ID, Kinemax Outcomes G. Patient expectations regarding total knee arthroplasty: differences among the United States, United Kingdom, and Australia. J Bone Joint Surg Am. 2006;88:1201–7.
5. McClelland JA, Webster KE, Feller JA. Gait analysis of patients following total knee replacement: a systematic review. Knee. 2007;14:253–63.
6. Vendittoli PA, Blakeney W. Redefining knee replacement. Orthop Traumatol Surg Res. 2017;103:977–9.
7. Almaawi AM, Hutt JRB, Masse V, Lavigne M, Vendittoli P-A. The impact of mechanical and restricted kinematic alignment on knee anatomy in total knee arthroplasty. J Arthroplast. 2017;32:2133–40.
8. Blakeney W, Beaulieu Y, Puliero B, Kiss MO, Vendittoli PA. Bone resection for mechanically aligned total knee arthroplasty creates frequent gap modifications and imbalances. Knee Surg Sports Traumatol Arthrosc. 2019. https://doi.org/10.1007/s00167-019-05562-8.
9. Blakeney W, Beaulieu Y, Kiss MO, Rivière C, Vendittoli PA. Less gap imbalance with restricted kinematic alignment than with mechanically aligned total knee arthroplasty: simulations on 3-D bone models created from CT-scans. Acta Orthop. 2019;90(6):602–9.
10. Howell SM, Howell SJ, Hull ML. Assessment of the radii of the medial and lateral femoral condyles in varus and valgus knees with osteoarthritis. J Bone Joint Surg Am. 2010;92:98–104.
11. Hutt JRB, LeBlanc MA, Massé V, Lavigne M, Vendittoli PA. Kinematic TKA using navigation: surgical technique and initial results. Orthop Traumatol Surg Res. 2016;102:99–104.
12. Rivière C, Vigdorchik JM, Vendittoli PA. Mechanical alignment: The end of an era! Orthop Traumatol Surg Res. 2019;105(7):1223–6. https://doi.org/10.1016/j.otsr.2019.07.005.
13. Bellemans J, Colyn W, Vandenneucker H, Victor J. The Chitranjan Ranawat award: is neutral mechanical alignment normal for all patients? The concept of constitutional varus. Clin Orthop Relat Res. 2012;470:45–53.
14. Eckhoff DG, Bach JM, Spitzer VM, et al. Three-dimensional mechanics, kinematics, and morphology of the knee viewed in virtual reality. J Bone Joint Surg Am. 2005;87(Suppl 2):71–80.
15. Ishikawa M, Kuriyama S, Ito H, Furu M, Nakamura S, Matsuda S. Kinematic alignment produces near-normal knee motion but increases contact stress after total knee arthroplasty: a case study on a single implant design. Knee. 2015;22:206–12.
16. Li Z, Esposito CI, Koch CN, Lee YY, Padgett DE, Wright TM. Polyethylene damage increases with varus implant alignment in posterior-stabilized and constrained condylar knee arthroplasty. Clin Orthop Relat Res. 2017;475:2981–91.
17. Srivastava A, Lee GY, Steklov N, Colwell CW Jr, Ezzet KA, D'Lima DD. Effect of tibial component varus on wear in total knee arthroplasty. Knee. 2012;19:560–3.
18. Werner FW, Ayers DC, Maletsky LP, Rullkoetter PJ. The effect of valgus/varus malalignment on load distribution in total knee replacements. J Biomech. 2005;38:349–55.
19. D'Lima DD, Hermida JC, Chen PC, Colwell CW. Polyethylene wear and variations in knee kinematics. Clin Orthop Relat Res. 2001;392:124–30.
20. Teeter MG, Naudie DD, McCalden RW, et al. Varus tibial alignment is associated with greater tibial baseplate migration at 10 years following total knee arthroplasty. Knee Surg Sports Traumatol Arthrosc. 2018;26:1610–7.
21. Alghamdi A, Rahme M, Lavigne M, Masse V, Vendittoli PA. Tibia valga morphology in osteoarthritic knees: importance of preoperative full limb radiographs in total knee arthroplasty. J Arthroplast. 2014;29:1671–6.
22. Blakeney W, Clément J, Desmeules F, Hagemeister N, Rivière C, Vendittoli PA. Kinematic alignment in total knee arthroplasty better reproduces normal gait than mechanical alignment. Knee Surg Sports Traumatol Arthrosc. 2019;27(5):1410–7. https://doi.org/10.1007/s00167-018-5174-1.
23. Gu Y, Roth JD, Howell SM, Hull ML. How frequently do four methods for mechanically aligning a total knee arthroplasty cause collateral ligament imbalance and change alignment from normal in white patients? AAOS exhibit selection. J Bone Joint Surg Am. 2014;96:e101.
24. Howell SM, Papadopoulos S, Kuznik K, Ghaly LR, Hull ML. Does varus alignment adversely affect implant survival and function six years after kinematically aligned total knee arthroplasty? Int Orthop. 2015;39:2117–24.
25. Laende E, Richardson G, Biddulph M, Dunbar M. Implant fixation and gait analysis at one year following total knee arthroplasty with patient specific cutting blocks versus computer navigation. Bone Jt J. 2016;98-B:136.
26. Font-Rodriguez DE, Scuderi GR, Insall JN. Survivorship of cemented total knee arthroplasty. Clin Orthop Relat Res. 1997;345:79–86.
27. Gill GS, Joshi AB, Mills DM. Total condylar knee arthroplasty. 16- to 21-year results. Clin Orthop Relat Res. 1999;367:210–5.
28. Rodricks DJ, Patil S, Pulido P, Colwell CW. Press-fit condylar design total knee arthroplasty. Fourteen to seventeen-year follow-up. J Bone Joint Surg Am. 2007;89:89–95.
29. Choong PF, Dowsey MM, Stoney JD. Does accurate anatomical alignment result in better function and quality of life? Comparing conventional and computer-assisted total knee arthroplasty. J Arthroplast. 2009;24:560–9.
30. Blakeney WG, Khan RJK, Palmer JL. Functional outcomes following total knee arthroplasty: a randomised trial comparing computer-assisted surgery with conventional techniques. Knee.

2014;21:364–8.

31. Longstaff LM, Sloan K, Stamp N, Scaddan M, Beaver R. Good alignment after total knee arthroplasty leads to faster rehabilitation and better function. J Arthroplast. 2009;24:570–8.

32. Berend ME, Ritter MA, Meding JB, et al. Tibial component failure mechanisms in total knee arthroplasty. Clin Orthop Relat Res. 2004;428:26–34.

33. Fang DM, Ritter MA, Davis KE. Coronal alignment in total knee arthroplasty: just how important is it? J Arthroplasty. 2009;24:39–43.

34. Jeffery RS, Morris RW, Denham RA. Coronal alignment after total knee replacement. J Bone Joint Surg Br. 1991;73:709–14.

35. Abdel MP, Ollivier M, Parratte S, Trousdale RT, Berry DJ, Pagnano MW. Effect of postoperative mechanical axis alignment on survival and functional outcomes of modern total knee arthroplasties with cement: a concise follow-up at 20 years. J Bone Joint Surg Am. 2018;100:472–8.

36. Parratte S, Pagnano MW, Trousdale RT, Berry DJ. Effect of postoperative mechanical axis alignment on the fifteen-year survival of modern, cemented total knee replacements. J Bone Joint Surg Am. 2010;92:2143–9.

37. Morgan SS, Bonshahi A, Pradhan N, Gregory A, Gambhir A, Porter ML. The influence of postoperative coronal alignment on revision surgery in total knee arthroplasty. Int Orthop. 2008;32:639–42.

38. Bonner TJ, Eardley WGP, Patterson P, Gregg PJ. The effect of post-operative mechanical axis alignment on the survival of primary total knee replacements after a follow-up of 15 years. J Bone Joint Surg Br. 2011;93:1217–22.

39. Victor JM, Bassens D, Bellemans J, Gursu S, Dhollander AA, Verdonk PC. Constitutional varus does not affect joint line orientation in the coronal plane. Clin Orthop Relat Res. 2014;472:98–104.

40. Hutt J, Massé V, Lavigne M, Vendittoli P-A. Functional joint line obliquity after kinematic total knee arthroplasty. Int Orthop. 2016;40:29–34.

41. Abdel MP, Oussedik S, Parratte S, Lustig S, Haddad FS. Coronal alignment in total knee replacement: historical review, contemporary analysis, and future direction. Bone Jt J. 2014;96-B:857–62.

第18章　单间室膝关节置换术

我们的目标是通过单间室关节置换使患者恢复病变之前的膝关节运动学。在站立、下蹲和行走摆动相时，膝关节处于受压状态。摆动相时，前、后交叉韧带复合体可以在脚尖离地后有效而协调地使膝关节屈曲，然后伸直使脚跟着地。韧带张力和关节协调性的结合是在不同行走速度和不同坡度路面下保持自然而有效的步态的关键。单间室膝关节置换术（unicompartmental knee arthroplasty，UKA）在恢复关节稳定性和协调性后便可达到这种状态，但TKA后因为需要"牺牲"前交叉韧带（ACL），恢复这种状态会很困难[1]。

然而，人类的步态不都是一样的——膝内翻的人和膝外翻的人的运动会存在明显的差别。通常情况下，我们认为内翻膝内侧间室几乎是沿水平冠状轴做单一维度的运动，而外翻膝的外侧间室需要围绕冠状轴和纵轴旋转。因此，任何的部分膝关节置换必须尊重膝关节运动方式，进行轻度畸形矫正，但不要试图"恢复"该患者从来没存在过的机械学对线。

18.1　适应证

18.1.1　内侧 UKA（MUKA）的适应证

膝关节内侧和前内侧的疼痛是内侧 UKA（medial UKA，MUKA）的主要指征。在内翻膝中，内侧间室超负荷会引起关节炎，导致关节面疼痛。由于外侧软组织受牵拉，也可出现膝关节外侧的疼痛。疼痛表现为典型关节炎的疼痛模式——起动痛、僵硬、肿胀和功能丧失。

典型的检查结果表现为膝关节内侧或前内侧的骨对骨磨损，强有力的证据支持在这种情况下行MUKA。在半月板失去功能但尚未出现关节炎前更早地进行 UKA 干预具有争议，疗效也更差。关节炎中硬化的软骨下骨为胫骨假体的骨机械整合提供了一个很好的基底，而在这种反应性骨形成和建立之前更早地进行干预，将会带来更高的胫骨假体松动或移位的风险。膝关节外侧半月板稳定很重要，这可以通过外翻应力试验观察是否出现半月板突出进行验证。在内翻畸形被动向中立位纠正的状态下，交叉韧带复合体的稳定性通过前后应力试验进行验证。

在内翻膝中，可以忽略内侧髌股关节疼痛，因为其可以通过 MUKA 矫正内翻畸形得到缓解[2]。严重的髌股关节炎另当别论[3]。

18.1.2　外侧 UKA（LUKA）的适应证

疼痛是外侧 UKA（lateral UKA，LUKA）的主要指征，但伸膝时外侧间室的负重小于内侧间室，因此疼痛通常不是一个单独的特征，主要表现为伴随功能丧失，上下楼梯困难。疼痛通常位于外侧，但常存在内侧的张力性疼痛。外侧关节炎可表现为髋部不适，常见报道的位置位于大粗隆或臀部周围，LUKA 后可以完全缓解。当然髋关节病变可以表现为膝部不适。所以在这种情况下，应行髋关节的查体和 X 线检查。

查体发现包括屈曲时膝关节逐渐外翻并很容易被矫正至中立位，在内翻应力试验时，不应发生内侧半月板突出，交叉韧带复合体在前后应力下保持稳定。同理，如果症状和体征轻微且以外侧为主的髌股关节问题可以被忽略[4]。

18.2　UKA 和截骨手术适用范围

对于术后想跑步的患者，大多数外科医生会犹豫是否行膝关节置换术。对于那些前后位或 Rosenberg 位 X 线片提示骨对骨磨损的患者，我们认为 UKA 术后的功能比 HTO 更可靠，这一点得到了一项随机试验[5]和临床经验[6]的证实。

18.2.1 UKA、Bi-UKA 和 TKA 的适用范围

对于存在内侧间室关节炎，同时伴有外侧半月板突出的活跃人群，单纯的 MUKA 可能是不够的。对于这样的膝关节术后很可能会出现外侧间室关节炎进展，特别是肥胖和没有明显膝内翻的患者。目前，TKA 是一种选择，而如果 ACL/PCL 复合体完好无损，应该考虑更保守的 Bi-UKA[7]。在两类人群中值得探讨 Bi-UKA：年轻和活跃的患者，他们术后可能会出现 TKA 失效；年老体弱的患者是另一个人群，因为 Bi-UKA 手术创伤小，更不容易引起系统性并发症。

18.2.2 假体的选择：活动或固定平台

活动[8] 或固定[9] 平台的 UKA 均被证实具有很好的临床疗效。中期随访研究没有显示出明显的差异，因此假体选择将更多与外科医生和患者的选择相关。在我们的个人临床实践中，建议对于那些很可能出现固定平台磨损失效的患者，在两侧均使用活动平台。

18.2.3 固定方式

在固定平台的部分膝关节置换术中使用骨水泥固定中远期疗效良好。非骨水泥固定现在已经在活动平台假体中得到了很好的应用[10]。在我们个人的经验中，非骨水泥固定的活动平台假体松动率非常低，因此具有很大的吸引力。这方面唯一的问题是早期假体周围骨折。

18.2.4 前交叉韧带功能缺失

对于年龄较大或功能需求较低且没有关节不稳症状的患者，在前交叉韧带失效的情况下也可以行 UKA[11]。在老年患者中，通常关节僵硬很常见，而关节不稳是一种较少见的症状。因此，只要术后膝关节仍残留内翻，外侧间室就不太可能出现病变加重，ACL 失效很少会产生问题。

18.3　手术计划

术前计划至少需要评估所需假体的大小，确认胫骨平台和股骨髁的尺寸有合适的假体型号可供选择。通过平片，前后立位、Schuss 位和侧位片协助评估胫骨内翻和关节内的骨缺损的程度。通过规划胫骨截骨的内翻角度以及截骨的深度，使其能够容纳最薄的垫片，同时使假体尽可能固定在最坚硬的软骨下骨上。

胫骨假体的后倾和股骨假体的屈曲角度在很大程度上也可以通过侧位片进行规划。对于身材较小的人来说，较大的胫骨后倾很常见，并且应当在术后保留其原始后倾，以保证相同的软组织张力。对于前交叉韧带损伤或失效的（侧位片上的胫骨前移可以验证临床判断），可以通过减小胫骨后倾处理。

手术计划的最后一个要素与假体设计相关。根据假体界面的设计特点，胫骨假体的内倾必须与股骨假体的冠状面和轴面旋转相匹配。球形的股骨假体配合形合良好的半月板型垫片，只需保持中立位而不需要额外的调整，而凸轮型股骨假体可能需要冠状面上的几度旋转，以确保假体间是线状接触而不是点接触。

使用基于 MRI 或 CT 的 3D 术前计划可以更好地处理这些要素。尽管这样看似增加了复杂性，但它的吸引力在于，可以记录几乎所有的术前变量，减少术中为验证术前测量而做的额外检查。最好的例子是可以 3D 打印制作和消毒胫骨截骨块。然后，可以将实际截骨的形状和大小与术前计划进行比较，确认各个维度上截骨都是合适的。

18.4　假体对线

运动学对线（KA）是一种个性化的膝关节假体植入技术。其原则是解剖位安装假体（真正的表面置换）和运动学对线（在股骨髁圆柱轴上），以恢复原始的关节面的水平和方向，并改善假体相互作用（或生物力学）。

有趣的是，Philippe Cartier 植入 UKA 假体的原则与 KA 推崇的原则是一致的，只是表述不同（图18.1）。相反，机械学对线技术是相对于长骨（股骨

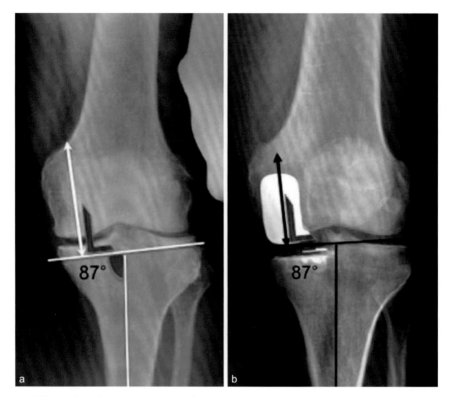

图 18.1　左膝运动学对线植入固定平台内侧间室 UKA 术前（a）和术后（b）的前后位 X 线片。假体对线旨在恢复原始关节面的方向（图片由 DesChamps 等提供 [15]）

和胫骨）的机械轴系统地确定假体的方向（标准化植入），而忽略了每个人膝关节内侧间室的解剖差异，但是它被认为有利于可靠的假体植入。非解剖型活动平台 UKA Oxford® 假体历来被推荐以机械学对线的方式植入，同时仍能重建原始的肢体对线（或髋-膝-踝角）。因此，Oxford® 股骨假体在冠状面上平行于股骨机械轴安装；胫骨假体冠状面垂直于

胫骨机械轴，后倾 7°。通过运动学对线个性化安装 Oxford® 假体可以恢复膝关节内侧间室的原始解剖，并通过保留胫骨骨量和优化骨与假体（支撑骨面的更接近生理的负荷）和垫片之间的相互作用带来潜在的好处。因此，无论是活动还是固定平台，作者都倾向于进行运动学对线的 UKA（图 18.2）。

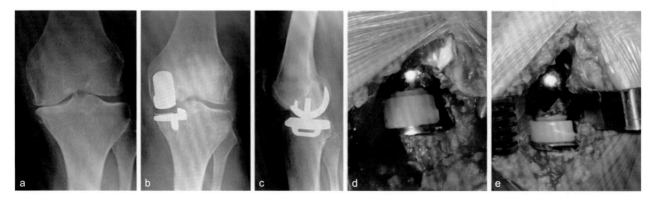

图 18.2　左膝运动学对线植入 Oxford® 内侧间室活动平台 UKA 术前（a）、术后正位（b）和侧位（c）X 线片。术中照片显示伸膝（d）和屈膝（e）时，假体相互作用良好

18.5　技术考量

患者仰卧位可采取"TKA"体位或"悬垂"体位，两者都很方便。仰卧位手术的主要原因是可以便捷地转为全膝关节置换，或者同时行髌股关节置换。止血带并非强制使用，如果使用非骨水泥假体，则不需要使用止血带；当需要使用骨水泥固定时，止血带有一定帮助。因为手术不会持续很长时间，所以几乎不会引起止血带相关的并发症。

18.6　内侧间室置换术

暴露和彻底清除髁间窝中的骨赘后，膝关节应该可以完全伸直。在重力外施加轻度屈曲的力量，屈膝到 110° 应该很容易，但在去除后方骨赘之前，很难实现完全屈曲。在膝关节屈曲 30°，维持软组织无张力时，外科医生便可确定关节炎导致骨缺损的量，以及仍需切除的骨量。以保证最少量的截骨，并且截骨面的方向可重现"Cartier 角"。应该按顺序处理以下每个自由度。

1. 胫骨内翻角：该角度在手术前通过目测确定。一般人群的平均角度为：内翻膝 3°～5°，外翻膝 1°～3°。中立和外翻的干骺角非常少见，对于 UKA，这样可能会增加胫骨下沉的风险。因为这样需要在胫骨中部截骨，而胫骨中部的硬度明显低于其余骨面。
2. 后倾角：根据假体和患者而定。外科医生的目标是恢复关节力线，除非是为了弥补某些交叉韧带的功能不全而减少后倾。
3. 旋转轴线：精确定义膝关节的前面非常困难。膝关节的屈曲轴线相当可靠，应该用做第一次截骨（垂直截骨）的参考。
4. 截骨厚度：应当基于骨缺损的程度以及假体和垫片的最小厚度行最少量的截骨。
5. 内侧平移：垂直截骨应远离髁间棘。如果没有清理股骨髁的骨赘、牵开髌下脂肪垫和髌骨，是不可能实现的。适当伸膝可能有助于操作。

取下胫骨的截骨块，然后检查其深度和形状。

根据其形状，可能需要进行调整。通常，可能需要调整轴向旋转，更偏外侧胫骨垂直截骨。并应注意胫骨的后倾。

安放好胫骨试模后就处理股骨。到目前为止，膝关节可达到 0～100° 的活动范围。这是股骨准备所必需的。安装股骨截骨导板，以确保在屈曲时足够的截骨量。在内侧间室关节炎中，屈曲间隙通常保持不变，因此将其用作基准点，以实现无张力地恢复屈曲轴线。

屈曲间隙的对线是通过术前分析以及包括假体选择的计划来确定的。如果使用固定平台的假体，可能需要在冠状面适当旋转截骨导向器，以确保固定平台表面与胫骨相适应。然后测量伸直间隙，并与计划的间隙进行比较。在内侧关节炎中，由于磨损，伸直间隙总是大于屈曲间隙，而在手术后，情况正好相反：像正常关节一样，屈曲间隙将比伸直间隙大 1 mm。再次强调，如果使用固定平台，可能需要细微地旋转和平移截骨导向器，而对于活动平台，只需要维持中立位对线就足够了。

股骨截骨导向器的安装有两个常见的错误：在身材高大的患者中，髌骨会推挤截骨导向器，导致其安装过于偏内侧，同时在屈曲间隙截骨时限制膝关节充分的屈曲；股骨假体过于偏内侧安装可能导致软组织撞击。如果在屈曲小于 95° 时行屈曲间隙截骨，将会导致屈伸间隙的不平衡问题。

可以通过几种方式微调屈伸间隙平衡。理想的状况下，在膝关节完全伸直时，整个膝关节是紧实的，内翻和外翻都只有 1 mm 的空间。通过外翻和内翻应力试验，即使是在完全伸膝的情况下，也可以感觉到一些松弛，通常小于 1 mm。当平衡内侧间隙时，在完全伸膝状态下内侧间室应该保持紧张。应检查髁间是否存在骨性撞击——胫骨和股骨的骨赘可能会导致术后无痛充分伸膝受阻。屈曲时，胫骨假体高度不应对进一步屈曲造成阻碍。术前分析和计划应发现后方骨赘的存在，需要从股骨髁上去除这些骨赘，以实现充分、无撞击的屈曲。

18.7　外侧间室置换术

外侧间室的手术入路与内侧间室入路大致相似，但有几个重要的不同。

在暴露前方并切除半月板后，彻底清除髁间的骨赘，同时去除髌骨和滑车的所有骨赘，使膝关节可以完全伸直和屈曲。

然后屈膝，并摆放成"4"字的姿势，这样可以很清楚地看到胫骨关节面，然后安装胫骨截骨导向器。同内侧一样，通过尽量少的截骨量恢复胫骨的关节线，保留最坚硬的软骨下骨。截骨的方向因人而异，通常为内翻 1° 或 2°（外翻膝的平均胫骨干骺端角）。然后取出并检查胫骨截骨块。外侧间室置换，常见的错误是由于髌腱和髌下脂肪垫的推挤，使胫骨垂直截骨太偏外侧。通过将膝关节摆成 4 字的姿势，屈膝 45°，减少伸膝装置的张力，使髌骨可以内侧半脱位，从而得到矢状面上的通路。

外侧 UKA 时，股骨屈曲面磨损最严重，远端伸直面可能仍有全层软骨，因此应注意充分减小伸膝高度，以保证在完全伸膝位内侧不会产生张力。膝关节在内翻应力时，屈曲间隙至少要比伸直间隙多 2 mm，另外，在膝关节完全伸直时至少要有 1 mm 的间隙，深屈和伸直时假体的边缘不会发生碰撞。长期外翻的膝关节外侧平台可能会比假体的尺寸更宽，所以胫骨垂直截骨可能要更偏外侧，保证胫骨假体安装在股骨假体下方。

18.8　术后处理和疗效评价

在任何形式的单间室关节置换术后，术后过程大致相同：需要等待胫骨愈合，内翻膝遗留轻微的内翻，骨-假体界面的负荷至关重要。因此，应循序渐进地根据疼痛的程度增加负重。因为交叉韧带是完好的，关节的运动学得以保留，所以因活动范围不足而需要在麻醉下处理的风险很小。术后早期不必要求达到多大的活动范围，我们不建议理疗师去鼓励更快的康复锻炼。术后 3～4 周必须使用助行器。

UKA 疗效的评价标准与 TKA 有很大不同。我们推荐两种不同类型的指标：一种是个体化的指标，另一种是身体功能的指标。个体化指标应该围绕患者喜欢或曾喜欢的一到两项活动，使用这些作为疗效的决定因素。基于网络的工具 www.jointpro.co.uk 可以作为外科医生和患者交流是否实现或超过预期疗效的一种简单的方式。

有多种工具可以记录身体功能的指标。智能手机上有些软件可以记录完成一段路程所用的时间，以及最高速度、平均速度等。或者可以使用跑步机，记录最高行走速度、节奏和步长，作为评价术后恢复的指标。最后，步态的宽度和一致性可以作为衡量患者恢复程度的敏感指标。肌力和平衡感正常的健康成年人步基狭，步幅变化不大。随着身体逐渐衰弱，步基的宽度和步幅的变异性会逐渐增加。保留固有的关节线和交叉韧带使患者能够保持这些正常的步态特征。在全膝关节置换术后，这是很难实现的。如果没有专门的设备，这些变化也很难被记录下来。

所有这些身体功能的指标会在术后至少 12 个月内持续改善，超过 85% 的指标在 6 个月内就会达到。

18.9　并发症及处理

位置良好、运动学对线的 UKA 很少会失败，但"再手术率"很可能高于全膝关节置换术。原因有二。首先，因为感觉膝关节是正常的，人们更容易也会做更多更高强度的活动，很多人回归球场或健身房，有一天外侧半月板可能会失效。其次，UKA 的患者再行膝关节手术很容易，因此可能会接受一些调整的小手术。他们通常不需要行全膝关节置换术便可成功地恢复功能。我的团队最近做的数百台手术中就包括类似原因做二次手术的。

18.9.1　垫片磨损或断裂

如果垫片在十多年的高质量生活后磨损失效，那么这应该被认为是一种成功——患者享受了一大段美好的生活！在这种情况下，只需要简单地更换垫片就可以恢复功能，而且对于年龄较大的患者，很可能不需要第二次更换垫片。

18.9.2　垫片脱位

这通常是由于关节过度松弛或技术错误引起的。在这两种情况下，纠正错误并考虑将胫骨假体翻修为固定平台假体。手术过程很简单，在功能和耐用性层面上的成本很低，但在心理上二次脱位很难处理。

18.9.3　对侧间室病变进展

如果在术后 2 年内发生，则表明术前决策、诊断存在错误或术中错误导致手术侧间室过度充填。在任何一种情况下，都有两种选择可以与患者讨论：立即更换为全膝关节置换或再次行 UKA。后一种方式损伤小得多，而且应当像对待初次 UKA 一样考虑。最重要的是，需要关注髌股关节和中轴结构是否正常。对于年轻人和年老体弱的人来说，再次行 UKA 需要慎重考虑，再次确保在完全伸膝状态下足够的松弛度，以避免 ACL 张力过大。

18.9.4　感染

深部感染确实非常罕见，这可能是因为手术不涉及广泛的解剖，同时可供生物膜生长的表面积相对较小。建议早期行积极的开放冲洗和更换垫片。如果失败了，建议一期或二期翻修为 TKA，二期翻修建议在过渡阶段使用自制的骨水泥间隔器配合步行辅助设备以满足基本的生活功能。

18.9.5　胫骨假体周围骨折

在一直服用双膦酸盐并使用非骨水泥胫骨假体的患者中更常见。保证胫骨截骨适当内翻，并且只截除最小厚度的胫骨，可以将风险降到最低。如果术后疼痛加重，如有怀疑，应尽早复查 X 线和 CT 检查以明确诊断。对于裂缝骨折，如果及早发现的话可以用 2 颗螺钉固定，完全不需要钢板。如果已经发生假体下沉，那么可能需要支撑钢板。如果植骨和钢板都失败了，那么可以考虑使用定制的髁假体，这样可以保留交叉韧带和膝关节的其余部分。

18.9.6　翻修为 TKA

当关节的其余部分也发生明显病变时，我们倾向于采用相同的切口翻修为全膝关节置换。我们在全膝关节置换术中也使用运动学对线，因为事实证明，这有助于最大限度地减少垫块和延长杆的使用，并提高患者的临床评分[12]。这个手术并不困难，只需要关注两个技术要点：

（1）运动学胫骨截骨：如果有的话可以在 UKA 术前的 X 线片测量合适的内翻角度，也可以测量对侧膝关节。然后仔细地取出胫骨假体，先从未截骨的一侧截除同假体厚度相同的骨。如果内侧间室没有去除骨，则可能需要再次截 2 mm 或更多。

（2）运动学股骨截骨：因为保持了胫骨关节线的倾斜度，所以股骨也应遵循运动学力线。大多数的 TKA 假体需要在 UKA 骨 - 假体界面基础上更进一步截骨，所以在取下股骨假体之前即在膝关节安装截骨导向器，并在缓慢谨慎取出假体之前尽可能多地完成截骨。

18.9.7　为什么不直接进行运动对线的 TKA

虽然 TKA 是安全有效的，但在老年人中，UKA 有很大的安全优势：UKA 这种更小的手术，围手术期感染、卒中等主要并发症的发生率可以降低一半[13]。在较年轻的患者中，较高的功能水平非常重要，UKA 可以实现在更快的速度和不同的坡度下更正常的步态，比 TKA 更有可能使患者恢复更高的功能水平[14]。

病例

53 岁女性，30 年前曾因滑雪事故行前交叉韧带重建术。看过的每个外科医生都建议行全膝关节置换术，但她都拒绝了。患者在年轻时非常活跃，但现在完全不能打网球或滑雪。

经检查，负重有明显的膝内摆。外翻应力下内翻基本矫正，内侧稳定，有固定止点，在前后位没有明显的松弛。

X 线片提示为 Ahlback V 级关节炎，内侧间室有严重的骨磨损和广泛的骨赘，外侧间室外观正常（图 18.3）。

术前计划确定了假体的大小和位置，并发现了胫骨后部巨大的磨损。计划将过度内翻的胫骨关节线由 11° 减小至 5°（图 18.4）。

术中仍进行了一些植骨。矫正内翻后，膝关节如术前预测的稳定性良好。

患者功能在术后 2 年逐步改善，活动范围良好，2 年后患者重返滑雪场和网球场（图 18.5）。术后 1 年复查，膝关节稳定，膝关节仍残留 1°～2° 的内翻。术后 X 线片显示内翻关节线、畸形得以矫正以及外侧间室形态良好（图 18.6）。

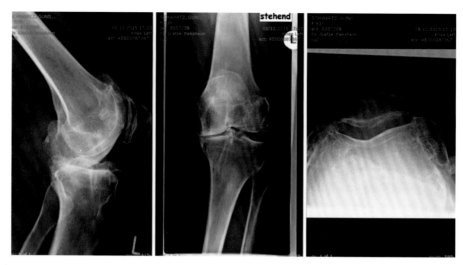

图 18.3 53 岁患者，30 年前曾行 ACL 重建，术前 X 线片提示膝关节内翻，内侧有明显的骨磨损，内外侧关节线不一致，伴有广泛的骨赘形成和胫骨前移

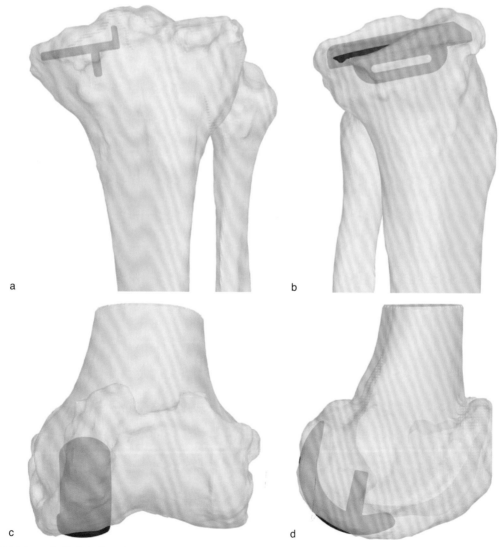

图 18.4 术前计划显示假体的大小和位置。胫骨假体计划是：（a）内倾 5°，（b）后倾 8°。股骨假体计划是：（c）冠状面保持中立，（d）屈曲 7°

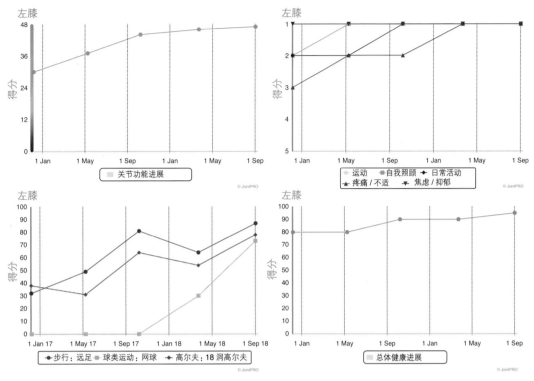

图 18.5　患者自评量表评分，从术前到术后 20 个月，牛津膝关节评分和 EQ-5D 评分均显示了天花板效应。但在手术 1 年后功能仍持续改善

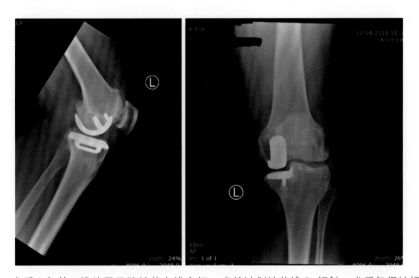

图 18.6　术后 1 年的 X 线片显示膝关节力线良好，术前计划关节线 5° 倾斜，术后仍保持轻度内翻

（Justin Cobb，Charles Rivière　著

钱文伟　译　王志为　审校）

参考文献

1. Wiik AV, Manning V, Strachan RK, Amis AA, Cobb JP. Unicompartmental knee arthroplasty enables near normal gait at higher speeds, unlike total knee arthroplasty. J Arthroplasty. 2013;28(9 Suppl):176–8.

2. Beard DJ, Pandit H, Gill HS, Hollinghurst D, Dodd CA, Murray DW. The influence of the presence and severity of pre-existing patellofemoral degenerative changes on the outcome of the Oxford medial unicompartmental knee replacement. J Bone Joint Surg Br. 2007;89(12):1597–601.

3. Confalonieri N, Manzotti A, Montironi F, Pullen C. Tissue sparing surgery in knee reconstruction: unicompartmental (UKA), patellofemoral (PFA), UKA + PFA, bi-unicompartmental (bi-UKA) arthroplasties. J Orthop Traumatol. 2008;9(3):171–7.

4. Newman SDS, Altuntas A, Alsop H, Cobb JP. Up to 10 year follow-up of the Oxford domed lateral partial knee replacement from an independent centre. Knee. 2017;24(6):1414–21.

5. Stukenborg-Colsman C, Wirth CJ, Lazovic D, Wefer A. High tibial osteotomy versus unicompartmental joint replacement in unicompartmental knee joint osteoarthritis: 7–10-year follow-up prospective randomised study. Knee. 2001;8(3):187–94.

6. Krych AJ, Reardon P, Sousa P, Pareek A, Stuart M, Pagnano M. Unicompartmental knee arthroplasty provides higher activity and durability than valgus-producing proximal tibial osteotomy at 5 to 7 years. J Bone Joint Surg Am. 2017;99(2):113–22.

7. Confalonieri N, Manzotti A, Cerveri P, De Momi E. Bi-unicompartmental versus total knee arthroplasty: a matched paired study with early clinical results. Arch Orthop Trauma Surg. 2009;129(9):1157–63.

8. Price AJ, Waite JC, Svard U. Long-term clinical results of the medial Oxford unicompartmental knee arthroplasty. Clin Orthop Relat Res. 2005;(435):171–80.

9. Steele RG, Hutabarat S, Evans RL, Ackroyd CE, Newman JH. Survivorship of the St Georg Sled medial unicompartmental knee replacement beyond ten years. J Bone Joint Surg Br. 2006;88(9):1164–8.

10. Liddle AD, Pandit H, O'Brien S, Doran E, Penny ID, Hooper GJ, et al. Cementless fixation in Oxford unicompartmental knee replacement: a multicentre study of 1000 knees. Bone Jt J. 2013;95-B(2):181–7.

11. Boissonneault A, Pandit H, Pegg E, Jenkins C, Gill HS, Dodd CA, et al. No difference in survivorship after unicompartmental knee arthroplasty with or without an intact anterior cruciate ligament. Knee Surg Sports Traumatol Arthrosc. 2013;21(11):2480–6.

12. Toliopoulos P, LeBlanc MA, Hutt J, Lavigne M, Desmeules F, Vendittoli PA. Anatomic versus mechanically aligned total knee arthroplasty for unicompartmental knee arthroplasty revision. Open Orthop J. 2016;10:357–63.

13. Liddle AD, Judge A, Pandit H, Murray DW. Adverse outcomes after total and unicompartmental knee replacement in 101,330 matched patients: a study of data from the National Joint Registry for England and Wales. Lancet. 2014;384(9952):1437–45.

14. Wiik AV, Aqil A, Tankard S, Amis AA, Cobb JP. Downhill walking gait pattern discriminates between types of knee arthroplasty: improved physiological knee functionality in UKA versus TKA. Knee Surg Sports Traumatol Arthrosc. 2015;23(6):1748–55.

15. Deschamps G, Chol C. Fixed-bearing unicompartmental knee arthroplasty. Patient's selection and operative technique. Orthop Traumatol Surg Res. 2011;97:648–61.

第六篇
使用特定假体进行个性化膝关节置换

第19章 定制型单髁置换术

要点

• 现代医学旨在改善患者功能和预后的同时，也降低手术治疗的成本。

• 对膝关节运动学力线的再度关注，使得在膝关节置换术中最小化生物力学改变的概念重新出现。

• 定制设计的 UKA 是一个有前景的策略，可以利用以往设计中的知识并将其预期发展与功能性膝关节表型的现有变异性保持一致。

19.1 导言

单髁膝关节置换（UKA）假体的定制是一种新的外科理念，旨在再现患者的解剖结构和关节形态，同时尽可能减少重建过程中对膝关节生物力学的改变。结合一次性使用的个性化工具和定制假体的优势，促成了独特的 UKA 假体系统开发。定制 UKA 将为临床医生提供机会，准确地恢复每例患者的股骨和胫骨形态，同时提供补充材料以补偿软骨损失。使用这种特殊技术，可以通过假体的个体化来更好地恢复自然的膝关节运动。

当前的非定制（off-the-shelf，OTS）UKA 系统提出了一种关节力学理念，其基于从正常膝关节群获得的图像库中提取的各种尺寸的标准化股骨和胫骨形态。大多数 UKA 设计都为内侧间室提供了理想化或简化的膝关节生物力学。手术技术要求在合适的位置植入假体，使其在内侧或外侧间室发挥最佳功能。早期结果显示，10 年内无翻修关节生存率达 85%～98%[1-4]。系统回顾未能显示某一种设计会优于另外的设计，而是支持它们具有同等的临床功能和翻修风险[5,6]。关于固定平台单髁的现代报告也认为其具有了相似的生存率[7,8]。

尽管尝试将股骨髁的形态概括为简单的几何形状，但人们必须认识到内髁和外髁在曲率半径、J

曲线定义和髁的宽度方面均具有不同的形态[9-11]。现有的 OTS 假体可能无法完全适应这些差异[12]。涵盖所有可能的形态或变异性所需的库存需求将是巨大到不可能获得的。取而代之的是，假体设计者会平均或忽略股骨或胫骨形态的微小差异。在精度不断提高的时代，患者特异性的假体已显示出统计学上更为优越的骨覆盖率[12]。最近使用统计学形状模型，进行了代表健康股骨远端外形的评估[13]。还开发了患者特异性的 UKA[14]，并已投入临床使用[15]。

为什么我们要寻求解决方案？除了感染外，如今 UKA 失败的最常见原因是聚乙烯磨损[6,16]、骨关节炎进展和无菌性松动[17,18]。在一项多中心回顾性研究中，假体位置不当已被确定为 559 例 UKA 中无菌性松动的最重要原因，10 年生存率为 83.7% ± 3.5%[19]。他们得出结论，关节线高度改变＞2 mm、胫骨组件倾斜＞3°、胫骨后倾＞5° 或后倾变化＞2° 以及胫骨与股骨假体之间偏差＞6° 会显著降低假体生存率。

19.2 定制 UKA 的理论基础是什么？

大多数的膝关节内侧骨关节炎患者在发生进一步的退行性改变之前，都有生理性内翻对线的形态。因此，可能没有必要将手术后的对线方式更改为中立位。定制设计的目标是在内侧 UKA 植入后髋-膝-踝角为 2°～3°[20-22]。

定制设计软件可确保对假体位置进行适当的术前计划，这已被证明是优化股骨与胫骨接触应力区域的关键[23]。在术前计划期间，测量和调整这种接触应力区域可能是有利的。此外，也可以在组件的设计中确立假体关节力线的高度。后一种选择允许将假体安置在外侧间室软骨高度或误差小于 1 mm 处[11]，避免了大于 2 mm 的偏差，这种偏差已被证明不利于假体的生存[19]。外科医生将力争在最终假体固定时使用 7 mm 或 8 mm 的胫骨聚乙烯衬垫[16]。

使用个体化截骨导板，可以根据最佳的术前计划准确地预测和执行截骨厚度。

19.3　它解决了哪些问题？

定制 UKA 假体策略解决了两个问题。首先，患者股骨髁曲度和形态的准确再现以及患者自然的胫骨后倾将在整个运动范围内复制自然的韧带张力。实际上，整个膝关节运动范围内精确的韧带松解对于外科医生仍然是一项挑战。个体化的膝关节假体设计可以提供一种完整的策略，以在膝关节解剖结构的所有变异中达到完全无应力的韧带运动范围[24]。

其次，精确的骨准备是根据计划和测量的位置来定位假体的关键。应可以通过改进器械和手术工具来避免假体定位的并发症。获得适当的假体位置以及自然形态的关节重建，很可能会减少假体的早期松动[14]，并增强步态的正常化[25]。

19.4　适合谁（最佳适应证）？

任何表现出完好的交叉韧带和副韧带的膝关节单间室病变患者都是接受定制 UKA 的理想人选。OTS UKA 的典型适应证已经很好地确立[26]，定制 UKA 与这些指南没有区别。正确的患者选择仍然是此类手术成功的最佳预测指标。值得一提的是，危及假体固定的严重骨坏死、局部恶性肿瘤、活动性感染、感染性关节炎、有限的术前活动度、大于 10° 的畸形和超过 5 mm 的骨缺损将是这种特定手术的禁忌证。

19.5　过程是怎样的？

经过对患者病史的采集和完整的体格检查后，获得下肢全长负重前后位（AP）X 线片，以评估关节间隙狭窄的程度和股胫关节的机械学对线。一旦确认患者是定制 UKA 的良好人选，接下来需要获得膝关节伸直位外翻应力位的影像学资料[27]。这种操作可提供有关未受累间室的信息[28]，并确保了在

副韧带处于完全张力状态时，受累关节间隙的相对量化。

然后要求患者进行患膝的 CT 或 MRI 成像。将图像转换为 3D 模型，并根据专有指南准备假体的定制。再为每例病例制作针对股骨和胫骨的 3D 打印截骨导板形式的患者个体化手术器械。根据外科医生与技术人员和工程师共同制订的术前计划，制作股骨和胫骨假体。在制作订制的截骨导板和假体之前，治疗医师必须接受最终的术前计划。聚乙烯衬垫的厚度范围在 5～9 mm。所有组件和截骨导板将在患者影像学检查和假体处方后 2～6 周内提供。

19.6　支持这一概念的临床证据是什么？

该概念出现以来，有关个体化 UKA 组件的最新文献相对较少。已有多项关于 OTS UKA 的研究，显示了优秀的 10 年和 15 年生存率[7, 8, 29]。与全膝关节置换术（TKA）相比，施行 OTS UKA 后的步态分析显示步态恢复更接近正常[30]。遗憾的是，OTS UKA 并不是一定能恢复正常的步态[25]。定制的 3D 打印 UKA 假体可恢复正常的膝关节解剖结构，在整个运动范围内可以获得生理性的韧带张力，理论上可以恢复正常的步态。

研究人员已经对用于 UKA 植入的患者个性化工具（PSI）进行了研究，发现有 3.3% 的胫骨骨折与 16.4% 的矢状面离群值[31]。有一些作者认为并没有从 PSI 获益[32, 33]，但另一些作者却证明了使用 PSI 可以带来显著的改善[34]。特别是对于 BUKS™（Bodycad, QC, Canada）定制 UKA 设计，早期的研究报告显示了良好的前景[35]。由于手术中的大多数技术错误与外科医生有关[36]，而手术经验是 UKA 手术技术的基础[37, 38]，因此 PSI 可能是无经验的外科医生的重要工具[39, 40]。

19.7　它的成本 - 效益如何？

目前还没有关于定制 UKA 及针对 PSI 用于 UKA 的成本 - 效益研究。

19.8　病例

一例 56 岁的男性活动时出现左膝疼痛和跛行。接受几个疗程的物理治疗并使用一些口服 NSAID 后，患者恢复良好。后来他出现了长时间步行和长时间站立后的左膝进行性疼痛。患者在坐姿时感觉舒适，但从坐姿过渡到站姿时会感到剧烈疼痛。

体格检查时，患者表现为左侧无明显内翻的负重跛行步态。临床测得的腿长相等。小腿肌肉力量在正常范围内。

左髋关节的运动范围显示出无痛的完整运动范围。左膝关节屈曲范围在 5°～110°。屈曲 0° 时的外翻应力片显示有 5 mm 的内侧间隙张开。所有其他的韧带测试均在正常范围内，末梢感觉正常。

19.8.1　术前影像

X 线成像（图 19.1）确认内侧关节间隙变窄。通过全长片和外翻应力位片完成术前计划（图 19.2）。

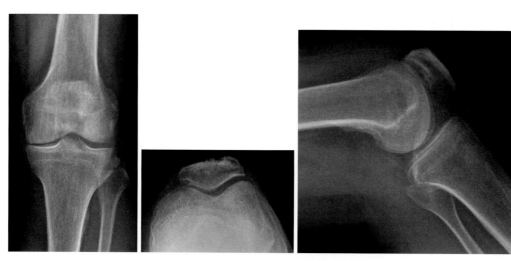

图 19.1　X 线成像确认内侧关节间隙变窄

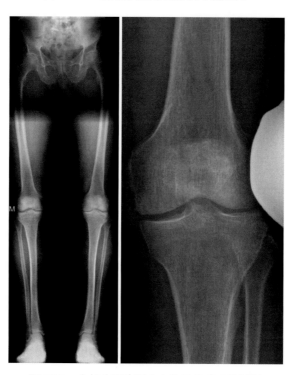

图 19.2　全长片和外翻应力位片完成术前计划

19.8.2　手术细节

与传统的 UKA 相似，沿着髌腱的内侧缘做标准的 8～12 cm 皮肤切口（图 19.3a）。保留股四头肌的微创髌旁内侧入路，以充分暴露膝关节内侧间室（图 19.3b）。虽然是否采用微创切口以减少软组织损伤由外科医生自己决定，但这种手术可以很容易地采用标准或微创的方法进行。

手术技术首先需要胫骨前内侧近端的骨膜下暴露，以使患者特异性的 3D 打印截骨导板准确安放。无法实现截骨导板的完美安放将会导致器械定位不正确，从而引起截骨不充分和 / 或错位。如果无法使用标准方法确认截骨导板的完美安放，医生应毫不犹豫地通过更长的皮肤切口获得更好的暴露。应使用探钩评估截骨导板的位置，以确保导板的边缘完全位于骨骼上，并且不会留任何空隙。一旦确认位置合适，就可以使用 2 个或 3 个 3.5 mm 小皮质骨螺钉将截骨导板固定到骨骼上（图 19.3c）。

然后使用骨钻并确保钻出截骨导板中提供的每个孔，就可以安全地进行胫骨截骨（图 19.3d）。为

了增强截骨导板的稳定性，可以在第一个钻孔中保留第一枚钻头，并使用第二枚钻头钻出剩余的孔。在钻完每个孔之后，使用刀具将截骨导板截断（图 19.3e），而剩余的胫骨轴向和矢状面截骨使用带刻度的直骨刀完成（图 19.3f, g）。拧下螺钉后，移除胫骨截骨导板（图 19.3h）。

然后，钳夹移除切除的胫骨骨块（图 19.4a）。为每例病例提供一个胫骨截骨验证试模，将其放置在胫骨近端，以确保胫骨截骨量与术前计划相符（图 19.4b）。胫骨验证试模的手柄也具有对线孔，允许医生在需要时使用标准的力线杆来验证胫骨截骨对线。

对于股骨的准备，需要定制股骨截骨导板，但应直接放置在股骨髁的硬质骨上。因此，用刮匙刮除股骨内髁上所有剩余的软骨。同样应使用探钩评估股骨截骨导板的正确位置，再次确保截骨导板的边缘完全位于骨骼上，并且其下方不留空隙。

然后用 3.5 mm 皮质骨螺钉将股骨截骨导板固定到骨骼上（图 19.5a）。与胫骨截骨类似，进行顺序钻孔（图 19.5b），切断截骨导板（图 19.5c），用骨

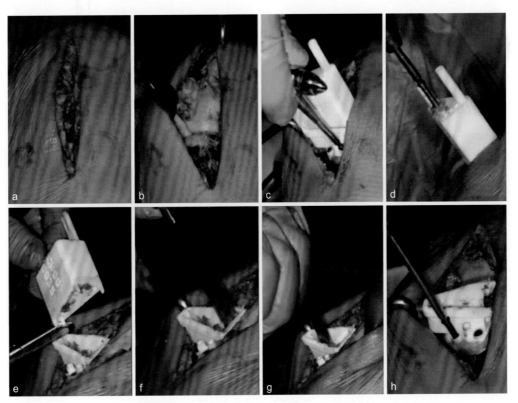

图 19.3　左膝关节做内侧切口（a）开始胫骨截骨，内侧关节切开显露（b），然后用螺钉固定胫骨截骨导板（c），在骨骼上钻孔（d），截断截骨导板（e），用带刻度的骨刀垂直截骨（f），用同样的骨刀水平截骨（g），移除截骨导板（h）

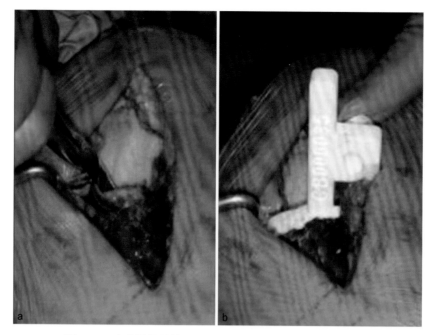

图 19.4 去除胫骨骨块（a），并使用试模验证截骨情况（b）

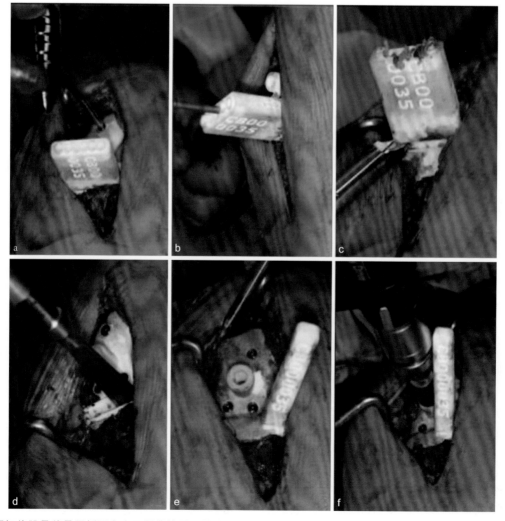

图 19.5 用螺钉将股骨截骨导板固定在暴露的软骨下骨骼上（a）开始进行股骨截骨，钻孔（b），拆除截骨导板（c），用带刻度的骨刀进行截骨（d），在胫骨截骨验证试模留在原位时钻取中心钉孔（e，f）

刀进行截骨（图 19.5d）。取下股骨截骨导板后，插入股骨假体试模和胫骨截骨验证试模，用螺钉固定股骨试模。

这样可以在使用所提供的股骨钻孔器穿过股骨试模底部对钉孔进行扩孔之前验证股骨组件的位置（图 19.5e, f）。

完成截骨后，医生应能够使用 3D 打印的试模进行测试（图 19.6a）。在此阶段，应评估适当的聚乙烯厚度，确保实现韧带在整个运动范围内的完全稳定。最好保留生理性的 2 mm 内侧间室松弛，以避免内侧间室过度填充，以及可能由此引起的外翻位机械学对线。

在完成测试并清洁骨表面之后，以常规方式进行最终胫骨假体的骨水泥固定和打压。去除多余的骨水泥，拧入 3.5 mm 皮质骨螺钉以确保胫骨假体的准确安放。然后进行股骨假体的骨水泥固定和打压。再使用一根 4.0 mm 皮质骨螺钉以确保股骨假体的准确安放。可以重复进行聚乙烯厚度的测试（图 19.6b）。

最后将聚乙烯衬垫插入（图 19.6c），并使用提供的锁扣机制将其锁定在胫骨基座中（图 19.6d）。骨水泥完全硬化后，对膝关节进行全面的检查，以确认关节活动范围完整、韧带稳定、髌骨轨迹正确且无软组织撞击。最后，使用 1-0 可吸收缝线关闭关节囊。用 2-0 缝合线皮下缝合关闭伤口。无菌敷料包扎。患者术后恢复良好（图 19.7）。

19.9　适应证和禁忌证

19.9.1　适应证

- 膝关节内侧骨关节炎
- ＜15° 冠状位对线不良
- 功能良好的前交叉韧带
- 屈曲挛缩 ＜15°（有争议[41]）

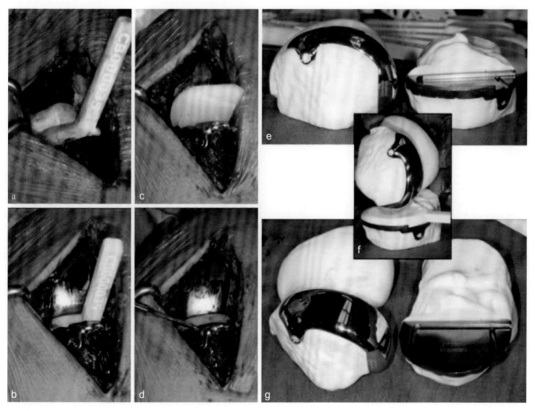

图 19.6　在最终植入之前，用 3D 打印的尼龙试模进行测试（a），假体骨水泥固定后，用不同厚度的聚乙烯衬垫进行测试以获得合适的韧带张力（b），然后插入聚乙烯衬垫并将其锁定在合适的位置（c，d）。定制假体提供了全尺寸 3D 模型，以便研究假体的位置、大小和匹配度（e-g）

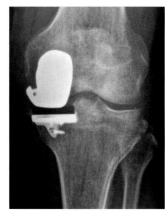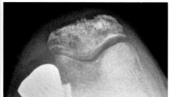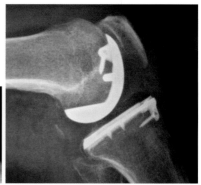

图 19.7 术后 6 个月的 X 线片

19.9.2 禁忌证

- 三间室膝关节骨关节炎
- 膝关节不稳定
- 股骨髁骨坏死

19.10 结论

膝关节假体设计的下一个 10 年将发展出令人惊叹的新技术，包括导航、机器人技术和虚拟现实技术。本章节中介绍的创新定制设计的 UKA 策略展示了良好的前景，利用以往设计中的知识并将其预期发展与功能性膝关节表型的现有变异性保持一致。UKA 定制设计的进一步调整可能必须与临床试验结果和假体生物力学测试保持一致。临床医生必须对新技术保持敏感，但对新技术的引入和最初使用持谨慎态度。

（ Etienne L. Belzile, Michèle Angers, Martin Bédard 著

孙相祥 译　温亮 审校）

参考文献

1. Murray DW, Goodfellow JW, O'Connor JJ. The Oxford medial unicompartmental arthroplasty: a ten-year survival study. J Bone Jt Surg. 1998;80-B(6):983–9.
2. Capra SW, Fehring TK. Unicondylar arthroplasty. A survivorship analysis. J Arthroplasty. 1992;7(3):247–51.
3. Berger RA, Nedeff DD, Barden RM, Sheinkop MM, Jacobs JJ, Rosenberg AG, et al. Unicompartmental knee arthroplasty. Clinical experience at 6- to 10-year followup. Clin Orthop Relat Res. 1999;(367):50–60.
4. Scott RD, Cobb AG, McQueary FG, Thornhill TS. Unicompartmental knee arthroplasty. Eight- to 12-year follow-up evaluation with survivorship analysis. Clin Orthop Relat Res. 1991;(271):96–100.
5. Peersman G, Stuyts B, Vandenlangenbergh T, Cartier P, Fennema P. Fixed- versus mobile-bearing UKA: a systematic review and meta-analysis. Knee Surg Sports Traumatol Arthrosc. 2015;23(11):3296–305.
6. Ko Y-B, Gujarathi MR, Oh K-J. Outcome of unicompartmental knee arthroplasty: a systematic review of comparative studies between fixed and mobile bearings focusing on complications. Knee Surg Relat Res. 2015;27(3):141–8.
7. Panni AS, Vasso M, Cerciello S, Felici A. Unicompartmental knee replacement provides early clinical and functional improvement stabilizing over time. Knee Surg Sports Traumatol Arthrosc. 2012;20(3):579–85.
8. Foran JRH, Brown NM, Valle Della CJ, Berger RA, Galante JO. Long-term survivorship and failure modes of unicompartmental knee arthroplasty. Clin Orthop Relat Res. 2013;471(1):102–8.
9. Nuño N, Ahmed AM. Sagittal profile of the femoral condyles and its application to femorotibial contact analysis. J Biomech Eng. 2001;123(1):18–26.
10. Zoghi M, Hefzy MS, Fu KC, Jackson WT. A three-dimensional morphometrical study of the distal human femur. Proc Inst Mech Eng H. 1992;206(3):147–57.
11. Du PZ, Markolf KL, Levine BD, McAllister DR, Jones KJ. Differences in the radius of curvature between femoral condyles: implications for osteochondral allograft matching. J Bone Jt Surg. 2018;100-A(15):1326–31.
12. Carpenter DP, Holmberg RR, Quartulli MJ, Barnes CL. Tibial plateau coverage in UKA: a comparison of patient specific and off-the-shelf implants. J Arthroplasty. 2014;29(9):1694–8.
13. van der Merwe J, van den Heever DJ, Erasmus PJ. Estimating regions of interest on the distal femur. Med Eng Phys. 2018;60:23–9.
14. Harrysson OLA, Hosni YA, Nayfeh JF. Custom-designed orthopedic implants evaluated using finite

element analysis of patient-specific computed tomography data: femoral-component case study. BMC Musculoskelet Disord. 2007;8:91.

15. Fitz W. Unicompartmental knee arthroplasty with use of novel patient-specific resurfacing implants and personalized jigs. J Bone Jt Surg. 2009;91-A(Suppl 1):69–76.

16. Parratte S, Argenson J-NA, Pearce O, Pauly V, Auquier P, Aubaniac J-M. Medial unicompartmental knee replacement in the under-50s. J Bone Jt Surg. 2009;91-B(3):351–6.

17. Liddle AD, Pandit H, O'Brien S, Doran E, Penny ID, Hooper GJ, et al. Cementless fixation in Oxford unicompartmental knee replacement: a multicentre study of 1000 knees. Bone Jt J. 2013;95-B(2):181–7.

18. Pandit H, Liddle AD, Kendrick BJL, Jenkins C, Price AJ, Gill HS, et al. Improved fixation in cementless unicompartmental knee replacement: five-year results of a randomized controlled trial. J Bone Jt Surg. 2013;95-A(15):1365–72.

19. Chatellard R, Sauleau V, Colmar M, Robert H, Raynaud G, Brilhault J, et al. Medial unicompartmental knee arthroplasty: does tibial component position influence clinical outcomes and arthroplasty survival? Orthop Traumatol Surg Res. 2013;99(4 Suppl):S219–25.

20. Bellemans J, Colyn W, Vandenneucker H, Victor J. The Chitranjan Ranawat award: is neutral mechanical alignment normal for all patients? The concept of constitutional varus. Clin Orthop Relat Res. 2012;470(1):45–53.

21. Eckhoff DG, Bach JM, Spitzer VM, Reinig KD, Bagur MM, Baldini TH, et al. Three-dimensional mechanics, kinematics, and morphology of the knee viewed in virtual reality. J Bone Jt Surg. 2005;87-A(Suppl 2):71–80.

22. Mullaji AB, Shah S, Shetty GM. Mobile-bearing medial unicompartmental knee arthroplasty restores limb alignment comparable to that of the unaffected contralateral limb. Acta Orthop. 2017;88(1):70–4.

23. Diezi C, Wirth S, Meyer DC, Koch PP. Effect of femoral to tibial varus mismatch on the contact area of unicondylar knee prostheses. Knee. 2010;17(5):350–5.

24. Hirschmann MT, Behrend H. Functional knee phenotypes: a call for a more personalised and individualised approach to total knee arthroplasty? Knee Surg Sports Traumatol Arthrosc. 2018;26(10):2873–4.

25. Kim M-K. Unicompartmental knee arthroplasty fails to completely restore normal gait patterns during level walking. Knee Surg Sports Traumatol Arthrosc. 2018;26(11):3280–9.

26. Kozinn SC, Scott R. Unicondylar knee arthroplasty. J Bone Jt Surg. 1989;71-A(1):145–50.

27. Eriksson K, Sadr-Azodi O, Singh C, Osti L, Bartlett J. Stress radiography for osteoarthritis of the knee: a new technique. Knee Surg Sports Traumatol Arthrosc. 2010;18(10):1356–9.

28. Bergeson AG, Berend KR, Lombardi AV, Hurst JM, Morris MJ, Sneller MA. Medial mobile bearing unicompartmental knee arthroplasty: early survivorship and analysis of failures in 1000 consecutive cases. J Arthroplasty. 2013;28(9 Suppl):172–5.

29. Saragaglia D, Bevand A, International RR. Results with nine years mean follow up on one hundred and three KAPS® uni knee arthroplasties: eighty six medial and seventeen lateral. Eur J Orthop Surg Traumatol. 2018;42(5):1061–6.

30. Jones GG, Kotti M, Wiik AV, Collins R, Brevadt MJ, Strachan RK, et al. Gait comparison of unicompartmental and total knee arthroplasties with healthy controls. Bone Jt J. 2016;10(Suppl B):16–21.

31. Leenders AM. A high rate of tibial plateau fractures after early experience with patient-specific instrumentation for unicompartmental knee arthroplasties. Knee Surg Sports Traumatol Arthrosc. 2018;26(11):3491–8.

32. Ollivier M, Parratte S, Lunebourg A, Viehweger E, Argenson J-N. The John Insall award: no functional benefit after unicompartmental knee arthroplasty performed with patient-specific instrumentation: a randomized trial. Clin Orthop Relat Res. 2016;474(1):60–8.

33. Alvand A, Khan T, Jenkins C, Rees JL, Jackson WF, Dodd CAF, et al. The impact of patient-specific instrumentation on unicompartmental knee arthroplasty: a prospective randomised controlled study. Knee Surg Sports Traumatol Arthrosc. 2018;26(6):1662–70.

34. Dao Trong ML, Diezi C, Goerres G, Helmy N. Improved positioning of the tibial component in unicompartmental knee arthroplasty with patient-specific cutting blocks. Knee Surg Sports Traumatol Arthrosc. 2015;23(7):1993–8.

35. Belzile E, Rivet-Sabourin G, Bédard M, Robichaud H, Angers M, Bédard M. Évaluation de la précision d'implantation d'une prothèse unicompartimentale de genou utilisant un guide de coupe personnalisé. Orthop Traumatol Surg Res. 2017;103S:S31.

36. Vasso M, Antoniadis A, Helmy N. Update on unicompartmental knee arthroplasty: current indications and failure modes. EFORT Open Rev. 2018;3(8):442–8.

37. Liddle AD, Pandit H, Judge A, Murray DW. Effect of surgical caseload on revision rate following total and unicompartmental knee replacement. J Bone Jt Surg. 2016;98-A(1):1–8.

38. Zambianchi F, Digennaro V, Giorgini A, Grandi G, Fiacchi F, Mugnai R, et al. Surgeon's experience influences UKA survivorship: a comparative study between all-poly and metal back designs. Knee Surg Sports Traumatol Arthrosc. 2015;23(7):2074–80.

39. Jones GG, Logishetty K, Clarke S, Collins R, Jaere M, Harris S, et al. Do patient-specific instruments (PSI) for UKA allow non-expert surgeons to achieve the same saw cut accuracy as expert surgeons? Arch Orthop Trauma Surg. 2018;138(11):1601–8.

40. Schotanus MGM, Thijs E, Heijmans M, Vos R, Kort NP. Favourable alignment outcomes with MRI-based patient-specific instruments in total knee arthroplasty. Knee Surg Sports Traumatol Arthrosc. 2018;26(9):2659–68.

41. Purcell RL, Cody JP, Ammeen DJ, Goyal N, Engh GA. Elimination of preoperative flexion contracture as a contraindication for unicompartmental knee arthroplasty. J Am Acad Orthop Surg. 2018;26(7):e158–63.

第**20**章　髌股关节置换术

要点

• 由于对髌股关节（PFJ）生物力学更好的理解、更多的解剖学设计和充足的手术器械，髌股关节置换术（PFA）的临床效果和生存率正在提高。

• "覆盖式"（onlay）设计具有更广泛的适应证和更容易的手术技术，因为这种设计通过前方截骨完全替代了股骨滑车。其髌骨友好的滑车和大量的可用尺寸能适应高位髌骨或过度的TT-TG距离，而不需要进一步的外科手术。

• 对继发于髌骨不稳定的PFOA施行PFA需要运动学对线，其中，滑车外侧缘抬高，滑车外侧倾斜得以恢复，但滑车沟保持部分外旋。避免了支持带张力的过度改变和软组织松解的需要。

• 对于无任何滑车发育不良的原发性PFOA，施行PFA可以采取解剖学对线。前方截骨应垂直于膝关节的矢状轴，假体应替代滑车而不改变其解剖结构和方向。可以使用"嵌入式"（inlay）PFA。

20.1　导言

McKeever 于 1955 年提出了第一种单独的髌股（PF）关节置换术（patellofemoral arthroplasty，PFA），用钴铬钼合金髌骨帽替代髌骨并保留原始滑车。第一种替换整个髌股关节的 PFA 采用嵌入式设计，于 1979 年出现在 Richards 和 Lubinus 假体上。

我们在 20 世纪 80 年代初开始使用嵌入式PFA，即非骨水泥 Bousquet 和骨水泥 Cartier 假体进行 PFA。之后在 20 世纪 90 年代，我们使用半嵌入式 Grammont 假体和嵌入式 Lubinus 假体。但是，第一代 PFA 有明显的局限性和较差的结果。这些PFA 被嵌入原始滑车，替代关节软骨，不涉及软骨下骨，且未纠正滑车的旋转对线。这些不理想的设计以及很少的可用组件尺寸、不正确的手术技术、不充足的器械和适应证选择的不恰当，导致了不良

的预后结果。事实上，在短期和中期随访中，只有20% ~ 72% 的患者取得了良好或极好的效果，早期再手术的发生率很高（5 年时为 25% ~ 35%），原因是髌骨轨迹不良、不稳定、髌骨弹响和软组织撞击[1]。

在过去的 20 年中，我们更倾向于覆盖式 PFA，仅在少数情况下才使用嵌入式设计。覆盖式假体会完全切除滑车，其前方截骨与全膝关节置换术（TKA）类似。Avon（Stryker）和 Zimmer PFJ 是覆盖式假体的代表。第二代 PFA 可以纠正滑车旋转或发育不良，在短期和中期随访中具有良好的效果[1]。由于对 PF 运动学的更好理解、更多的可用组件尺寸、更好的手术器械和更容易的手术技术，PFA 的效果得到改善。此外，早期并发症显著减少，如髌骨轨迹不良、不稳定或者屈膝时髌骨弹响。

20.2　髌股关节的生物力学

在所有的膝关节间室中，髌股关节（PFJ）具有最复杂的生物力学。有关作用于 PFJ 的力以及影响它们的变量的广泛认知对于理解 PFA 的手术技术至关重要。

PFJ 上的力作用于矢状面、冠状面和水平面。在矢状面上，股四头肌应力（quadriceps strain force，QF）和髌腱应力（patellar tendon strain force，PTF）形成平行四边形的力。这两个力之间的合成矢量定义为髌股反作用力（PF reaction force，PRF）。这是对髌骨和滑车软骨的"压力"。PRF 随屈曲而增加，随胫骨结节的前移而减少（图 20.1）[2]。

作用在 PFJ 上的力矩取决于重心产生的垂直线与 PFJ 之间的距离。在上楼过程中，重心靠近 PFJ，力矩更短；而在下楼过程中，体重后移，因此重心与 PFJ 之间的距离增加，也增加了所有膝关节间室的负重[3]。

在冠状面上，股四头肌应力与髌腱应力形成一

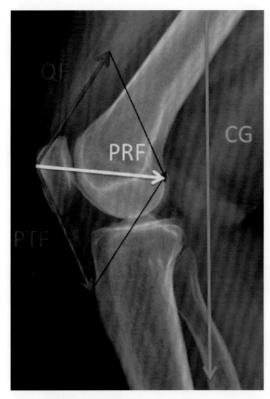

图 20.1　矢状面上作用于髌骨的力。股四头肌应力（QF）与髌腱应力（PTF）之间的合成矢量为髌股反作用力（PRF）。CG= 重心

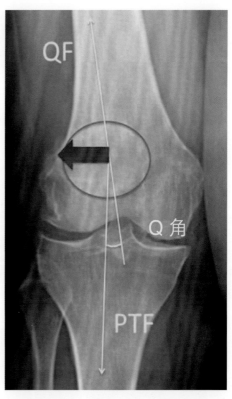

图 20.2　在冠状面上，股四头肌应力（QF）和髌腱应力（PTF）形成 Q 角。这一角度越大，髌骨侧向应力越大（红色箭头）

个角度，通常称为 Q 角。Q 角确定侧向力矢量（髌骨侧向力，PLF），该力在膝关节完全伸展时最大。

这是导致髌骨外侧脱位的一个因素，髌骨外侧脱位在膝关节完全伸直时更常见（图 20.2）。当膝关节屈曲时，胫骨的内旋会中和 Q 角并减小 PLF。在冠状和水平面上，股骨滑车外侧小关节面倾斜引起的反应会拮抗 PLF。膝关节屈曲 60° 时，存在髌骨稳定的条件，即滑车倾斜角大于 Q 角 [4]。

即使在水平面上，也存在平行四边形的力，其中矢量的方向和实体取决于膝关节屈曲、滑车解剖、髌骨解剖、髌股韧带的平衡和股四头肌的张力。

此外，下肢的机械轴会影响髌股生物力学。特别是，外翻形态不利于正常的髌股轨迹；它增加了 QF 的倾斜度，从而增加了 Q 角和 PLF。因此，在高度外翻畸形中，髌骨倾向于部分或完全外侧脱位。

对孤立性髌股关节骨关节炎（PF osteoarthritis，PFOA）且外翻畸形大于 5° 的患者，应考虑这种情况。在某些病例中，可以通过股骨截骨术（如果外侧胫股关节间室良好）或外侧单髁置换（如果外侧胫股关节间室是受损的，症状相当严重）纠正膝关节的冠状面对线，然后再施行更易于对线的 PFA[5]。这种策略可以显著降低髌骨脱位和 PFA 失败的风险（图 20.3）。

性别对 PFJ 生物力学具有重要影响。研究表明，女性的平均 Q 角为 17°，而男性为 14°[6]。此外，女性股骨滑车的内旋程度（滑车角）较高，女性的滑车角比男性大 2°，这主要是由于矢状面内髁较短所致 [7]。女性的冠状面滑车倾斜角度高于男性（10° vs. 7°）[8]，而男性的髌骨厚度大于女性（2.57 cm vs. 2.25 cm，平均值）。此外，男性的内、外滑车小关节面较高，滑车较宽。因此，女性的 PFJ 表面较小导致负荷集中，而 Q 角较大、股骨内旋较高导致髌骨侧倾。此外，女性滑车发育不良和韧带松弛的高发生率促进了对线不良，所有这些因素都解释了为什么 PFOA 在女性中的发生率明显高于男性。

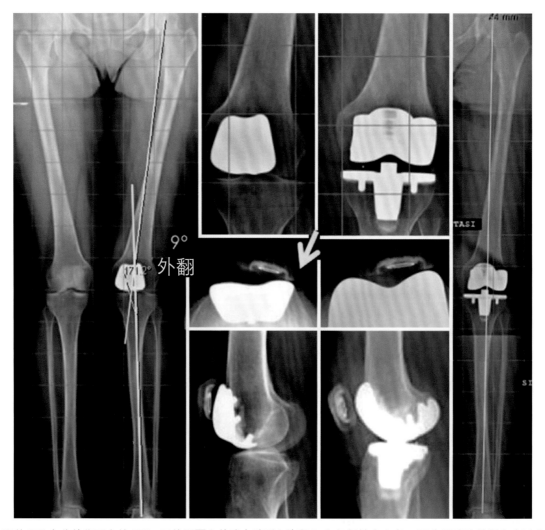

图 20.3　即使 PFA 充分替代了自然 PFJ，冠状平面上的残余畸形（外翻 9°）仍保持高 Q 角，因此导致髌骨侧向力过大。临床后果为髌骨不稳定和部分脱位。用 TKA 纠正机械力线可恢复正确的髌股轨迹

20.3　适应证

症状性骨关节炎对髌股关节的影响不如膝关节其他间室的影响常见。据报道，55 岁以上的女性和男性中分别有 8% 和 2% 患有孤立性 PFOA[9]。

导致孤立性 PFOA 的三个主要原因：

- 原发性 OA：无骨科手术史、无髌骨不稳史的患者。这些患者通常超过 60 岁，体重超重，内、外侧髌骨关节面和滑车关节面对称 OA。
- PF 不稳定：有髌骨脱位病史的患者。这些患者有滑车发育不良和 / 或高位髌骨。通常比较年轻（平

均年龄 54 岁），常双侧发病。
- 创伤后：有髌股关节骨折史的患者（年轻患者，手术时平均年龄为 54 岁）。

原发性 OA 占病例的 49%，而不稳定后 OA 和创伤后 OA 分别占病例的 33% 和 9% [10, 11]。滑车发育不良是导致孤立性 PFOA 的主要因素。确实，所有患者中有 78% 表现为滑车发育不良并伴有交叉征。发育不良发生率在不稳定 OA 组中最高（66%），但即使是原发性 OA 组也有 38% 的滑车发育不良 [10, 11]。孤立性 PFOA 主要影响女性（72%），其中 51% 的患者表现为双侧发病 [10, 11]。

孤立性 PFOA 患者通常会出现明显的膝前痛，

因而影响日常生活的多种活动。他们在爬楼梯（通常需要扶手）和从椅子上站起来时会比较困难。并且他们的平路行走能力也受到限制。在临床检查中，膝关节通常是肿胀的，典型的髌骨触诊或髌骨受压诱发疼痛。这些患者通常不能下蹲。

PFOA 的正确影像学评估应包括前后位负重 X 线片、Rosenberg 位 X 线片、侧位负重 X 线片和膝关节屈曲 30° 时的髌骨轴位（Merchant 位）X 线片。有时以不同的屈曲度拍摄对髌骨轴位 X 线片很有用，因为病变可能在一个位置比另一位置更明显。磁共振成像可用于评估可疑病例或相关的软组织病变。

与 TKA 相比，PFA 保留了交叉韧带和胫股关节间室，增强了稳定性，维持了本体感觉，更符合生理的胫股运动学。临床结果是获得更大的日常生活活动舒适度和更好的功能结局。此外，与 TKA 相比，PFA 可以保留更多的骨储备，使得最终翻修的难度降低。

单独 PFA 的适应证是有症状的孤立性 PFOA（Iwano 2 级或更高）并且没有胫股关节炎（Kellgren–Lawrence 2 级或更低）。

禁忌证为冠状面或矢状面的膝关节不稳定，术前活动度（ROM）小于 90°，屈曲挛缩大于 10°，以及炎症性疾病。胫股软骨应是完好的；假如胫股间室受损，如果没有其他禁忌证，应考虑施行双间室置换术（单髁膝关节置换术，UKA 和 PFA）[12]。

我们开发了一种规则来考虑施行 UKA 联合 PFA。其中有两个主要标准和两个次要标准。两个主要标准为外翻畸形大于 5° 或内翻畸形大于 4°，高内收力矩。两个次要标准为女性性别和体重指数（BMI）> 32 kg/m²。如果满足两个主要标准或一个主要 + 两个次要标准，我们建议施行 UKA+PFA。同时，我们开发了另一种规则来确认何时施行 UKA 联合 PFA。该规则由三个主要标准和两个次要标准组成。主要标准为髌股疼痛；轴位 X 线片显示髌骨对线不良或髌股外侧磨损；术中发现 3～4 级髌股软骨退变。两个次要标准与上述第一种规则相同。如果满足两个主要标准或一个主要 + 两个次要标准，由于存在 PFOA 进展的高风险，我们建议在 UKA 的基础上增加 PFA[13]。

20.4　嵌入式和覆盖式设计

PFA 可以分为两个主要类别："嵌入式"和"覆盖式"假体。嵌入式假体位于自然滑车内部，不会改变其解剖结构。禁忌用于伴有严重滑车发育不良的 PFOA。在高位髌骨或胫骨结节 - 滑车沟（TT-TG）距离过大的情况下，这些嵌入式假体应与其他外科手术相结合，如胫骨结节远移或内移。

覆盖式 PFA 会完全切除滑车，其前方截骨类似于 TKA。与替代整个滑车的嵌入式设计相比，这些覆盖式假体具有更大的滑车组件。它们甚至可以用于严重滑车发育不良（滑车的自然解剖是病理性的，无法保留）、高位髌骨以及 TT-TG 距离过大的病例。滑车凸缘向近端延伸，与髌骨有较好的匹配性，即使是在高位髌骨的情况下。髌股近端接触面积的增加对于膝关节屈曲的最初 30°（发生髌骨脱位的临界范围）内正确的髌骨轨迹至关重要。滑车完全切除可以改变滑车沟的位置，使其适应偏外的胫骨结节，通过近端重新对线减小 TT-TG 距离。

覆盖式 PFA 具有更广泛的适应证，无须联合其他外科手术，手术技术更简单，因此学习曲线更短。而且，文献显示，与嵌入式假体相比，覆盖式 PFA 具有更好的结果和生存率[13-16]。

20.5　手术技术

患者仰卧在手术台上。我们不在任何类型的膝关节置换中使用止血带，其原因有多种（较高的血栓栓塞性疾病风险，较慢的恢复，较小的活动范围，较高的伤口并发症风险），但主要是因为止血带的使用会妨碍评估伸膝装置的平衡和运动。

PFA 可以通过任何标准的膝关节置换切口进行；无论如何，最常用的外科手术方法是内侧髌旁入路。我们的首选方法是小切口股内侧肌入路。切口应长 6～8 cm，并与 TKA 所用切口的近端部分相对应。必须注意避免损伤半月板或胫股关节软骨。

当髌骨严重外侧半脱位或计划进行外侧 UKA 时，应考虑采用外侧入路。这种方式稍微减少了关节的暴露，但是完全没有侵犯股四头肌。此外，该方式允许在植入后的关节囊缝合过程中对外侧髌股和髌胫韧带进行精细调整。

建议仔细检查整个关节，以在术中确认 PFA 的适应证或转变为其他手术方式。

滑车截骨是首先要进行的截骨操作，膝关节屈曲 90°。如上所述，我们建议使用覆盖式 PFA，因此应完全切除并替代滑车。

对于无滑车发育不良的原发性 PFOA 患者，滑车线（TL；定义为连接内侧和外侧关节面前点的线）相对于后髁线存在内旋，因为外侧关节面比内侧关节面更突出，滑车外倾角（LTI）明显，且 PF 韧带平衡[17]。PFJ 具有适当的生物力学特性，故而 PFA 不应改变自然解剖结构。因此，应使用运动或解剖对线方式植入假体。股骨前方截骨应垂直于关节的矢状轴。如果仍然可以检测到滑车沟，那么画出 Whiteside 线将有助于识别矢状轴。前方截骨应垂直于 Whiteside 线并平行于通髁轴（图 20.4）。其深度应考虑到股骨假体的厚度应替代去除的骨量和软骨量以及任何软骨磨损。

对于继发于滑车发育不良的 PFOA 患者，PFJ 的生物力学完全扭曲。TL 中立或外旋；滑车外侧关节面发育不良；LTI 不足；髌骨外侧骨赘突出；外侧髌股韧带紧张，髌骨侧方移位，负荷集中在外侧。

PFA 应该纠正所有这些异常，并且只能采用覆盖式设计来进行。PFA 植入的目的是在不压迫软组织结构的情况下纠正软骨的丢失和畸形，因为 PFOA 与软组织不平衡密切相关。由于这些原因，

PFA 应采用前方截骨，以使畸形得到矫正，恢复患者正常形态。必须在切除原有滑车的基础上重建外侧滑车关节面高度。无论如何，如果有严重的滑车发育不良，前方截骨应保持轻微的外旋，以适应异常紧张的外侧支持带和异常松弛的内侧支持带。使用这种改良的运动学对线方法可以获得重新对线，而没有外侧松解或仅有极少的外侧松解，并且过度填充的风险最小。运动学对线方式不足以纠正 TL 的外旋，但可以改善滑车沟角（sulcus angle，SA）和 LTI。SA 取决于假体的形状；LTI 取决于假体的形状和旋转（图 20.5）。在任何情况下，都应避免滑车组件相对于后髁线的内旋。

前方截骨后，用针对每个 PFA 设计的专用研磨引导工具，为假体滑车创建安放的位置。应选择正确的试模尺寸和位置：假体的远端应在内侧和外侧与关节软骨平齐，并且内外侧宽度应覆盖整个滑车，且不要过度填充。高速电锯尽可能少地去除骨质，并为假体准备骨床。

正确准备骨床的宽度和深度对于避免软骨 - 假体过渡区中的台阶至关重要，因为这可能会导致髌骨撞击和弹响。

在膝关节完全伸直时，进行髌骨表面置换。由于 PFOA 应该被视为整个 PFJ 的病变，因此我们建议行髌骨表面置换以重建自然髌骨厚度。

将试模放置到位，并用 2～3 针缝合或巾钳临时关闭关节囊后，检查髌骨轨迹。在整个活动范围

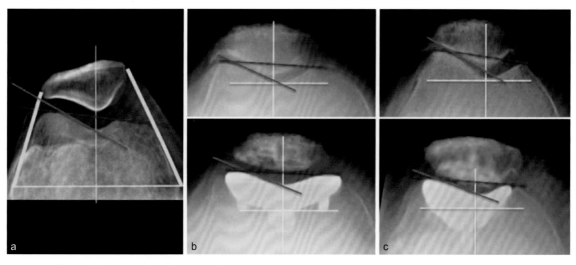

图 20.4 （a）正常 PFJ 的解剖。外侧嵴比内侧嵴更突出，因此滑车线（TL，红线）内倾，并且滑车外倾角（LTI，绿线）明显。这种情况下，PF 韧带平衡（黄线）。（b）原发性 PFOA，无滑车发育不良，髌骨居中，PFJ 被覆盖式 PFA 替代。（c）原发性 PFOA，无滑车发育不良，对该病例采用嵌入式 PFA。在这两例病例中，关节的形状和方向均保持不变，并且 PFA 解剖对线

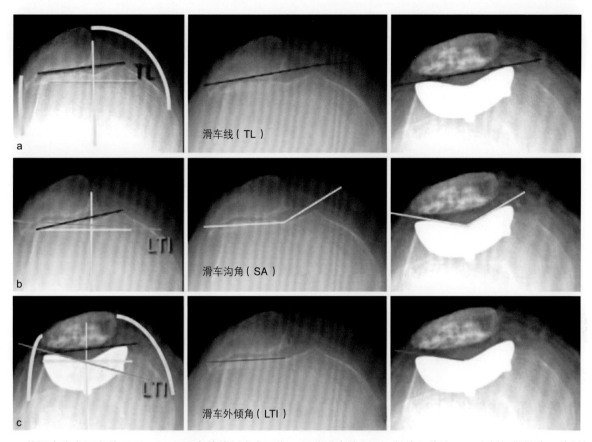

图 20.5　伴滑车发育不良的 PFOA。（a）滑车的外侧发育不良，因此滑车线（TL，红线）外旋。PF 内侧韧带松弛，外侧韧带紧绷（黄线）。（b）滑车外倾角（LTI，绿线）最小。（c, d）采用覆盖式的 PFA 进行髌股关节置换。TL 部分纠正，但仍保持外旋，由于假体设计，滑车沟角得到改善，LTI 得到充分恢复。PF 韧带仅有很少的改变。PFA 实现动力对线

内髌骨应居于滑车的中心，没有任何撞击、弹响或半脱位。此外，滑车和髌骨假体不应悬出，以避免软组织撞击和疼痛。当假体的理想尺寸介于两个不同的尺寸之间时，我们建议选择较小的尺寸。骨水泥固定从滑车开始，然后是髌骨。之后，应再次检查 PF 轨迹。在 PFA 中，关节囊缝合至关重要，尤其是在采取外侧入路时，这时可以进行调节以调整髌骨轨迹的微小缺陷。

手术当天开始逐渐负重，包括被动和主动活动。只要能够用双拐完全负重并且能够屈曲膝关节至少 90° 之后，患者通常在术后第 2 天出院。对于某些病例，可以采取门诊手术并辅以严格随访。下文"病例"部分为术前半脱位高位髌骨患者接受双侧 PFA 的一个示例。

20.6　PF 置换的临床证据

与第一代嵌入式设计假体相比，第二代 PFA 具有较低的翻修率和更好的功能结果 [1, 14-16, 18, 19]。

最近的研究报道了 5 年生存率为 91.7%，10 年为 83.3%，15 年为 74.9%，20 年为 66.6% [1]。但是，有关第一代假体的结果有限，影响了更长期的随访。在将较新的研究与 2010 年之前发表的研究进行比较时，较新的研究报道了较低的年度翻修率（1.93% vs. 2.33%）。同一项研究报道，在随访的 5 年中，报告膝关节功能良好或优秀的患者百分比在 86.8% ~ 92.5%。此外，与从注册信息中推算的数据相比，来自高手术量中心的数据报道了更好的结局和更高的生存率 [1]。

我们已发表了平均 5.5 年的随访中 105 例性别特异性 PFA 的相关经验 [12]。64 例为单独 PFA，41 例为 UKA+PFA。与术前相比，两组患者的 ROM、疼痛、膝关节协会评分和 UCLA 活动评分均明显改善。这 105 个假体的生存率为 95.2%。因此，现代 PFA 既可以单独施行，也可以与 UKA 联合，从而获得出色的功能和生存率结果。

股胫间室 OA 的进展是 PFA 远期失败的主要原因 [11]。Dahm 等的结果表明，在平均 4 年的随访中，与无滑车发育不良的患者相比，继发于滑车发育不良的 PFOA 患者中胫股关节骨关节炎进展的影像学证据明显较少 [19]。

病例

患有孤立性双侧 PFOA 的 55 岁女性。术前负重 X 线片显示胫股关节良好，以及继发于滑车发育不良的终末期 PFOA 和高位髌骨。

患者接受了采用调整后的运动学对线技术的同期双侧 PFA。假体滑车补偿了外髁发育不全，并形成了合适的滑车沟角；滑车线已得到纠正，但仍保持外旋。高位髌骨可以与假体滑车匹配，不需要进一步的外科手术。

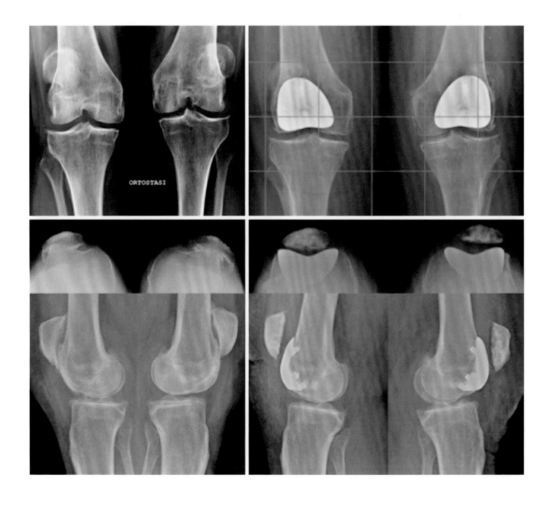

（ Romagnoli Sergio, Petrillo Stefano, Marullo Matteo 著
孙相祥 译 温 亮 审校）

参考文献

1. van der List JP, Chawla H, Zuiderbaan HA, Pearle AD. Survivorship and functional outcomes of patellofemoral arthroplasty: a systematic review. Knee Surg Sports Traumatol Arthrosc. 2017;25(8):2622–31. https://doi.org/10.1007/s00167-015-3878-z.

2. Scindler O, Scott N. Basic kinematics and biomechanics of the PFJ. Acta Orthop Belg. 2011;77:421–31.

3. Bandi W. Chondromalacia patellae and arthritis of the patellofemoral joint. Helv Chir Acta. 1972;11:1–70.

4. Walker PS. Contact areas and load transmission in the knee. In: American Academy of Orthopedic Surgeons: symposium on reconstructive surgery of the knee. Saint Louis: Mosby Company; 1978. p. 26–36.

5. Romagnoli S, Verde F, Zacchetti S. Bicompartmental prosthesis. In: Confalonieri N, Romagnoli S, editors. Small implants in knee reconstructions. Milan: Springer; 2013. p. 105–16.

6. Csintalan RP, Schulz MM, Woo J, McMahon PJ, Lee TQ. Gender differences in patellofemoral joint biomechanics. Clin Orthop. 2002;402:260–9.

7. Mahfouz M, Booth R Jr, Argenson J, Merkl BC, Abdel Fatah EE, Kuhn MJ. Analysis of variation of adult femora using sex -specific statistical atlases. Presented at Computer Methods in Biomechanics and Biomedical Engineering Conference; 2006.

8. Varadarajan KM, Gill TJ, Freiberg AA, Rubash HE, Li G. Gender differences in trochlear groove orientation and rotational kinematics of human knees. J Orthop Res. 2009;27:871e8. https://doi.org/10.1002/jor.20844.

9. McAlindon TE, Snow S, Cooper C, Dieppe PA. Radiographic patterns of osteoarthritis of the knee joint in the community. Ann Rheum Dis. 1992;51:844–9.

10. Dejour D, Allain J. Histoire naturelle de l'arthrose fémoro-patellaire isolée. Rev Chir Orthop. 2004;90:1S69–1S129.

11. Guilbert S, Gougeon F, Migaud H. Evolution de l'arthrose fémoro-patellaire isolée: devenir à 9 ans de recul moyen de 80 genoux non opérés. Rev Chir Orthop. 2004;90:1S69–86.

12. Romagnoli S, Marullo M. Mid-term clinical, functional, and radiographic outcomes of 105 gender-specific patellofemoral arthroplasties, with or without the Association of Medial Unicompartmental Knee Arthroplasty. J Arthroplast. 2018;33:688–95.

13. Romagnoli S, Marullo M. What are the limits for unicompartmental knee arthroplasty? In: The young arthritic knee. Abstract book of 16èmes Journées Lyonnaises de Chirurgie du Genou 2014 Bonnin et al Editors Sauramps Medical; 2014.

14. Leadbetter WB, Ragland PS, Mont MA. The appropriate use of patellofemoral arthroplasty: an analysis of reported indications, contraindications, and failures. Clin Orthop Relat Res. 2005;436:91e9.

15. Lonner JH. Patellofemoral arthroplasty: the impact of design on outcomes. Orthop Clin North Am. 2008;39:347e54. https://doi.org/10.1016/j.ocl.2008.02.002.

16. Lonner JH, Bloomfield MR. The clinical outcome of patellofemoral arthroplasty. Orthop Clin North Am. 2013;44:271e80. https://doi.org/10.1016/j.ocl.2013.03.002.

17. Carrillon Y, Abidi H, Dejour D, et al. Patellar instability: assessment on MR images by measuring the lateral trochlear inclination-initial experience. Radiology. 2000;216:582–5.

18. Lustig S, Magnussen RA, Dahm DL, Parker D. Patellofemoral arthroplasty, where are we today? Knee Surg Sports Traumatol Arthrosc. 2012;20:1216e26. https://doi.org/10.1007/s00167-012-1948-z.

19. Dahm DL, Kalisvaart MM, Stuart MJ, Slettedahl SW. Patellofemoral arthroplasty: outcomes and factors associated with early progression of tibiofemoral arthritis. Knee Surg Sports Traumatol Arthrosc. 2014;22(10):2554–9. https://doi.org/10.1007/s00167-014-3202-3.

第21章 部分膝关节间室联合置换术

要点
- 膝关节置换中的骨与交叉韧带保留的选择。
- 当前交叉韧带完整时可选择高功能膝关节置换术。
- 相对于传统的假体，独立的假体组件可以给患者提供个性化手术。
- 适合年轻、活跃、需求高的初次置换患者。
- 在现有单髁置换术上增加假体组件，相比全膝关节翻修提供一个更安全且侵入性更小的选择。

21.1 导言

关节病通常影响膝关节的单个间室，但也可能影响2个甚至3个间室。内侧胫股间室的磨损是外侧胫股间室的10倍；原发性髌股关节（PFJ）关节病最少见 [1, 2]。双间室疾病在总关节病中占59% [3]。在一项研究中，40%的50岁以上的膝关节疼痛患者有合并内侧间隙和PFJ磨损的影像学证据，24%的患者有单独的PFJ，而只有4%的患者有单独的胫股关节磨损 [4]。所有三个间室同时退化的情况很少见 [2]。所以在TKA中切除健康组织的情况非常常见。78%的TKA患者中前交叉韧带都存在 [5]。前交叉韧带在膝关节稳定性和功能性步态中的基本作用已被详细描述过 [6]；然而，不管其功能完整性如何，几乎所有的全膝关节置换术都会切除前交叉韧带。

20%的患者不满意度 [7]、显著的围手术期风险 [8] 以及功能受限都与TKA中切除ACL相关。然而，在缺乏有效替代方案的情况下，全膝关节置换术仍然是多间室关节病的标准治疗方法 [9]。部分膝关节间室联合置换术（combined partial knee arthroplasty, CPKA）是多个部分膝关节置换术(PKA)的集合形式，在同一膝关节内一起进行置换，保留健康的间室和功能性交叉韧带从而替代TKA [10]。CPKA中存在四种组合（图21.1）：双间室膝关节置换术（bicompartmental knee arthroplasty, BCA)指髌股关节置换（PFA）与内侧单间室置换或外侧单间室置换（unicompartmental knee arthroplasty, UKA）联合，称为BCA-M（内侧BCA，BCA-M）和BCA-L（外侧BCA，BCA-L)，而双侧单髁置换（Bi-unicondylar knee arthroplasty, Bi-UKA）指内、外髁同时单髁置换。当三种置换术全部结合称为膝关节三间室置换术（tricompartmental knee arthroplasty, TCA）。CPKA不是一个新的概念。经典的Gunston膝关节、Charnley的"负荷角镶嵌"膝关节、Marmor组配式膝关节、Cartier膝和牛津联合部分间室膝关节系统都遵循了双髁联合的结构。

在ACL功能完好的情况下，可以通过一期CPKA治疗多间室关节病。或者可以在随后的未手术间室发生病变的情况下，下一步的手术中将先前接受单一PKA治疗的患者转换为CPKA。后者的优势是"分期"手术，即第二次手术可被视为初次PKA，具有缩短住院时间和降低围手术期风险的好

| 内侧单间室置换术 | 单髁置换术 | 外侧双间室置换术 | 三间室置换术 |

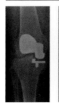 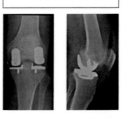 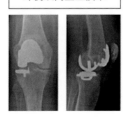 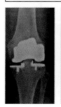 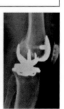

图 21.1 部分膝关节联合置换的分型

处 [8]。CPKA 的支持者认为，在根据患者的疾病类型量身定制手术时，可能永远不需要进行第二次手术，这样就能在保留健康骨骼和软组织的同时，将对患者的风险降至最低，并优化功能和满意度。如果 PKA 的第二次手术涉及转换为标准的初次 TKA，这也是一个相对简单的过程，特别是采用了运动学对线的技术 [11]，这可能会延迟或避免 TKA 的翻修。然而，反对者认为，如果在第一次手术中就进行了全膝关节的置换，那么患者可能就不需要进行第二次手术了。联合使用两种假体，加上可能需要额外的住院治疗，会对成本产生影响，尽管这种额外的费用可以通过缩短初次和翻修手术后的住院时间以及减少围手术期并发症来抵消。

21.2　病例 1

64 岁男性，右膝前内侧疼痛，从椅子上站起来及上楼梯困难。他本人描述夜间痛，偶尔打软腿，现走路需拐杖，但他希望能继续网球运动。体格检查发现右膝关节中度积液和可矫正的内翻畸形，活动度 5° ~ 130°，Lachman 和前抽屉检查都呈阴性。内侧半月板有挤出，但在外翻应力下外侧半月板没有挤出。术前 X 线片（图 21.2）显示膝内翻，内侧间室的关节间隙明显消失，骨赘和软骨下硬化。胫骨在股骨上发生了些许的内侧平移。髌股关节的外侧小关节有明显的关节病变。外侧间室保存完好，无关节病变。从侧位片看，前交叉韧带似乎有功能，

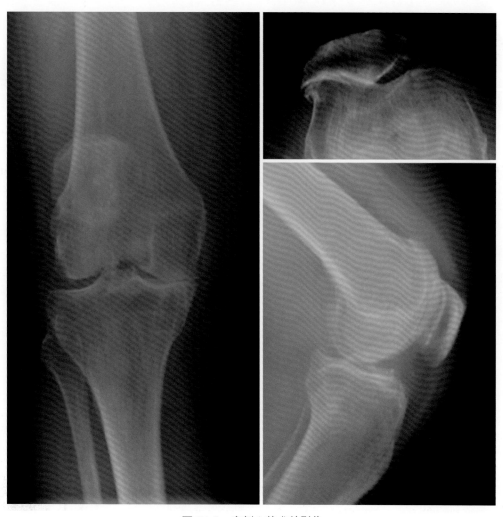

图 21.2　病例 1 的术前影像

没有证据表明胫骨在股骨上发生前移位。

　　患者可选择的手术治疗见表 21.1，由于优先考虑到术后需要高水平的膝关节功能，所以选择 BCA-M。患者取仰卧位，使用侧方支架和足支架支撑膝关节，使其屈曲 90°。采用中线切口和内侧髌旁入路进入关节。外侧间室经过术中检查，没有发现病变。ACL 完好无损。首先进行 UKA-M 手术矫正力线，并插入试模后进行滑车侧的手术。对髌骨进行测试，以确保髌骨在滑车上能进行平稳地滑动，而不会接触到内侧 UKA 的股骨假体。最后检查确保滑车安装良好，与相邻软骨齐平，确保髌骨在假体之间平稳过渡。在骨准备过程中要注意不要损伤假体之间的软骨。虽然在仰卧状态下平衡 UKA 比在"悬挂"支撑下更难，但它提高了 PFA 的技术简易性，因此它是同时进行 BCA-M 的首选。所有的假体都是在所有的截骨完成后同时植入的。止血带时间为 64 分钟（外科医生平均为 45 分钟）。患者痊愈，无围手术期并发症，术后 48 小时出院。手术后 4 个月内，患者恢复了全部功能，包括可以每周打两次网球。膝关节的牛津膝关节评分（Oxford knee score，OKS）是 44 分。在术后 6 个月，上升到 47 分，术后 6 年评分仍为 47 分。术后 X 线片（图 21.3）显示移动平台的 UKA-M 和嵌合式的 PFA，矫正了内

翻畸形和胫骨移位。外侧间室得到保留，而前交叉韧带也表现出功能，髌骨假体可以在滑车假体上充分移动。

21.3　CPKA 的术后功能

　　大量的研究和专家意见强调了 BCA 的好处[12]，包括与 TKA 相比，BCA 在体力活动（如爬楼梯和慢跑）中的表现更出色，部分原因是恢复了等速股四头肌的功能[13]。在 BCA 后患者可迅速地完成高功能、独立从坐位站起和爬楼梯等动作[14, 15]。BCA 相关的运动学和步态模式与健康对照组相似[14, 16]。与 TKA 相比，一些研究报道 BCA 患者术后满意度和舒适度更高[17, 18]，术后 12 年 85% 的患者疼痛控制效果良好或极好，92% 的患者疼痛缓解效果满意。与匹配的 TKA 组相比，患者术中出血量更少[20]，术后活动度更大[21]。

　　在病例 1 中，股骨是通过两个不连接的假体来处理的。无连接 CPKA 的一个显著优势是，每个假体都可以根据间室的特定解剖结构进行定位，可以有效地让外科医生使用"现成的"假体来定制[22]。另一种选择是使用整体式的股骨假体，它可以同时

表 21.1　合并有髌股关节外侧面关节病的内侧间室手术治疗的术式选择

术式选择	优势	劣势
TKA	技术简单 广泛适用 翻修风险低 没有其他间室退变的风险	"牺牲"前交叉韧带——功能妥协 最高 20% 不满意率 更高的围手术期风险 更长的住院时间 外侧间室正常骨质的去除
UKA-M	保留骨量 住院时间短 更低的围手术期风险 最小的创伤 保留前交叉韧带——高功能	不能解决髌股关节病变 更高的翻修风险 远期外侧间室病变需要翻修的风险
PFA	保留骨量 住院时间短 保留前交叉韧带——高功能	不能解决内侧胫股关节病变 不能矫正力线 远期内侧间室病变需要翻修的风险 更高的翻修风险 不推荐用于单独治疗双间室关节病变
BCA-M	治疗所有受影响间室 保留骨质 可以矫正力线 保留前交叉韧带——高功能	外侧间室病变时翻修的风险 未知翻修率（可能高于 TKA） 未知围手术期风险（可能低于 TKA） 技术挑战——很少外科医生使用 更高的假体费用

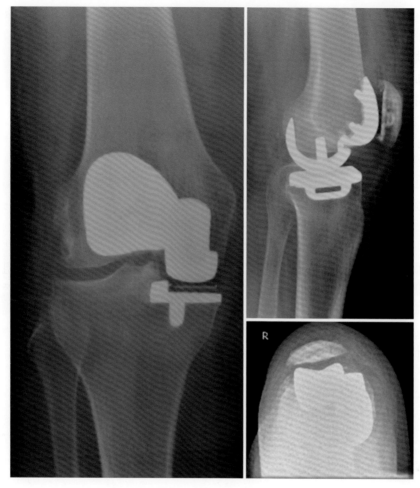

图 21.3　病例 1 术后 X 线片，原位 BCA-M

修复髁和滑车。虽然一体式的股骨假体理论上更容易安装，但早期的案例包括 Journey Deuce（Smith and Nephew Inc., Memphis, TN, US）表现很差，早期翻修率高（图 21.4）。对线不良、尺寸选择困难、耐久性差、膝前疼痛、活动度受限和胫骨假体断裂都被认为是早期失败的原因[13]。一项短期研究报道了 12% 的翻修率，25% 的患者主诉膝前疼痛[23]。在另一项对 25 例 Journey Deuce 的研究中，3 例进行了翻修，2 例胫骨托盘断裂，1 例髌骨不稳定[24]。这些报道，加上胫骨下沉的证据，促使美国 FDA 在

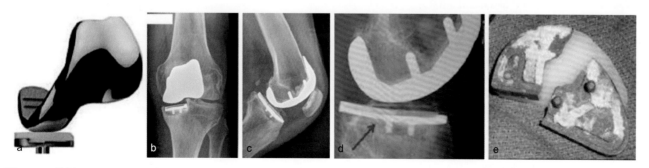

图 21.4　单侧 Journey Deuce（Smith and Nephew Inc., Memphis, TN, US）（a）胫骨假体下沉（b, c）和胫骨托盘断裂（d, e）[24, 25]

2010 年决定召回 Journey Deuce 假体。

　　当代的整体设计利用了辅助技术，包括患者定制的 3D 打印器械、机器人和导航技术，以帮助提高对线精度，并减少手术的技术要求[26]，这可能会重新引起人们对一体式假体的兴趣。组配式 CPKA 可以让外科医生更自由地根据股骨远端的几何形状进行细微的调整，有良好的效果，但学习曲线较陡峭[21, 23, 27-29]。一些早期的组配式 BCA-M 在术后 17 年有 46% 的疾病进展或影像学证据显示发生了松动，这可能是由于质量较差的聚乙烯和粗糙的器械造成手术医生需要"徒手"进行操作[30]。在 20/27 翻修 BCA-M 中[30]，失败的主要原因是 PFA 假体无菌性松动。然而，BCA 失败的实践提供的许多证据表明，对需要进行翻修的手术使用初次 TKA 假体进行转换通常是简单的[29, 31-33]。第二代前切（嵌合设计）的骨水泥髌股假体可以改善临床和生物力学结果[34-36]。独立的假体可以实现更精确的力线对齐[34]。

21.4　病例 2

　　54 岁男性，膝关节外侧疼痛，斜坡行走困难。多年来他热衷于登山。诉膝关节有肿胀，现在需要每天服用消炎药才能进行短距离行走。经检查，膝关节活动度良好，但外侧半月板挤出。Lachman 试验阴性，膝关节感觉稳定，内翻应力下没有内侧半月板挤出。

　　负重 X 线片（图 21.5）显示右膝外翻，外侧 Ahlback Ⅳ 级，内侧间室有开口。髌股关节的外侧有严重的退行性变。在侧位片上，前交叉韧带仍有功能，没有证据表明胫骨与股骨之间有前向移位。

　　这位年轻的患者优先考虑高功能，并选择了一期 BCA-L。正中切口，然后是外侧髌旁关节切开术。需要注意的是将髌骨向内侧半脱位，以保证充分的暴露。为了改善视野，有时需要将关节切开部延伸至股四头肌腱，但可能会增加手术的相关并发症发生率。内侧间室保存良好，前交叉韧带功能正常且完整。在外侧，确保髌骨在 UKA+PFA 的股骨假体和股骨髁软骨之间的平滑过渡是非常重要的，这样可以到达精确的轨迹。如果需要，应注意不要过度切除股骨远端骨质，以避免在完全伸直时撞击 UKA 的垫片。患者无围手术期并发症，术后 6 个月恢复

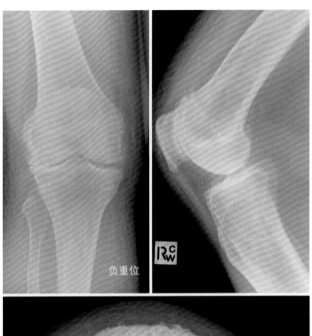

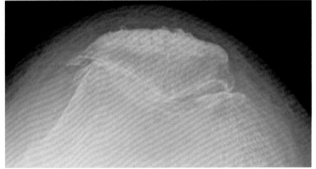

图 21.5　病例 2 术前 X 线片

爬山行走。术后 12 个月 Oxford 膝关节评分 44 分，欧洲 5D 生活质量评分（EuroQol-5D of Quality of Life，EQ-5D）0.95/1。术后 X 线片（图 21.6）显示 BCA-L 原位，并确认内侧室得到保留和矫正力线。髌骨在滑车表面的中央。在本例中，使用移动平台的 UKA 来优先考虑高功能，但如果存在垫片脱位的风险，固定平台可能更合适。

21.5　病例 3

　　一位 82 岁的女士在左膝内侧 UKA 术后 14 年出现膝关节疼痛。目前需要拄单拐，但可以从坐位站起来，爬楼梯也没有特别困难。她患有 2 型糖尿病，使用胰岛素控制，曾进行心脏支架治疗，有高血压，5 年前曾有短暂性脑缺血发作。经检查，患者膝关节有中度积液，可矫正的外翻畸形 10°，活

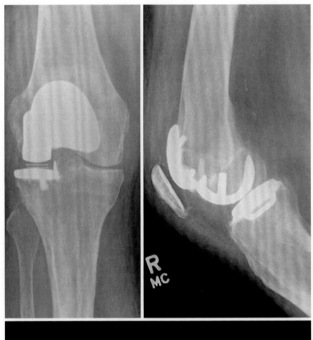

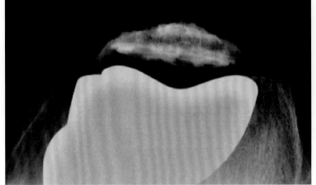

图 21.6　病例 2 术后 X 线片，原位 BCA-L

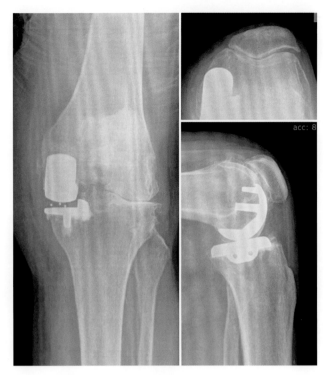

图 21.7　病例 3 术前 X 线片，原位 UKA-M

动度 0～120°，前后有些松弛，但内侧 UKA 表现稳定且功能正常。术前 X 线片（图 21.7）显示内侧 UKA 固定良好，但外侧间室发生病变。髌股间室保存较好，前交叉韧带具有功能。

在没有手术干预的情况下，内侧关节病患者的外侧骨关节炎进展非常罕见[37, 38]。内侧 UKA 术后，外侧关节病变常被认为是单髁失败需要 TKA 翻修的原因之一[22]。然而，来自 Oxford 团队和英国国家登记系统的多项研究，使用 15～20 年随访研究的数据，认为翻修率在 2.3%～2.6%[39-41]，而我们的数据中报道了 64 例在无聚乙烯垫片脱位的情况下失败的病例[42]。

案例 3 对于新发退变间室的手术方案有两种：移除功能良好的内侧 UKA 假体，牺牲前交叉韧带的功能和髌股间室转换为 TKA；或者保持内侧

UKA 不变，通过增加外侧的 UKA "转换" 为 Bi-UKA[43]。翻修为 TKA 在世界各地都很普遍，但是有显著的围手术期风险，需要大量的手术暴露，假体移除过程中有发生骨量丢失的风险，以及显著的卒中、心肌梗死或死亡等围手术期风险[8]。尽管转为 Bi-UKA 是一种对内侧 UKA 的翻修，但可以将其作为一个初次手术。因为外侧间室可视为初次 UKA，该手术可得益于短时间的止血带时间和早期出院。该患者是大手术的高风险患者，选择较小且更安全的手术以避免向 TKA 转化的相关风险。

术前讨论中，如果髌股关节发生磨损或前交叉韧带完全功能失常，很有可能需要变成 TKA。之前的 UKA 切口是在中线的内侧，因此，做了一个平行的外侧切口，在切口之间留下一个 6 cm 的皮肤桥。如果之前的切口更靠近中线，它可能会被重新使用，但进行的是外侧髌旁关节切开术，以进入外侧间室。术中发现前交叉韧带退化但有功能，这并不被认为是老年低需求患者的禁忌。内侧 UKA 固定良好，几乎没有聚乙烯磨损的迹象，因此予以保留，在高功能需求的患者中，聚乙烯垫片磨损迹象如果明显，那么经常被替换。止血带时间 48 分钟，次日出院。手术后的 X 线片（图 21.8）展示 Bi-

UKA。在这个例子中，使用了移动平台；然而，由于脱位率的增加，固定平台可能更适合老年、低需求患者。

Biazzo 等比较了 19 名接受单期 Bi-UKA 的患者和一组接受计算机辅助 TKA 的匹配队列，其在 WOMAC 指数的功能和僵硬方面以及等效的 KSS 和 WOMAC 关节炎指数（疼痛评分）方面显示了优越的结果 [20]。初次 Bi-UKA 与 TKA 相比住院时间更短 [32]。

21.6　总结

CPKA 在理论上比 TKA 技术要求更高，但也可以获得良好的术后结果和良好的功能 [18]。它既适用于寻求卓越功能的年轻、高要求的患者，也适用于高危患者，特别是在翻修中，提供了一种更安全、更保守的 TKA 替代方案。

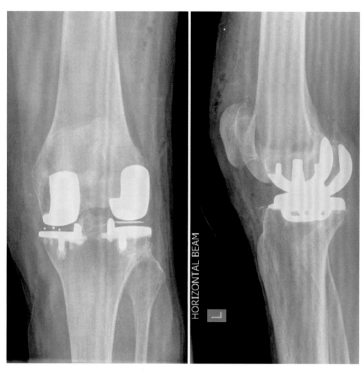

图 21.8　术后 X 线片显示通过增加外侧 UKA 转化为 Bi-UKA

（Amy Garner，Justin Cobb 著　谢杰 译　李子剑 审校）

参考文献

1. McAlindon TE, Snow S, Cooper C, Dieppe PA. Radiographic patterns of osteoarthritis of the knee joint in the community: the importance of the patellofemoral joint. Ann Rheum Dis. 1992;51(7): 844–9.

2. Ahlbäck S. Osteoarthrosis of the knee. A radiographic investigation. Acta Radiol Diagn (Stockh). 1968;(Suppl 277):7–72.

3. Ledingham J, Regan M, Jones A, Doherty M. Radiographic patterns and associations of osteoarthritis of the knee in patients referred to hospital. Ann Rheum Dis. 1993;52(7):520–6.

4. Duncan RC, Hay EM, Saklatvala J, Croft PR. Prevalence of radiographic osteoarthritis—it all depends on your point of view. Rheumatology (Oxford). 2006;45(6):757–60.

5. Johnson AJ, Howell SM, Costa CR, Mont MA. The ACL in the arthritic knee: how often is it present and can preoperative tests predict its presence? Clin Orthop Relat Res. 2013;471(1):181–8.

6. Duthon VB, Barea C, Abrassart S, Fasel JH, Fritschy D, Menetrey J. Anatomy of the anterior cruciate ligament. Knee Surg Sports Traumatol Arthrosc. 2006;14(3):204–13.

7. Bourne RB, Chesworth BM, Davis AM, Mahomed NN, Charron KD. Patient satisfaction after total knee arthroplasty: who is satisfied and who is not? Clin Orthop Relat Res. 2010;468(1):57–63.

8. Liddle AD, Judge A, Pandit H, Murray DW. Adverse outcomes after total and unicompartmental knee replacement in 101,330 matched patients: a study of data from the National Joint Registry for England and Wales. Lancet (London, England). 2014;384(9952):1437–45.

9. Cobb J. Osteoarthritis of the knee. Precise diagnosis and treatment. BMJ. 2009;339:b3747.

10. Garner A. van Arkel RJ, Cobb J. Classification of combined partial knee arthroplasty, Bone Joint J. 2019;101-B(8):922–28.

11. Toliopoulos P, LeBlanc MA, Hutt J, Lavigne M, Desmeules F, Vendittoli PA. Anatomic versus mechanically aligned total knee arthroplasty for unicompartmental knee arthroplasty revision. Open Orthop J. 2016;10:357–63.

12. Thienpont E, Price A. Bicompartmental knee arthroplasty of the patellofemoral and medial compartments. Knee Surg Sports Traumatol Arthrosc. 2013;21(11):2523–31.

13. Palumbo BT, Henderson ER, Edwards PK, Burris RB, Gutierrez S, Raterman SJ. Initial experience of the journey-deuce bicompartmental knee prosthesis: a review of 36 cases. J Arthroplast. 2011;26(6 Suppl):40–5.

14. Wang H, Dugan E, Frame J, Rolston L. Gait analysis after bi-compartmental knee replacement. Clin Biomech (Bristol, Avon). 2009;24(9):751–4.

15. Argenson JN, Parratte S, Bertani A, Aubaniac JM, Lombardi AV Jr, Berend KR, et al. The new arthritic patient and arthroplasty treatment options. J Bone Joint Surg Am. 2009;91(Suppl 5):43–8.

16. Leffler J, Scheys L, Plante-Bordeneuve T, Callewaert B, Labey L, Bellemans J, et al. Joint kinematics following bi-compartmental knee replacement during daily life motor tasks. Gait Posture. 2012;36(3):454–60.

17. Parratte S, Ollivier M, Opsomer G, Lunebourg A, Argenson JN, Thienpont E. Is knee function better with contemporary modular bicompartmental arthroplasty compared to total knee arthroplasty? Short-term outcomes of a prospective matched study including 68 cases. Orthop Traumatol Surg Res. 2015;101(5):547–52.

18. Heyse TJ, Khefacha A, Cartier P. UKA in combination with PFR at average 12-year follow-up. Arch Orthop Trauma Surg. 2010;130(10):1227–30.

19. Cartier P, Sanouiller JL, Grelsamer R. Patellofemoral arthroplasty. 2-12-year follow-up study. J Arthroplast. 1990;5(1):49–55.

20. Biazzo A, Silvestrini F, Manzotti A, Confalonieri N. Bicompartmental (uni plus patellofemoral) versus total knee arthroplasty: a match-paired study. Musculoskelet Surg. 2019;103:63–8.

21. Tan SM, Dutton AQ, Bea KC, Kumar VP. Bicompartmental versus total knee arthroplasty for medial and patellofemoral osteoarthritis. J Orthop Surg (Hong Kong). 2013;21(3):281–4.

22. Romagnoli S, Marullo M, Massaro M, Rustemi E, D'Amario F, Corbella M. Bi-unicompartmental and combined uni plus patellofemoral replacement: indications and surgical technique. Joints. 2015;3(1):42–8.

23. Rolston L, Bresch J, Engh G, Franz A, Kreuzer S, Nadaud M, et al. Bicompartmental knee arthroplasty: a bone-sparing, ligament-sparing, and minimally invasive alternative for active patients. Orthopedics. 2007;30(8 Suppl):70–3.

24. Engh GA. A bi-compartmental solution: what the deuce? Orthopedics. 2007;30(9):770–1.

25. Stuyts B, Vandenberghe M, Bracht H, Fortems Y, Van den Eeden E, Cuypers L. Fracture of the tibial baseplate in bicompartmental knee arthroplasty. Case Rep Orthop. 2015;2015:1–5.

26. Steinert AF, Beckmann J, Holzapfel BM, Rudert M, Arnholdt J. Bicompartmental individualized knee replacement: use of patient-specific implants and instruments (iDuo). Oper Orthop Traumatol. 2017;29(1):51–8.

27. Argenson JN, Chevrol-Benkeddache Y, Aubaniac JM. Modern unicompartmental knee arthroplasty with cement: a three to ten-year follow-up study. J Bone Joint Surg Am. 2002;84(12):2235–9.

28. Wunschel M, Lo J, Dilger T, Wulker N, Muller O. Influence of bi- and tri-compartmental knee arthroplasty on the kinematics of the knee joint. BMC Musculoskelet Disord. 2011;12:29.

29. Zanasi S. Innovations in total knee replacement: new trends in operative treatment and changes in peri-operative management. Eur Orthop Traumatol. 2011;2(1–2):21–31.

30. Parratte S, Pauly V, Aubaniac JM, Argenson JN. Survival of bicompartmental knee arthroplasty at 5 to 23 years. Clin Orthop Relat Res. 2010;468(1):64–72.

31. Lonner JH. Modular bicompartmental knee arthroplasty with robotic arm assistance. Am J Orthop (Belle Mead, NJ). 2009;38(2 Suppl):28–31.

32. Confalonieri N, Manzotti A, Cerveri P, De Momi E. Bi-unicompartmental versus total knee arthroplasty: a matched paired study with early clinical results. Arch Orthop Trauma Surg. 2009;129(9):1157–63.

33. Pradhan NR, Gambhir A, Porter ML. Survivorship analysis of 3234 primary knee arthroplasties implanted over a 26-year period: a study of eight different implant designs. Knee. 2006;13(1):7–11.

34. Shah SM, Dutton AQ, Liang S, Dasde S. Bicompartmental versus total knee arthroplasty for medio-patellofemoral osteoarthritis: a comparison of early clinical and functional outcomes. J Knee Surg. 2013;26(6):411–6.

35. Pritchett JW. Anterior cruciate-retaining total knee arthroplasty. J Arthroplast. 1996;11(2):194–7.

36. Andriacchi TP, Galante JO, Fermier RW. The influence of total knee-replacement design on walking and stair-climbing. J Bone Joint Surg Am. 1982;64(9):1328–35.

37. Neogi T, Felson D, Niu J, Nevitt M, Lewis CE, Aliabadi P, et al. Association between radiographic features of knee osteoarthritis and pain: results from two cohort studies. BMJ. 2009;339:b2844.

38. Felson DT, Nevitt MC, Yang M, Clancy M, Niu J, Torner JC, et al. A new approach yields high rates of radiographic progression in knee osteoarthritis. J Rheumatol. 2008;35(10):2047–54.

39. Pandit H, Jenkins C, Gill HS, Barker K, Dodd CA, Murray DW. Minimally invasive Oxford phase 3 unicompartmental knee replacement: results of 1000 cases. J Bone Joint Surg. 2011;93(2):198–204.

40. Goodfellow J, O'Connor J, Pandit H, Dodd CA, Murray D. Unicompartmental arthroplasty with the Oxford knee. 2nd ed. Oxford: Goodfellow; 2016. p. 288.

41. Price AJ, Svard U. A second decade lifetable survival analysis of the Oxford unicompartmental knee arthroplasty. Clin Orthop Relat Res. 2011;469(1):174–9.

42. Altuntas AO, Alsop H, Cobb JP. Early results of a domed tibia, mobile bearing lateral unicompartmental knee arthroplasty from an independent centre. Knee. 2013;20(6):466–70.

43. Pandit H, Mancuso F, Jenkins C, Jackson WFM, Price AJ, Dodd CAF, et al. Lateral unicompartmental knee replacement for the treatment of arthritis progression after medial unicompartmental replacement. Knee Surg Sports Traumatol Arthrosc. 2017;25(3):669–74.

第 **22** 章　定制型全膝关节置换术

要点
- 以最佳的假体和骨的匹配来重建膝关节的自然形状。
- 以个性化的对线方式来重建患关节炎之前的关节力线。
- 使用一次性定制工具的新的、更加经济的系统。

在我们迎来"现代全膝关节置换术"50周年之际，新技术和新的工业工艺使得完全定制植入物的制造成为可能。虽然这可以被认为是一项解决了 TKA 的某些局限性的技术突破，但我们可能会质疑这项昂贵的技术是否具有价值并对患者有利。考虑到现在可用的全膝关节置换术的假体尺寸的大小覆盖范围很广——有时有毫米级别大小——我们真的需要定制的假体来重建患者原本的解剖结构吗？

22.1　为什么使用定制全膝关节置换术?

22.1.1　全膝关节置换术简史

在 20 世纪上半叶，关节置换术的先驱医生们实验了这项针对膝关节炎的外科手术，这种手术可以被认为是通过软组织或铬钴合金的间隔物实现的"表面置换"[1]。受 Smith-Petersen[2] 髋关节置换术成功的启发，Campbell 和 Boyd 进行了第一次膝关节置换术[3]。20 世纪 70 年代初，"现代全膝关节置换术"的出现引入了外科技术和制造工艺的标准化、精确性和重复性，但放弃了个性化表面置换的概念。由于可用的尺寸有限（在全踝膝关节置换术发明的第一个 10 年中，股骨假体只有一种尺寸）[4]，理想的假体和骨的匹配是具有挑战性的。在 20 世纪 80 年代和 90 年代，假体尺寸范围增加了，但尺寸的变换是假设所有人的膝关节都有相同的形状，只与最初的设计进行等比例缩减。直到 21 世纪初，才通过长

宽比[5] 研究了形态的可变性，制造商开发出了股骨假体的窄版，也就是众所周知的"性别膝关节假体"。

22.1.2　现代全膝关节置换术的局限性

目前，外科医生可以从各种大小的型号中选择假体，包括标准的和窄的，有时还包括不对称的胫骨假体。然而，解剖变异不限于大小或宽窄，还包括其他的特征，如股骨远端的梯形结构[6]、髁突曲率半径[7]、关节线倾斜度[8] 以及滑车和胫骨平台的形状[9]。John Insall 和 Werner Müller 在观察到这些解剖形态学变异后发出警告，前者警告说，"由于个体差异很大，所以在描述什么是'正常'时必须小心"，后者指出，"就像解剖学的变异一样，没有什么是恒定的。"因此，标准全膝关节置换术中使用到的假体型号的大小和形状范围，很难覆盖所有人类膝关节的可变性。据报道，全膝关节置换术后股骨假体和胫骨假体尺寸偏大的发生率分别高达 76% 和 90%。研究还表明，假体的悬出会增加残留疼痛和僵硬的风险并导致功能障碍[10-12]。

此外，由于软组织袖套的不可伸展性，假体机械轴对线时可能会导致韧带失衡、髌骨轨迹不良和僵硬。这些问题可以通过使用如韧带松解[13]、股骨假体的外旋放置[14] 和运动学对线[15] 等手术技巧来解决，但这些手术技巧都只是对假体的非解剖形状和对自然对线改变的"姑息性解决方案"。因此，重要的是要理解 TKA 对线和假体设计是相互关联、不可分割的。

22.1.3　全膝关节置换术中的对线方法

在全膝关节置换术的早期，所谓的机械对线（MA）受到了人们青睐，这种对线的目标是通过截骨面与力线的垂直从而获得 180° 的下肢力线轴（中立位对线）。选择采用完全笔直的 180° 力线下肢并不是因为人群平均的对线水平就是如此，而是出于

可重复性和平均分布负荷的原因，选择它是可以将聚乙烯磨损和假体松动率降至最低[16]。平均自然关节线倾角（joint line obliquity，JLO）为 3°，个体间差异较大，包括机械轴股骨远端外侧角（mLDFA）、机械轴胫骨近端内侧角（mMPTA）和关节线。自然的 JLO 很少能被经典对线方法来重建，这导致了截骨时出现不对称的骨切除和"医源性松弛"。TKA 的解剖轴对线（anatomic alignment，AA）技术仍以中性对线（180°）为目标，但采用轻微倾斜截骨方式（3°），以重建平均 JLO 值。稍后介绍的全膝关节置换术（TKA）的运动学对线（KA）技术旨在使假体的位置适应软组织，从而恢复下肢的天然三维结构对线。无论选择哪种对线技术，在广泛应用于人体膝关节解剖时，单一的几何假体设计可能会导致骨与假体不匹配。因此，通过采用 KA 技术进行对线可能有利于定制化假体的发展。

22.1.4 患者对标准全膝关节置换术是否完全满意？

由于生物材料、假体设计和手术技术的革新，尽管全膝关节置换术假体的生存率越来越高，但文献中报道的全膝关节置换术术后满意度从 75% 到 89% 不等，主要影响因素有三个：残余疼痛、功能预后和术前期望[17-20]。在一项使用不同假体的 347 名非限制性 TKA 患者的多中心系列研究中[17]，我们观察到只有 62% 的患者在行走时完全无痛，35% 的患者在上楼梯或下楼梯时完全无痛，40% 的患者主诉跑步时疼痛。只有 48% 的患者表示对手术"非常满意"，68% 的患者认为术后的膝关节对他们的年龄来说是"正常的"。

22.2 定制 TKA 的需求

The Origin® custom TKA（Symbios, Yverdon-les-Bains, Switzerland）开发于 2012—2017 年，自 2018 年起获得 CE 标志。这套假体系统的构思和设计是通过利用一次性定制的器械来重现膝关节的自然（关节炎之前）解剖结构。主要目的是：

1. 优化假体和骨的匹配，避免假体悬出或覆盖不足。

2. 通过避免不对称截骨造成的截骨松弛来改善韧带平衡。
3. 通过恢复固有的曲率半径来改善中期屈曲时的稳定性和运动学。
4. 恢复股骨扭转角和定制滑车，改善髌股轨迹。
5. 帮助下肢恢复为关节炎之前的自然对线状态。

它的生产是基于一种经典的工艺，铬钴股骨假体通过标准铸造制造，然后进行机械加工和抛光。胫骨平台是由钛制成的。

22.3 Origin® 植入物的设计原理

Origin® 假体是后稳定型假体（postero-stabilized），采用对称的凸轮系统，膝关节屈曲超过 60° 时启动。髁间窝是对称的，可以最大限度地减少切骨量。膝关节在屈曲 0~60° 时，其前后稳定性主要依赖前方高形合度的聚乙烯形状。大多数保留或"牺牲"PCL 的假体在屈曲时股骨无法充分稳定且会导致矛盾的股骨前移，这就限制了髌骨并减少了股四头肌杠杆臂。

这种股骨假体在轮廓、曲率半径和关节线倾斜度方面再现了天然股骨的形状。因为假体和器械的设计是为了重现股骨远端的自然形状，所以在植入过程中不需要额外的旋转，而且设计是与对线方式相关联。因此术中对于股骨的截骨或旋转都不需要进行额外的考虑。假体滑车的设计与原生髌骨的形状相匹配并保持其对线，其边缘柔和，可以避免髌股碰撞。在滑车或髌骨发育不良的情况下，股骨滑车假体被设计为标准滑车外形。

胫骨平台是不对称的，重现了自然的解剖外形，便于假体在截骨后的旋转定位。胫骨的旋转与胫骨横轴相匹配，胫骨横轴由连接内外平台中心的线定义。胫骨后倾维持在 2°~5° 范围内，以避免前后不稳。胫骨龙骨与胫骨干骺端内外侧相对线，与胫骨平台并不对称。胫骨冠状面的截骨维持在 90°±3° 范围内。

22.4 流程是怎么样的？

The Origin® custom TKA 的设计和制造过程需要

6 周时间，需要手术医生和工程师的合作。设计基于对关节炎畸形膝关节的解剖和下肢对线的三维分析，通过术前 CT 扫描使用特殊的放射学方法，扫描的位置包括膝关节、髋关节和踝关节。DICOM 文件被收集起来，并通过一个安全的"Symbios box"以电子方式发送给工程团队。使用 Knee-Plan® 软件（Symbios，Yverdon-les-Bains，瑞士）进行 3D 分析（图 22.1）。

附加的临床信息（膝关节的活动度、畸形的可复性）和 X 线片的信息（动态内外翻 X 线片和全长站立位 X 线片）也可能对设计有用。工程流程需要几个步骤：

1. 股骨远端、胫骨近端和髌骨的半自动三维重建与分割。
2. 使用 Knee-Plan® 软件进行规划。从原始图像中分析对线和骨磨损，并推断出自然（关节炎之前）的对线。然后确定调整策略，包括截骨的水平和

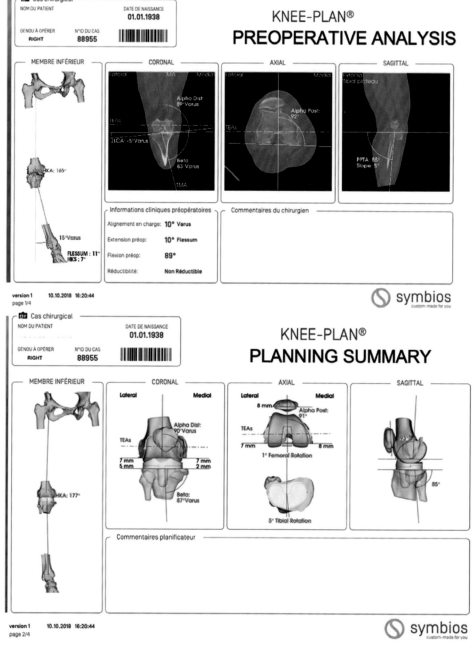

图 22.1　Knee-Plan 软件的膝关节术前分析

方向。根据 Vendittoli 在第 17 章中介绍的有限的运动学对线策略，采用被称为 Origin Alignment© 的对线方式对力线轴进行重建（180°±3°），而关节线倾斜度的重建在 ±5°。

3. 然后使用 SolidWorks® 软件（Dassault systèmes, Vélizy-Villacoublay France）完成最终假体、试模和定制器械的设计。

4. 手术计划和假体设计随后由外科医生在线上确认。

5. 最后确定假体的制造，使用"预成型"技术替代以前使用的经典铬钴铸造技术来制造股骨假体，以及钛（Ta6V）为原料的胫骨假体。从各种尺寸的"预成型"中，选择下一个最大尺寸的型号，并使用自动快速铣削技术进行最终定制，以重现关节炎之前膝关节的形状。

6. 采用聚酰胺（PA2200）添加制造工艺制作定制截骨导向器械。

7. 最后将假体和器械包装成一个盒子直接送往医院。

22.5　采用哪种对线方式？

Origin® 对线旨在通过术前的 CT 扫描，对髋关节、膝关节和踝关节进行三维重建，再现自然（关节炎之前）对线和关节线倾斜度。在 3D 重建过程中评估和矫正骨磨损和关节炎畸形。mLDFA 是通过重建天然股骨表面来重建的。通过调整截骨（最大 3°）和不对称聚乙烯假体（最大 2°）的组合从而重建 mMPTA，类似于 Vendittoli 在第 17 章所介绍的有限的运动学对线策略。

自然对线（native alignment），也称为固有对线（constitutional alignment），是由① CT 扫描获得的膝关节形态；②临床数据，特别是轴线偏差的还原性；③双下肢负重全长 X 线片来确定的。Origin Alignment© 不寻求将力线轴更改为 180°，而是恢复膝关节原始对线。

现阶段，在对自然对线和关节线倾角的重建上都有一定的局限性。固有内翻膝患者重建自然的 JLO 可以降低峰值膝关节内收力矩[21]，实施 Origin Alignment© 时只要将 JLO 范围固定为 ±5°，术后对线范围为 ±3°，那么在摩擦学方面仍可以保持在安全范围内。考虑到这些限制，大约 75% 的膝骨关节炎患者适合采用 Origin Alignment©[22]。其他病例根据外科医生的偏好单独处理。

22.6　外科技术

所有器械均为一次性定制工具，可装在一个重 3 kg 的盒子里。

22.6.1　股骨侧准备

在这项手术中，首先进行股骨侧准备（图 22.2），因为股骨是膝关节运动学的驱动力。手术的第一步是用电灼、刮勺或手术刀去除与截骨模块接触点的残余软骨。在找到唯一并稳定的位置后，就可以将股骨截骨器械用钉子固定在股骨上，然后用摆锯进行截骨。由于该手术的目的是精确地再现远端髁的形状，因此股骨不需要再截骨。"四合一"股骨截骨导向器（股骨的第二个截骨模块）定位在股骨远端截骨面上，不需要调整大小或旋转。股骨假体旋转的概念在这里没有意义，因为股骨假体再现了股骨远端的形状，而聚乙烯的厚度再现了自然关节线的倾斜度。股骨髁间窝的截骨是在第三个股骨截骨模块的引导下进行的。股骨假体的内外侧特定患者的轮廓与股骨轮廓相匹配。

将股骨假体试模安装在股骨远端，进行屈/伸运动和外翻/内翻的应力测试，以评估骨磨损量和胫骨截骨的水平。

22.6.2　胫骨侧准备

在去除残留软骨和骨赘后，胫骨截骨器械放在胫骨平台上，在位置稳定后使用钉子进行固定（图 22.3）。为了符合预期截骨的方向，髓外力线杆必须位于踝关节内外侧的中心。

胫骨截骨导向器提供的截骨是相对于计划的 −2 mm（减 2 mm）的预截骨。在大多数情况下，在通过"骨平衡器"（带有可浮动胫骨假体的试模）检查稳定性后，第二步一般需要进行 +2 mm 的再截骨（与计划的切除相对应）。这次再截骨是在"再截骨导向器械"的引导下进行的。对于一些松弛的膝关节，如果在第一次胫骨截骨（预截骨）后韧带平衡是正确的，那么可以跳过额外的 +2 mm 的再截骨。

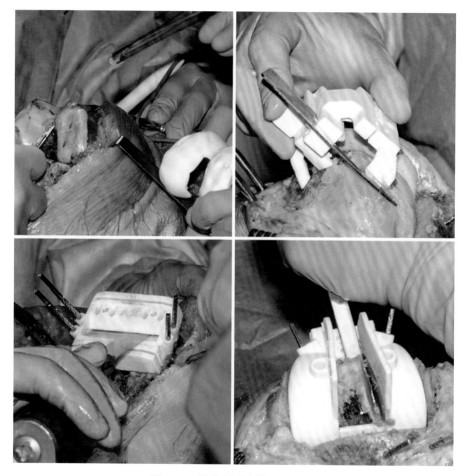

图 22.2　股骨侧手术的不同步骤

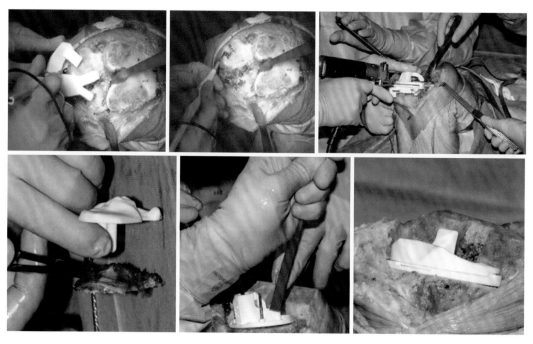

图 22.3　胫骨侧手术的不同步骤

相反，对于一些僵硬的膝关节，可能需要使用相同的"再截骨导向器械"进行额外的再截骨（相当于第一次截骨 +4 mm）。

在获得良好的活动范围，膝关节平衡，并由"骨平衡器"（内 - 外侧稳定，略微残留内翻 - 外翻松弛）测试后，则可以进行胫骨侧最后的步骤。然后将定制的胫骨底托（龙骨位置和外形根据患者的具体情况而定）固定在截骨后的胫骨表面，做中心钻孔和翼状开槽。

22.6.3　最终植入

Origin® 假体的滑车设计成与患者髌骨（解剖滑车）的形状相匹配，因此不需要对髌骨进行置换，但在严重的髌骨关节炎情况下还是建议对髌骨进行置换。

当所有的骨表面都准备完成后，就可以使用骨水泥对假体进行固定，首先安装胫骨假体，最后是股骨假体（图 22.4）。然后进行标准缝合以及伤口包扎。

22.6.4　术后护理

术后数小时可开始物理治疗，可即刻完全负重，使用拐杖是为了安全起见。康复主要基于在理疗师的监督下进行的自我康复，术后 4 个月内避免主动性肌肉强化的训练。

22.7　定制 TKA 的潜在益处是什么？

22.7.1　对患者的获益

患者通过这项技术收益的理论基础是，许多不满意的术后结果和（或）术后的残余疼痛都可以归因于手术缺乏解剖学的重建，而这一点很难通过医学检查来识别。而不正确的假体尺寸[11, 12]或假体旋转不良[14]往往是残余疼痛、膝关节僵硬和松弛的次要影响因素。此外，由于对线策略和假体的非解剖形状造成的不对称截骨会导致"医源性"松弛或僵硬。因此，我们认为最佳的解剖结构恢复——包括下肢对线——可能有助于改善全膝关节置换术的功能结果。此外，定制截骨工具和假体可以让工程师尽可能地减少假体的厚度和重量，以及所需截骨的次数。

值得注意的是，定制化截骨导板或者导航系统通常使用的都是标准假体，在临床结果和患者满意度方面并没有明确的益处得到证实，机器人手术可能更为可靠和精确，但也不能解决假体非解剖设计本身所带来的难题。我们强烈建议 TKA 在三个方面需要改进：①个性化对线策略的定义；②使用新技术如机器人来提高手术精度；③使用定制化假体来恢复自然膝关节的解剖。

22.7.2　对外科医生的获益

定制的 TKA 给外科医生带来了很多获益。首

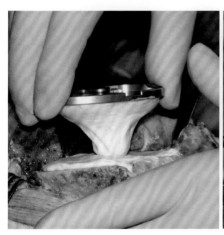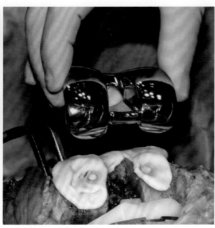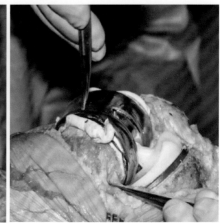

图 22.4　最终假体的骨水泥固定

先，手术过程更容易，因为保留或恢复原有解剖结构自动解决了许多手术困难：①在设计阶段就对股骨和胫骨的旋转进行了调整，且调整对应假体的位置；②由于保存了股骨髁曲率半径和 JLO，平衡更容易得到实现，尤其是在中期屈曲时；③由于假体的适合性得到优化，因此不需要调整尺寸大小。其次，术前根据对线和假体位置制订了计划，以保障外科医生的安全。最后，这项技术可能会帮助某些疑难病例，如：①创伤后关节外畸形患者，这些患者的畸形更容易矫正；②患者在关节处有其他不可拆除的植入物，定制器械和假体的设计可以避免撞击；③多次手术或既往感染的患者，因为不需要打开髓腔；④患者解剖学有极端变异的情况，标准的 TKA 植入可能具有挑战性。

22.7.3 医院效益

这项技术对医院管理很有价值，因为为患者定制的手术器械和假体只需要一个盒子进行收纳，因此简化了手术室的流程。它减少了对假体和器械大量库存的需要。最后，这项技术极大地减少了对灭菌的需求，带来了重大的经济效益（成本）和生态影响（减少了用于灭菌的水）。

（ Elliot Sappey-Marinier, Carsten Tibesku, Tarik Ait Si Selmi,
Michel Bonnin 著 谢 杰 译 李子剑 审校）

参考文献

1. Campbell W. Interposition of vitallium plates in arthroplasties of the knee. Am J Surg. 1940;47(3):639–41.
2. Smith-Petersen MN. Evolution of mould arthroplasty of the hip joint. J Bone Joint Surg Br. 1948;30B(1):59–75.
3. Jones WN. Mold arthroplasty of the knee joint. Clin Orthop Relat Res. 1969;66:82–9.
4. Insall JN, Hood RW, Flawn LB, Sullivan DJ. The total condylar knee prosthesis in gonarthrosis. A five to nine-year follow-up of the first one hundred consecutive replacements. J Bone Joint Surg Am. 1983;65(5):619–28.
5. Hitt K, Shurman JR 2nd, Greene K, McCarthy J, Moskal J, Hoeman T, Mont MA. Anthropometric measurements of the human knee: correlation to the sizing of current knee arthroplasty systems. J Bone Joint Surg Am. 2003;85-A(Suppl 4):115–22.
6. Bonnin MP, Saffarini M, Bossard N, Dantony E, Victor J. Morphometric analysis of the distal femur in total knee arthroplasty and native knees. Bone Joint J. 2016;98-B(1):49–57.
7. Howell SM, Howell SJ, Hull ML. Assessment of the radii of the medial and lateral femoral condyles in varus and valgus knees with osteoarthritis. J Bone Joint Surg Am. 2010;92(1):98–104.
8. Bellemans J, Colyn W, Vandenneucker H, Victor J. The Chitranjan Ranawat award: is neutral mechanical alignment normal for all patients? The concept of constitutional varus. Clin Orthop Relat Res. 2012;470(1):45–53.
9. Bonnin MP, Saffarini M, Mercier PE, Laurent JR, Carrillon Y. Is the anterior tibial tuberosity a reliable rotational landmark for the tibial component in total knee arthroplasty? J Arthroplasty. 2011;26(2):260.e1–7.e2.
10. Bonnin MP, Saffarini M, Shepherd D, Bossard N, Dantony E. Oversizing the tibial component in TKAs: incidence, consequences and risk factors. Knee Surg Sports Traumatol Arthrosc. 2016;24(8):2532–40.
11. Bonnin MP, Schmidt A, Basiglini L, Bossard N, Dantony E. Mediolateral oversizing influences pain, function, and flexion after TKA. Knee Surg Sports Traumatol Arthrosc. 2013;21(10):2314–24.
12. Mahoney OM, Kinsey T. Overhang of the femoral component in total knee arthroplasty: risk factors and clinical consequences. J Bone Joint Surg Am. 2010;92(5):1115–21.
13. Insall J. Total knee replacement. In: Surgery of the knee. New York: Churchill Livingstone; 1984. p. 587–695.
14. Berger RA, Crossett LS, Jacobs JJ, Rubash HE. Malrotation causing patellofemoral complications after total knee arthroplasty. Clin Orthop Relat Res. 1998;356:144–53.
15. Howell SM, Howell SJ, Kuznik KT, Cohen J, Hull ML. Does a kinematically aligned total knee arthroplasty restore function without failure regardless of alignment category? Clin Orthop Relat Res. 2013;471(3):1000–7.
16. Parratte S, Pagnano MW, Trousdale RT, Berry DJ. Effect of postoperative mechanical axis alignment on the fifteen-year survival of modern, cemented total knee replacements. J Bone Joint Surg Am. 2010;92(12):2143–9.
17. Bonnin M, Laurent JR, Parratte S, Zadegan F, Badet R, Bissery A. Can patients really do sport after TKA? Knee Surg Sports Traumatol Arthrosc. 2010;18(7):853–62.
18. Bonnin MP, Basiglini L, Archbold HA. What are the factors of residual pain after uncomplicated TKA? Knee Surg Sports Traumatol Arthrosc. 2011;19(9):1411–7.
19. Bourne RB, Chesworth BM, Davis AM, Mahomed NN, Charron KD. Patient satisfaction after total knee arthroplasty: who is satisfied and who is not? Clin Orthop Relat Res. 2010;468(1):57–63.
20. Noble PC, Conditt MA, Cook KF, Mathis KB. The John Insall award: patient expectations affect satisfaction with total knee arthroplasty. Clin Orthop Relat Res. 2006;452:35–43.
21. Niki Y, Nagura T, Nagai K, Kobayashi S, Harato K. Kinematically aligned total knee arthroplasty reduces knee adduction moment more than mechanically aligned total knee arthroplasty. Knee Surg Sports Traumatol Arthrosc. 2018;26(6):1629–35.
22. Almaawi AM, Hutt JRB, Masse V, Lavigne M, Vendittoli P-A. The impact of mechanical and restricted kinematic alignment on knee anatomy in total knee arthroplasty. J Arthroplast. 2017;32:2133–40.

第**23**章　前后交叉韧带保留型全膝关节置换术

要点

前后交叉韧带保留型膝关节置换术是一个有吸引力的概念，因为它选择保留而不是去除前交叉韧带和胫骨髁间棘。前后交叉韧带保留型膝关节置换术并不是一项新的手术，但是目前有了新的前后交叉韧带保留型膝关节假体设计。在决定进行前后交叉韧带保留型全膝关节置换术之前，有五个关键点需要考虑：

- 在全膝关节置换术中保留双交叉韧带是具有挑战性的，但会带来杰出的功能和长久的假体生存率。
- 与切除一条或两条交叉韧带的全膝关节置换术相比，保留双交叉韧带的全膝关节置换术可以产生更正常的运动和临床功能。
- 前后交叉韧带保留型膝关节置换术需要骨和软组织切除更少。与其他膝关节置换相比其承重应力传递的能力可能更好。
- 保留两个交叉韧带要求所有韧带都有正常的张力。关节线、膝关节对线和膝关节解剖轮廓的重建需要与患者正常（正常时或关节炎前）的膝关节完全匹配。
- 双侧进行的配对双边研究表明，与其他全膝关节置换术相比，患者更喜欢前后交叉韧带保留型全膝关节置换术。患者认为感觉更正常，假体产生的噪声更少，更好的力量和上下楼梯的稳定性，在单足负重活动中表现更好。

23.1　导言

前后交叉韧带保留型膝关节置换术与其他类型的膝关节置换术相比有几个功能优势。在负重屈曲时有更自然的感觉和更大的安全感，术侧关节保留了更正常的生物力学功能，膝关节更稳定，有很好的活动度。

前后交叉韧带保留型膝关节置换术还有几个手术操作上的好处。它可以更好地保存骨骼和软组织，承重应力会以更具生理性的方式加载在胫骨平台上，而不会通过髓内杆转移到胫骨中心。因为术中不会进行股骨与胫骨的前向半脱位，因此对假体安装的技术要求更高，但对患者侵入性更小。

大多数外科医生倾向于切除一个或两个交叉韧带，以使假体的形状能够引导膝关节的稳定和运动。此外，胫骨前向半脱位是一种简单有效的胫骨暴露方法。然而，有了更好的技术和器械以后，切除交叉韧带则成为了方便而不必要的让步。一些外科医生认为，有用的前交叉韧带（ACL）并不总是存在，或者它的运动功能不能恢复。然而，对于一些患者来说，保留前交叉韧带是保护膝关节功能的唯一方法。目前更年轻的和活动量需求更大的患者正在接受全膝关节置换术。无论年龄和疾病分期，在所有接受全膝关节置换术（TKA）的患者中，超过60%的患者前交叉韧带是完好的[1]。

23.2　前后交叉韧带保留型全膝关节置换术的历史

第一台全髁型全膝关节置换术使用的是前后交叉韧带保留型膝关节假体。Charles O. Townley 博士在福特医院（Ford Hospital）做住院医师期间设计了全膝关节置换术假体的图纸[2]。他的设计在 1948 年受到了客座教授 Sir John Charnley 的冷遇，他声称假体的金属太多。Townley 在 1951 年开始只使用胫骨假体，保留了双交叉韧带[2]（图 23.1）。20 世纪 50 年代和 60 年代的其他膝关节植入物要么是铰链式假体，要么是成对的间室型假体[3]。

75% 使用了 Townley 胫骨平台假体患者的临床效果良好。1959 年，Townley 添加了 McKeever 髌骨假体，并采用原料为聚氨酯泡沫（Ostaer）用于骨折不愈合的骨胶重新修整了股骨的髁部和滑车表面[4]。这是第一个全髁型膝关节假体（图 23.2）。它的外观和功能与 20 世纪 70 年代引入的全髁型假体相似[5]。

聚氨酯是亲水性的。Townley 使用的聚氨酯最终变软，被机体吸收并通过肾排泄。在一些关于在骨折和关节融合术中有使用失败的报告后，聚氨酯的设计被制造商撤回[6]。然而，使用了热固性丙烯酸树脂的膝关节病例中，没有一例临床上发生失败。骨对化学和热暴露有恢复能力。在聚氨酯被吸收后，此时膝关节功能上类似半膝关节置换术。在这些患者中，无一例需要翻修，少数患者随访超过 30 年，膝关节功能正常[2]。

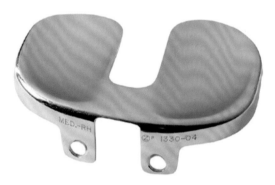

图 23.1　这是 Townley 在 1951—1971 年使用的胫骨平台假体

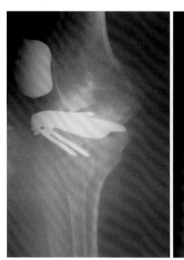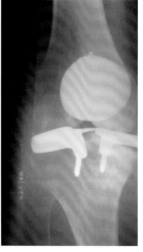

图 23.2　这是使用了 Townley 假体以及 Mckeever 髌股假体的 X 线片，修整股骨部分的聚氨酯已经磨损，但是临床功能依然良好

当聚乙烯出现时，Townley 将金属部件移至股骨，并将聚乙烯用于胫骨和髌骨的假体[7]。Cloutier 等后来提供了前后交叉韧带保留型膝关节假体的设计，总体上取得了成功[8]。Townley 改进了前后交叉韧带保留型假体，并在接下来的 40 年使用中获得了成功。

23.3　前后交叉韧带保留型膝关节置换术的基本原理

正常的膝关节功能依赖于稳定、润滑、低摩擦的关节表面提供的平稳、不间断的运动。膝关节置换术涉及到稳定性和灵活性之间的取舍，对于大多数外科医生来说，这包括切除一个或两个交叉韧带的问题[5]。作为另一种理念，前后交叉韧带保留型膝关节置换术强调最小限度的骨切除和有限的限制性，目的是与其他假体相比实现更自然的膝关节运动[9-11]。手术良好的前后交叉韧带保留型全膝关节置换更接近正常膝关节的功能。切除交叉韧带是对术者习惯的不必要让步。

23.4　前后交叉韧带保留型膝关节置换术的一般适应证

使用当代任何一种膝关节假体的全膝关节置换术都有望改善患者的功能，减轻疼痛，并提供令人满意的假体存活率。但大多数研究报告称，即使在没有并发症的情况下，20% 的患者也对手术的效果持保留态度。

前后交叉韧带保留型全膝关节置换术是一项对技术要求很高的手术。精确的外科技术和技能是必要的，需要对该技术熟悉，以及在有限的手术空间内很好地工作的能力。前后交叉韧带保留型膝关节置换术希望 ACL 在功能上是完整的，但一些患者的 ACL 的韧带纤维不可避免地会因疾病而丢失。但前抽屉度试验和 Lachman 试验所显示的稳定性充分证明了前交叉韧带是足够胜任正常使用的。术前内翻、外翻和最大 15° 的屈曲挛缩都是可以接受的（图 23.3）。年龄不是前后交叉韧带全膝关节置换术的障碍。

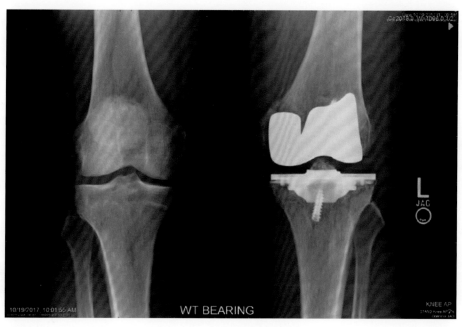

图 23.3　对一名严重骨关节炎患者使用了现在的前后交叉韧带保留型假体的 X 线片，术中对患者的前交叉韧带进行了重建

23.5　最好的适应证是什么？

从前后交叉韧带保留型膝关节置换术中获益最多的患者，可以在需要对单腿负重屈曲的活动过程中体会到膝关节的稳定性。接受过前交叉韧带重建术的患者会更理解前交叉韧带的价值并倾向于保留前交叉韧带（图 23.3）。就算术前需要对前交叉韧带进行重建，少数患者依然会坚定地选择前后交叉韧带保留型关节置换术。

血管功能不全的患者也倾向于接受前后交叉韧带保留型膝关节置换术，以避免膝关节前向半脱位可能导致的血管结构的额外紧张，因为前向脱位不是双交叉置换术手术流程的一部分，因此血管损伤的风险较低。胫骨髓腔阻塞的患者也可以从前后交叉韧带保留型膝关节置换术中受益，因为术中不需要插入骨髓腔。因此，可以避免移除先前在胫骨上固定的植入物。

23.6　特异并发症有哪些？

前后交叉韧带保留型膝关节置换术特有的并发症是胫骨髁间棘骨折和 ACL 断裂。通常，这些都是在术中膝关节从屈曲变为伸直时发生的。如果出现这些并发症，可选择改用其他类型的假体进行手术或修复 / 重建 ACL 或髁间棘，可以使用螺钉对骨折进行固定，可用移植物来修复 ACL 断裂，但这增加了全膝关节置换术的复杂性。最常见的情况是，如果前交叉韧带断裂，建议改用内侧形合假体。

一些较老的假体会发生胫骨平台甚至是聚乙烯的断裂。在常规的随访 X 线片中已经发现了这类断裂，这种情况可能需要或不需要根据患者膝关节功能的好坏进行翻修。这种并发症在之后锻造的钴铬胫骨平台假体上就不再发生了。

最近的一个前后交叉韧带保留型假体出现了胫骨平台的松动，但这归因于假体设计和手术植入技术上的缺陷。这种假体已不再常用 [12]。

在植入过程中，由于拉伸退变的 ACL 纤维，ACL 周围可能会出现瘢痕导致关节活动受限。在这些病例中，张力过大是由于胫骨或股骨截骨不足或使用了过厚的胫骨聚乙烯垫片（即填充过度）造成的。一个前后交叉韧带保留型假体的膝关节不应该像其他假体设计一样具有相同的韧带张力。完整的 ACL 将提供所有必要的稳定性。运动的恢复是通过前交叉韧带来实现的。

23.7 对线技术

对线是至关重要的。尽管保留膝关节解剖结构与动力学对线看起来是合理的，但笔者的个人经验是使用调整后的机械轴对线技术，通常计划内翻相对于膝关节机械轴 2°～3°。最常见的是胫骨后倾角为 6°。胫骨的髓外导向器是首选的，因为双交叉韧带置换时胫骨的髓腔不会打开。胫骨内侧平台和外侧平台分别在矢状面和横截面进行截骨。通常使用的是传统器械；但最近机器人技术已被开发出来。这些器械不需要很复杂的操作，但操作需要小心地逐步进行。

23.8 分步进行的外科技术

膝关节置换术成功的秘诀是手术中重建出接近原有的解剖结构和保留韧带。前后交叉韧带保留型膝关节置换术需要对患者的膝关节有很好的理解。它的创造性来自于对概念的简洁性的把握。进行韧带平衡，但既不切除也不内陷交叉韧带。最开始，在伸直位的对线和平衡是通过对关节囊和侧副韧带的适当松解从而矫正冠状面畸形来实现的。

首先对股骨侧进行准备。使用间隔器来确保股骨远端的截骨量足够。股骨假体是非限制性的设计，髁的形状类似正常的膝关节。股骨假体外旋 3°。小心地将其前缘与滑车齐平。在确保剩余的软骨或骨赘被移除后，股骨假体放置在股骨后髁上。在整个胫骨准备过程中，使用钉子保护胫骨髁间棘，并通过导向器以确保下部没有被切到。交叉韧带的胫骨棘突和附着点与胫骨的其余部分保持连续。胫骨假体沿着 ACL 纤维的方向略微外旋。再次使用间隔器以确保胫骨充分截骨，目标是使用最薄的 8 mm 垫片。如果股骨远端或胫骨近端切骨不足或韧带平衡不足，胫骨髁间棘可能会发生骨折，或者当膝关节从屈曲向伸直时，ACL 可能会断裂。

在手术结束时保持正确的韧带张力是很重要的。在手术结束时，膝关节应该有一个平滑的、连续的、全范围的运动。不能有任何残余的屈曲挛缩。

胫骨假体龙骨部分是在胫骨的前方。安装假体时首先放置胫骨假体，然后放置股骨假体。髌骨使用圆顶状的假体。术中测试髌骨轨迹。由于关节线没有抬高，膝关节平衡良好，不需要松解外侧支持带。

23.9 支持前后交叉韧带保留型膝关节置换术的临床证据

前后交叉韧带保留型全膝关节置换术是从 1971 年开始的。聚乙烯垫片的质量、胫骨平台的金属性能以及手术器械都有了改进。Townley 在 1973 年首次报道了 80 例前后交叉韧带保留型 TKA 的结果，2 年后优良率为 84%[7]。1985 年，他报道了 532 例手术，其中 89% 的患者在 1.5～11 年内获得了良好或极好的结果 [13]。胫骨松动发生率为 2%。1988 年，Townley 将他的研究结果作为主席报告提交给美国膝关节协会 [14]。他还介绍了多孔涂层技术。1700 名患者膝关节置换术后 16 年的植入物存活率为 92%，90% 的患者结果良好或优秀 [2,7,13]。

Hermes AC 全膝关节置换术由 Cloutier 于 1977 年设计 [8]。在 22 年的随访中，假体存活率为 82%，翻修中 12% 因为聚乙烯磨损，4.3% 因为无菌性松动。总体而言，87% 的患者效果良好或优秀。平均前后松弛度为 1 mm[8]。Buechel 和 Pappas[15] 的报告中说，保留双交叉韧带的全膝关节置换术中，91% 的患者假体存活了 20 年。

本文作者在 23 年的随访中对 537 例全膝关节置换术进行了风险生存分析，发现存活率为 94%；5.6% 的患者进行了翻修，最常见的原因是聚乙烯磨损。2 例患者发生晚期 ACL 断裂。全膝关节置换术后 23 年的平均前后松弛为 2 mm，有 2 例因不稳定进行了翻修 [15]。

23.9.1 患者满意度

假体存活率不是满意度的同义词。患者表现出普遍可以接受的随访结果可能不准确。因此，对于前面提到的 23 年回顾 [16]，笔者问了 5 个问题（表 23.1）。在患者回答中，96% 的患者疼痛缓解预期得到满足，95% 的患者恢复正常活动，69% 的患者对运动参与的期望感到满足，90% 的患者总体满意，75% 的患者会推荐别人来做手术 [16]。

表 23.1　患者满意度的问卷

问题	完全满意（%）	满意（%）	一般（%）	大概不满意（%）	不满意（%）
1. 你对止痛的期望达到了吗?	78	18	1	1	2
2. 你对恢复正常活动的期望达到了吗?	53	43	2	1	1
3. 你对恢复体育和娱乐活动的期望达到了吗?	49	20	15	8	8
4. 你对自己膝关节置换术满意吗?	71	19	8	1	1
5. 你会向朋友推荐这项手术吗?	75	21	2	1	1

23.9.2　患者偏好

确定患者的偏好是传统患者报告结果的另一种方法。这种方法为从患者角度进行患者属性的相对重要性的理解提供了另一种思路。患者偏好研究关注的是衡量患者的价值。患者的喜好直接来自患者，无须任何解释。当没有任何选择明显优于另一个选择且患者的观点有很大差异或与医生的观点不同时，患者偏好是评价疗效的最佳方式。这是评估膝关节置换手术疗效的一个非常强大的工具，因为外科医生对技术和假体都有强烈的偏好。外科医生的偏好可能不能反映他们患者的评价。

无论研究的设计和执行有多么仔细，术后对于患者和手术的比较都是困难的。双胞胎（但不是克隆）研究，可以确定某些医疗条件下的相似和不同之处。在双侧膝关节置换研究中，患者作为自己的对照，从而消除了个性、年龄、性别、诊断、骨骼质量和活动水平的影响。如果相同的外科医生使用相同的技术、适应证和治疗方法进行处理，那么对数据的高度置信度是有保证的[17-19]。

作者从 1987 年开始进行了一项患者偏好的研究[19]。前瞻性研究了 640 名患者（1280 个膝关节），评估患者对全膝关节假体的偏好。在每个膝关节上使用不同随机选择的假体进行分期的双侧 TKA（图 23.4）。使用五种不同的假体：前后交叉韧带保留型（ACL-PCL）、内轴型（MP）、后稳定型（PS）、后交叉韧带保留型（PCL）和活动平台（MB）。每一次手术都使用相同的手术技术，只是根据需要稍有不同，以适应不同的植入物。为了提供有效的比较，排除了一般和较差的结果，至少需要 4 年的随访。有 551 名患者（1102 膝）符合纳入标准[17-19]。膝关节置换术后假体发出的噪声也被评估[19]。通过温度探头测量了 50 名患者的关节液温度，以评估植入物产生的热量[20]。

关节活动度、疼痛缓解、对线和稳定性不会因

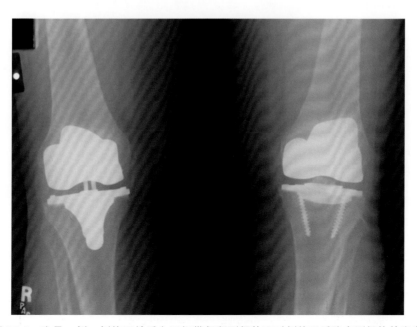

图 23.4　这是一例一侧使用前后交叉韧带保留型假体而对侧使用后稳定型假体的患者

为假体类型而产生不同。前后交叉韧带保留型假体产生的热量最少，噪声也最小。PS膝关节的噪声最大，产生的热量第二高，是最不受欢迎的假体。MP与ACL-PCL一样是最受欢迎的假体，而杂声问题则是第二少的。患者给出了他们所偏爱的假体的以下原因：感觉更正常；上下楼更有力；单腿承重能力更强；屈曲稳定性；较少的咔哒声、爆裂声和滴答声；还有说不出的原因。总体而言，89%的患者更喜欢ACL-PCL假体而不是PS假体，76%的患者更喜欢MP假体而不是PS假体和PCL假体，61%的患者更喜欢MP假体而不是MB假体[17-19,21]。

23.10 前后交叉韧带保留型假体的设计特点

成功的前后交叉韧带保留型全膝关节置换术最依赖于胫骨假体的正确设计。假体的厚度需要尽可能地薄且强度也很重要，因为早期设计的胫骨假体会发生断裂。支撑龙骨放置在胫骨假体的下表面。固定钉或螺丝孔对于固定胫骨是必要的。与其他全膝关节假体设计相比，前后交叉韧带保留型胫骨假体与胫骨近端的接触面积较小，因此需要精确的安装技术。骨水泥型和非骨水泥型两种固定方式都取得了相同的效果。

一种全聚乙烯胫骨假体在20世纪70年代被使用。而后增加了金属背衬，以实现模块化。传统聚乙烯的磨损是一个令人担忧的问题，也是最常见的失败模式。聚乙烯材料和聚乙烯灭菌方法的改进大大减少了磨损。胫骨聚乙烯部件的形状非常重要。扁平形状的聚乙烯假体已经使用多年，但股骨外侧部分的后滚不足，导致屈曲程度低于现在的要求（图23.5）。胫骨外侧聚乙烯垫片的后斜面可以大大改善后滚和更大的膝关节屈曲[22]。胫骨内侧垫片有

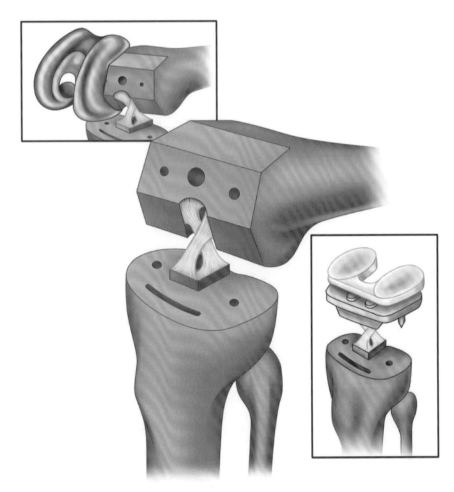

图 23.5 Townley 的前后交叉韧带保留型假体示意图

轻微凹陷。内侧和外侧垫片的厚度可以相差 1 mm 或 2 mm。胫骨托是解剖形状的，而不是对称的。

前后交叉韧带保留型股骨假体与大多数其他保留后交叉韧带的假体设计略有不同。股骨内髁的曲率半径略大于外侧。滑车沟没有加深而是还原解剖学上的形状。股骨假体需要区分右侧和左侧。股骨部件有钴铬和氧化锆两种，目前正在研究全陶瓷模型[23]。

先前的前后交叉韧带保留型膝关节置换术存在设计缺陷。BP、Geomedic 和 Cloutier 在 20 世纪 70 年代和 80 年代使用[3, 8, 15]。股骨假体为多半径设计，没有还原解剖滑车结构。胫骨假体和聚乙烯垫片都是对称的。假体是通过机械轴对线的，这使得 ACL 和 PCL 很难平衡。前后交叉韧带保留型膝关节置换术的未来可能包括患者定制型假体、运动学对线和精确的截骨以及韧带平衡。

23.11　我为什么推荐双前后交叉韧带保留型全膝关节置换术?

我建议对交叉韧带完整的患者进行前后交叉韧带保留型全膝关节置换术，他们需要最好的膝关节功能结果。前后交叉韧带保留型全膝关节置换术是一项要求很高的手术，但掌握该手术是有可能的。一旦获得经验，它就像其他方法一样可重复使用。术中不需要膝关节进行前向半脱位可以减少创伤。不抬高关节线，韧带维持着正确的张力对韧带本身是有好处的。依靠膝关节的自然运动平衡来稳定膝关节也比依靠金属和聚乙烯的形状更可靠。

需要进行稳定单腿站立的患者也受益于前后交叉韧带保留型全膝关节置换术。术后恢复快，功能恢复更高。前后交叉韧带保留型膝关节置换术几乎不会发生因为胫股不稳定性需要的翻修。髌股关节轨迹也可以得到保障。患者报告说膝关节感觉更正常；关于爆裂和咔嗒的噪声抱怨减少；上楼梯有更好的力量和稳定性；在单腿负重活动中表现更好。最重要的是，在配对的双边研究中，患者更喜欢前后交叉韧带保留型全膝关节置换术，而不是其他的置换手术。与任何全膝关节置换术一样，正确的患者选择是确保成功的临床结果和满意所必需的。

病例

一名 49 岁的职业高尔夫球手在经历了几年的渐进性膝关节疼痛后出现了症状。他接受了非甾体抗炎药（NSAIDs）、减少负重和类固醇注射治疗。由于膝关节疼痛，他不能再参加职业高尔夫球比赛了。

体格检查显示左膝屈曲挛缩，活动范围 10°～110°。运动是稳定的。无论是前抽屉试验还是 Lachman 试验，股骨上的胫骨都没有前向半脱位。X 线检查显示骨-骨接触并有严重的内翻磨损（图 23.6）。患者要求进行全膝关节置换术（TKA）。在高尔夫运动中，平衡至关重要。单膝负重屈曲的稳定性是正确完成职业水平的高尔夫击球所必需的。

患者选择接受双交叉全膝关节置换术，手术过程中没有并发症。术后稳定性良好，活动范围 0～140°，无疼痛。他重返职业比赛，在 52 岁时赢得了一场高水平的锦标赛。68 岁的他继续打高尔夫球。他的膝关节假体仍然保持原状，没有任何磨损或其他并发症的迹象（图 23.6b）。

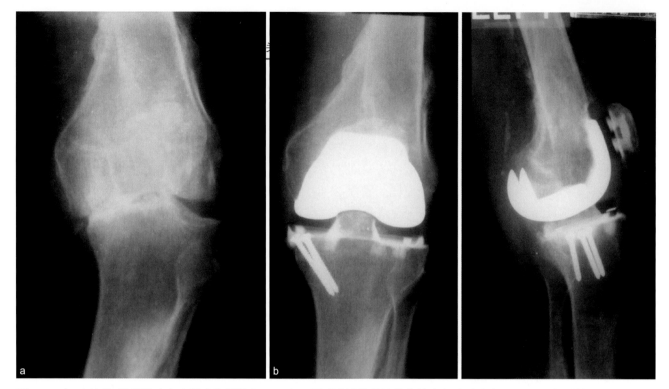

图 23.6 （a）这位 49 岁的高尔夫职业选手曾在 1976 年因严重膝关节骨关节炎伴内翻畸形就诊。（b）24 年后其 Townley 假体的膝功能恢复良好

（James W. Pritchett 著　谢　杰 译　李子剑 审校）

参考文献

1. Cushner FD, La Rosa DF, Vigorita VJ, Scuderi GR, Scott WN, Insall JN. A quantitative histologic comparison: ACL degeneration in the osteoarthritic knee. J Arthroplast. 2003;18:687–92.
2. Townley CO. Articular-plate replacement arthroplasty for the knee joint. 1964. Clin Orthop Relat Res. 1988;236:3–7.
3. Robinson RP. The early innovators of today's resurfacing condylar knees. J Arthroplast. 2005;20(1):2–26.
4. Pritchett JW. Total articular knee replacement using polyurethane. J Knee Surg. 2019;32(3):101–6.
5. Insall JN. Presidential address to the Knee Society. Choices and compromises in total knee arthroplasty. Clin Orthop Relat Res. 1988;226:43–8.
6. Redler I. Polymer osteosynthesis. A clinical trial of Ostamer in forty-two patients. J Bone Joint Surg Am. 1962;44:1621–52.
7. Townley CO. Knee joint arthroplasty: long-term results of the tibial articular replacement plate and its current use in an anatomic total knee arthroplasty. Clin Orthop Relat Res. 1973;94:311–2.
8. Sabouret P, Lavoie F, Cloutier JM. Total knee replacement with retention of both cruciate ligaments: a 22-year follow-up study. Bone Joint J. 2013;95-B:917–22.
9. Fuchs S, Tibescu CO, Genkinger M, Laass H, Rosenbaum D. Proprioception with bicondylar sledge design prostheses retaining cruciate ligaments. Clin Orthop Relat Res. 2003;406:148–54.
10. Komistek RD, Allain J, Anderson DT, Dennis DA, Goutallier D. In vivo kinematics for subjects with and without an anterior cruciate ligament. Clin Orthop Relat Res. 2002;404:315–25.
11. Stiehl JB, Komistek RD, Cloutier JM, Dennis DA. The cruciate ligaments in total knee arthroplasty: a kinematic analysis of 2 total knee arthroplasties. J Arthroplast. 2000;15:545–50.
12. Christensen JC, Brothers J, Stoddard GJ, et al. Higher frequency of reoperation with a new bicruciate-retaining total knee arthroplasty. Clin Orthop Relat Res. 2017;475:62–9.
13. Townley CO. The anatomic total knee resurfacing arthroplasty. Clin Orthop Relat Res. 1985;192:82–96.
14. Townley CO. Total knee arthroplasty. A personal retrospective and prospective review. Clin Orthop Relat Res. 1988;236:8–22.
15. Buechel FF, Pappas MJ. Long-term survivorship analysis of cruciate-sparing versus cruciate-sacrificing knee prostheses using meniscal bearings. Clin Orthop Relat Res. 1990;260:162–9.
16. Pritchett JW. Bicruciate-retaining total knee replacement provides satisfactory function and implant survivorship at 23 years. Clin Orthop Relat Res. 2015;473:2327–33.
17. Pritchett JW. Anterior cruciate-retaining total knee arthroplasty. J Arthroplast. 1996;11:194–7.
18. Pritchett JW. Patient preferences in knee prostheses. J Bone Joint Surg Br. 2004;86:979–82.
19. Pritchett JW. Patients prefer a bicruciate-retaining or the medial pivot total knee prosthesis. J Arthroplast. 2011;26:224–8.
20. Pritchett JW. Heat generated by knee prostheses. Clin Orthop Relat Res. 2006;442:195–8.
21. Pritchett JW. A comparison of the noise generated from different types of knee prostheses. J Knee Surg. 2013;26:101–4.
22. Pinskerova V, Johal P, Nakagawa S, et al. Does the femur roll-back with flexion? J Bone Joint Surg Br. 2004;86:925–31.
23. Tria AJ Jr. A contemporary bicruciate total knee arthroplasty. Semin Arthroplast. 2017;28:65–70.

第七篇

使用特殊工具获得假体定位的个性化膝关节置换

第24章 使用卡尺和手动工具进行测量和验证的运动学对线全膝关节置换术

24.1 导言

本章介绍了运动学对线（kinematic alignment，KA）的原理，以及使用 10 次卡尺测量、手动工具和 9 种验证检查来确定假体位置的手术技术。目前采用运动学对线手术技术的情况越来越多。4 项 meta 分析、3 项随机试验和 1 项全国多中心研究表明，与机械学对线（MA）全膝关节置换术（TKA）治疗的患者相比，接受 KA TKA 治疗的患者在疼痛缓解、功能和活动度改善方面表现更好，膝关节感觉更为正常。2 项对术前膝关节畸形严重程度加以限制的随机试验显示了相似的临床结果[9, 10]。KA 使股骨和胫骨假体的轴线重现了自然膝关节的 3 个运动轴线，且并不受术前畸形程度的限制[11]。对于每个患者来说，恢复肢体的自然对线、Q 角和关节线的手术目标取决于精确安装假体组件与自然的关节线重合，从而使轴线共线。KA 手术目的是恢复关节松紧度、胫骨间室压力、膝关节内收力矩和步态，使其做到无需韧带松解即可平衡的 TKA，并促进假体的长期生存[12-19]。对于使用手动工具进行 KA 的卡尺测量技术，测量截骨位置和截除厚度的顺序，术中记录这些测量的验证工作表（图 24.1）和使用决策树平衡 TKA 的内轴 CS 和 CR 垫片如图 24.2 和图 24.3 所示。通过卡尺测量股骨和胫骨的截骨块厚度，做到股骨和胫骨假体替代补偿了软骨和骨骼磨损以及 1 mm 的锯片厚度后的截骨厚度误差控制在 ±0.5 mm 以内，可以高重复性地重建自然的关节线[20]。由于卡尺测量是一种基本的外科技术，价格低廉且高度可靠，成为一项使用手动器械、患者个性化导板、导航和机器人技术时所必需的验证检查方法。我们会展示应用运动学对线 TKA 治疗严重内翻和外翻畸形以及屈曲挛缩畸形，且不需要进行韧带松解的治疗实例。最后，我们还会解释较低的胫骨假体失败风险，较少的髌股关节不稳定以及运动学对线 TKA 术后 10 年假体在位率高的原因[11, 23, 24]。

24.2 运动学对线的原理是将股骨和胫骨假体的轴线与膝关节的三条运动轴线同轴对齐

术语"运动学对线"是指外科医生遵循将股骨和胫骨假体的轴线与膝关节原有的三个运动轴线共轴对齐的原则，不进行韧带松解，不限制术前内翻、外翻、屈曲和伸直位的畸形程度[3, 21, 25-27]。股骨和胫骨截骨的卡尺测量验证了假体与自然关节线相一致，假体的轴线与自然膝关节的三个"运动学"轴的共轴（图 24.4）[22]。第一条轴线位于天然股骨的内部，在膝关节从 20° 到 120° 屈曲过程中将最合适的圆形中心与股骨后髁相连，就像一个轴穿过两个轮子。这条轴线控制胫骨相对于股骨屈曲和伸直的弧度[26, 28-31]。第二条轴线同样位于天然股骨的内部，与第一条轴线平行并位于其前方平均 10 mm、近端平均 12 mm。这条轴线控制髌骨相对于股骨屈曲和伸直的弧度[25, 27]。膝关节的屈伸平面与上述两条股骨轴线垂直[32, 33]。第三条轴线位于天然胫骨的内部，与上述两条股骨轴线以及天然股骨和胫骨关节线垂直。这条轴线控制着胫骨相对于股骨的内外旋转[25, 26]。由于这三条运动轴的方向基本相互平行或是垂直的，在补偿了软骨磨损和锯片厚度之后，安装股骨和胫骨假体与自然的关节线相一致，则基本上使假体的轴线与膝关节的三个轴线共轴，同时保持了侧副韧带、交叉韧带和支持带自然放松的长度[21, 22, 34]。

24.3 第一个手术目标：恢复每个患者独有的关节线、Q 角和下肢力线

对于每个患者来说，恢复原有的关节线、Q 角和下肢力线是 calipered KA TKA（本章原作者将改进的传统器械结合游标卡尺测量术中校对截骨厚

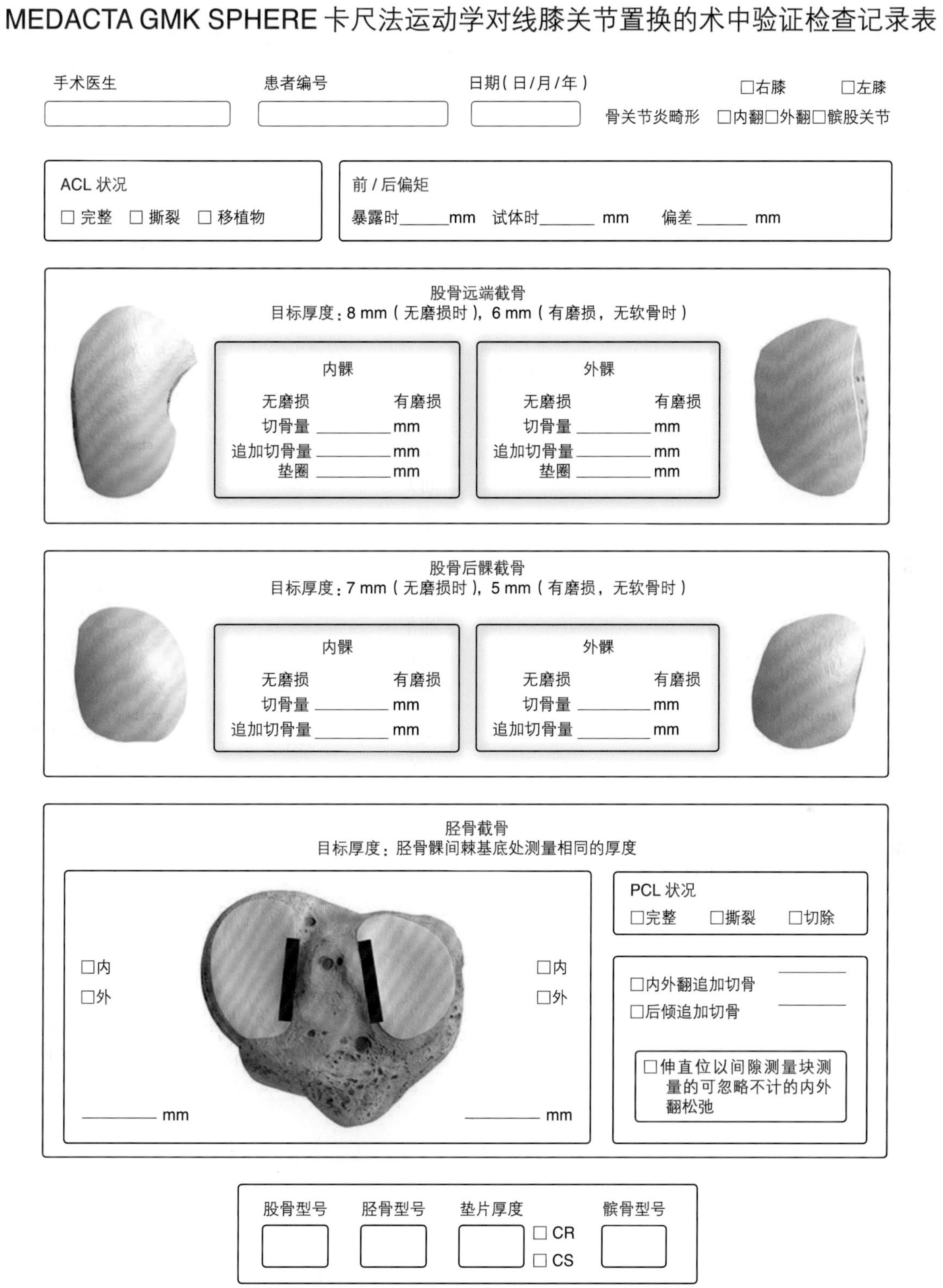

MEDACTA GMK SPHERE 卡尺法运动学对线膝关节置换的术中验证检查记录表

手术医生 ☐　　　患者编号 ☐　　　日期（日/月/年）☐　　　☐右膝　　☐左膝

骨关节炎畸形　☐内翻☐外翻☐髌股关节

ACL 状况

☐ 完整　☐ 撕裂　☐ 移植物

前/后偏矩

暴露时_____mm　试体时_____ mm　偏差_____ mm

股骨远端截骨

目标厚度：8 mm（无磨损时），6 mm（有磨损，无软骨时）

内髁		外髁	
无磨损	有磨损	无磨损	有磨损
切骨量 _____mm		切骨量 _____mm	
追加切骨量 _____mm		追加切骨量 _____mm	
垫圈 _____mm		垫圈 _____mm	

股骨后髁截骨

目标厚度：7 mm（无磨损时），5 mm（有磨损，无软骨时）

内髁		外髁	
无磨损	有磨损	无磨损	有磨损
切骨量 _____mm		切骨量 _____mm	
追加切骨量 _____mm		追加切骨量 _____mm	

胫骨截骨

目标厚度：胫骨髁间棘基底处测量相同的厚度

☐内　☐外　　　　☐内　☐外

_____ mm　　　　_____ mm

PCL 状况

☐完整　☐撕裂　☐切除

☐内外翻追加切骨 _____

☐后倾追加切骨 _____

☐伸直位以间隙测量块测量的可忽略不计的内外翻松弛

股骨型号 ☐　　胫骨型号 ☐　　垫片厚度 ☐　☐ CR　☐ CS　　髌骨型号 ☐

图 24.1　验证检查由术中在工作表上记录的一系列卡尺测量的截骨位置和厚度组成，目标偏差 ±0.5 mm 内，以验证股骨和胫骨假体恢复了自然膝关节的运动学对线

使用 GMK SPHERE CR 假体平衡 CALIPERED KA TKA 时的决策树					
屈伸间隙同时紧张	仅屈曲间隙紧张	仅伸直间隙紧张	伸直平衡但屈曲松弛	伸直位内紧外松	伸直位内松外紧
胫骨重新截骨截除 1~2 mm	增加胫骨后倾直至股骨 - 胫骨偏心距在屈膝 90° 时恢复正常	去除后方骨赘 剥离后关节囊 放入试模后缓慢手法伸直膝关节	加厚垫片重新检查是否完全伸直 不能完全伸直检查后交叉韧带张力 后交叉韧带功能不全时使用 GMKS PHERE CS 垫片	去除内侧骨赘 再评估 加 1°~2° 胫骨内翻截骨 加厚 1 mm 垫片	去除外侧骨赘 再评估 加 1°~2° 胫骨外翻截骨 加厚 1mm 垫片

图 24.2　应用 CR 假体行 KA-TKA 的平衡策略。操作步骤为调整胫骨截骨量、内外翻以及后倾和垫片厚度。并不调整股骨截骨，也不行内侧副韧带、后交叉韧带和髌骨外侧支持带松解

使用 GMK SPHERE CS 假体平衡 CALIPERED KA TKA 时的决策树					
屈伸间隙同时紧张	仅屈曲间隙紧张	仅伸直间隙紧张	伸直平衡但屈曲松弛	伸直位内紧外松	伸直位内松外紧
胫骨重新截骨截除 1~2 mm	确认后交叉韧带完全切除 增加胫骨后倾直至股骨 - 胫骨偏心距在屈膝 90° 时恢复正常	去除后方骨赘 剥离后关节囊 放入试模后缓慢手法伸直膝关节	加厚垫片重新检查是否完全伸直 如果屈曲仍然松弛，减小胫骨后倾或者股骨远端加截 1~2 mm 并更换更厚的 GMK SPHERE CS 垫片	去除内侧骨赘 再评估 加 1°~2° 胫骨内翻截骨 加厚 1mm 垫片	去除外侧骨赘 再评估 加 1°~2° 胫骨外翻截骨 加厚 1 mm 垫片

图 24.3　应用 CS 假体行 KA-TKA 的平衡策略。操作步骤为调整胫骨截骨量、内外翻以及后倾和垫片厚度，不进行内侧副韧带、后交叉韧带和髌骨外侧支持带松解。如果锯片误伤后交叉韧带或是胫骨侧止点撕脱，导致屈曲间隙增加而伸直间隙满意，在胫骨后 1/3 植骨、减少胫骨后倾截骨或增加股骨远端 2 mm 截骨同时加厚垫片，以平衡屈伸间隙

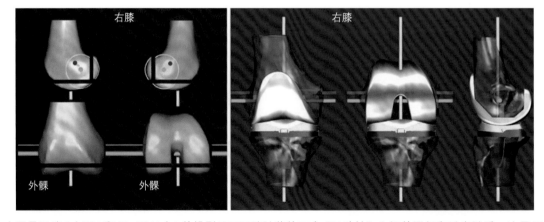

图 24.4　右股骨远端（左图）和 KA-TKA（右）的投影显示了膝关节的三个"运动轴"之间的平行和垂直关系，这是 KA 的理论基础[48]。胫骨的屈伸轴为绿色线，髌骨的屈伸轴为洋红色线，胫骨的旋转轴为黄色线。这三个轴都与膝关节的关节线平行或垂直。在补偿 2 mm 的软骨磨损和 1mm 的锯切切口后，从股骨远端和后髁上切除与股骨假体厚度相等的骨量，即可恢复原有的关节线和轴线对线

度的运动学对线全膝关节置换术称为 calipered KA TKA）手术的首要手术目标[3, 21, 35]。越来越多的证据表明，大量自然下肢的力线在膝关节骨关节炎发生之前并不是中立位力线，也并不是 0° 的髋 - 膝 - 踝角[12, 31, 35-38]。在美国、韩国、印度和比利时，报道的固有髋 - 膝 - 踝角的最大偏离中立位的范围为内翻 7°～12° 以及外翻 4°～16°[31, 36-38]。因此，当机械学对线方法将下肢固有结构性的内翻和外翻力线改变为 0° 的髋 - 膝 - 踝角时，原有的关节线和 Q 角也会随之改变。过度改变原有的关节线会使得侧副韧

带、支持带和后交叉韧带变得过紧或是松弛，并会造成内外侧间室的伸屈间隙不平衡，往往通过软组织松解也无法纠正[18, 19, 35, 36, 39-42]（图 24.5 和 24.6）。使用 10 次卡尺测量辅助的运动学对线技术可以高度还原原有的股骨远端外侧角（DLFA）、胫骨近端内侧角（PMTA）、Q 角以及髋 - 膝 - 踝角，恢复 95% 以上患者的原有下肢力线，同时对于由于遵照原有胫骨关节线而内翻放置的胫骨假体的相关风险也是可以忽略不计的[20, 21]。

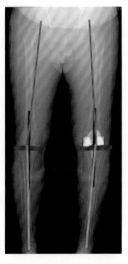 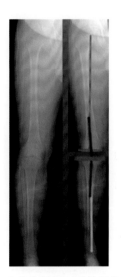

运动学对线恢复了肢体固有内翻力线，而机械学对线改变了原有的内翻力线；
- 关节线（浅蓝线）
- 深蓝线
- 力线（粉绿线）

图 24.5　图示固有内翻患者行 KA-TKA，没有软组织松解即恢复了自然关节线、Q 角和股骨远端外侧角，以及胫骨近端内侧角

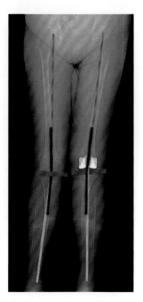 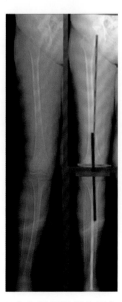

运动学对线恢复了肢体固有外翻力线，而机械学对线改变了原有的外翻力线
- 关节线（浅蓝线）
- Q-Angle（深蓝线）
- 力线（粉绿线）

图 24.6　图示固有外翻患者行 KA-TKA，没有软组织松解即恢复了自然关节线、Q 角和股骨远端外侧角，以及胫骨近端内侧角

24.4 第二个手术目标：在无须韧带松解的情况下恢复膝关节松紧度、胫骨平台压力和膝关节内收力矩

恢复膝关节松紧度、胫骨平台压力和膝关节内收力矩而不松解韧带是 calipered KA TKA 的第二个手术目标[12, 13, 16-19, 43]。膝关节内外翻和内外旋的松弛度在屈曲45°和90°时比0°位伸直时更加松弛（图24.7）。而间隙平衡（gap balancing）技术下的全膝关节置换会将膝关节在屈曲45°和90°时的松弛度匹配到与伸直0°时相同，其后果是膝关节韧带相对于原有关节过于紧绷，患者可能会感到疼痛、僵硬，伸直和屈曲受限[14, 19]。

大多数全膝关节置换技术会切除前交叉韧带，用不同型号的假体替换关节软骨和半月板，而这些假体的形合度和硬度与原生膝关节不同。一项对尸体膝关节的研究表明，运动学对线技术结合后交叉韧带保留型假体恢复了自然膝关节40个松弛度（8种松弛度×5个屈曲角度）中的35个。大多数恢复了原有松弛度的情况表明，采取运动学对线技术安装的股骨和胫骨假体代替了关节软骨、半月板和前交叉韧带[16]。

无须韧带松解的运动学对线技术通过恢复原有膝关节间室压力来避免出现过高的间室压力[17-19, 43]。根据机械学对线的标准[19]划分，即使在胫骨关节线和下肢内翻或外翻力线位于正常范围之外的患者亚群中，也没有证据表明内侧或外侧间室负荷过重。

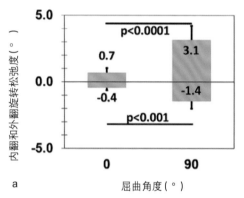

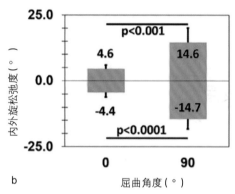

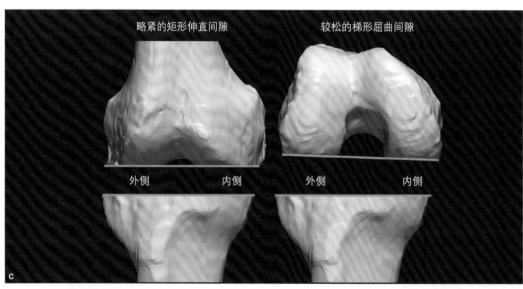

图 24.7 柱状图显示自然膝关节内外翻和内外旋的松弛度在屈曲 90° 时大于屈曲 0° 时（a，b）[14, 15]。在膝关节镜检查中，外科医生注意到这些松弛的相对差异：当膝关节伸直时是一个紧绷的矩形空间，而膝关节屈曲时是一个松弛的梯形空间，其外侧松弛程度大于内侧。示意图表明，卡尺法 KA 恢复了伸直位的矩形间隙和略松弛的屈曲位梯形间隙（c）。因此，KA-TKA 恢复了自然膝的松弛度[16]，而 MA 的策略，会使屈曲间隙过紧，从而导致患者疼痛、僵硬和屈曲受限[14]

相比之下，在机械学对线中，无论是使用测量截骨还是间隙平衡技术，通过韧带的松解，力线达到 0° 髋 - 膝 - 踝角后，在 0°、45° 和 90° 屈曲时，胫骨内侧和外侧间室的压力仍然比原有自然膝关节高出 3 ~ 6 倍 [17, 19, 42, 44]。因此，无韧带松解的运动学对线技术可以恢复胫骨内侧和外侧间室压力，而需要进行韧带松解的机械学对线技术则不能 [17-19]。

与机械学对线全膝关节置换相比，运动学对线技术可以恢复关节线原有的倾斜度 [7, 12, 45]，降低步态中膝关节内收的峰值力矩，更好地恢复正常步态 [12, 13]。低膝关节内收力矩是运动学对线全膝关节置换术后 2 ~ 10 年胫骨内翻失败风险可以忽略的原因之一 [11, 23]。因此，运动学对线技术是一种很有前途的选择，适用于固有内翻下肢力线和冠状面胫骨干弯曲的病例，产生低膝关节内收力矩和更为正常的步态，从而降低内侧间室过载的风险 [12]。

24.5　通过卡尺测量技术和验证检查使股骨假体放置与原有股骨关节线相一致

以下的手术步骤，包括卡尺测量、术中记录这些测量结果的验证工作表以及相应的截骨调整，使

得股骨远端假体组件在伸直 0° 位时的位置和内外翻角度，以及屈曲 90° 位时假体的前后位置和轴向内外旋方位均能够与原有的自然膝关节相一致，并且在操作上具有高度的可重复性（图 24.4）[21, 24, 32]。股骨机械轴线、通髁轴和前后轴线（Whiteside 线）在进行股骨假体的运动学对线时并不会被应用。

屈膝 90° 采用内侧入路显露膝关节，将偏心距卡尺的短臂紧贴股骨内髁远端，长臂紧贴胫骨前侧（图 24.8）。使长臂与髌腱平行，此时测量偏移量的距离。股骨内髁软骨全层磨损时，安放假体补偿了磨损的软骨之后，偏移测量的数值应减少 2 mm [48]。

验证检查 1：将偏移量记录在电子版或纸质的验证工作表上（见图 24.1）。在假体骨水泥固定前最后的平衡过程中，调整胫骨冠状位的后倾截骨和垫片厚度，直至偏移量匹配在 0 ± 1 mm 内，从而恢复原有的松弛度和屈曲间隙的胫骨间室压力（见图 24.7）[15, 16, 48]。

充分暴露膝关节，评估股骨远端软骨磨损的位置，用环形刮匙去除部分磨损的残余软骨。设置股骨假体的屈伸方向，方法是在髁间切迹顶部和前皮质之间设置定位杆（图 24.9）。在定位杆开口后缘和髁间窝顶部之间保持 5 ~ 10 mm 的骨桥。将钻头垂直于与股骨远端表面重合并平行于股骨前皮质的平

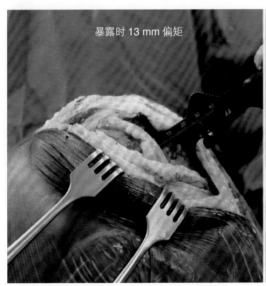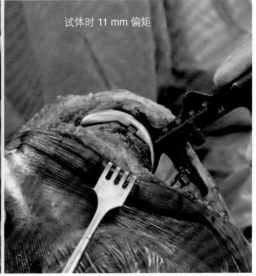

图 24.8　左图，屈曲 90°，测量截骨前的股骨偏移量。应用偏心距卡尺，平行于髌腱，测量股骨远端内髁与胫骨前缘的距离为 13 mm。当软骨为全层磨损时，测量值减去 2 mm。在骨水泥固定假体前，调整胫骨后倾及垫片厚度，以恢复截骨前的股骨偏移量（右图）[14]。增加 2° 胫骨后倾，减少 2mm 垫片厚度，会使胫骨后移约 3 mm [17, 53]

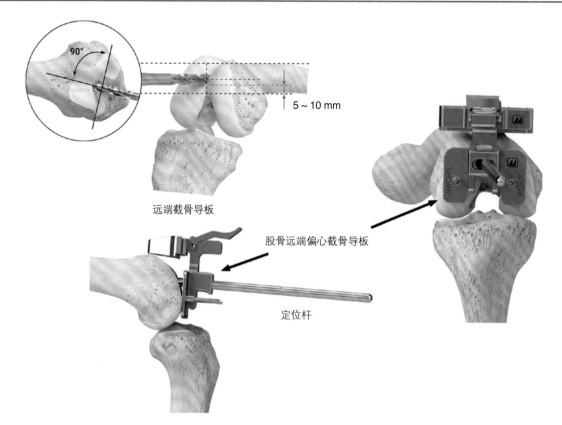

5 ~ 10 mm

远端截骨导板

股骨远端偏心截骨导板

定位杆

图 24.9　图示限制股骨假体屈曲的方法，其导致髌骨不稳定的风险可忽略不计[49-51]。髁间窝顶点和股骨前皮质连线中点开孔（短蓝点线）。将钻头垂直于股骨远端表面，并平行于股骨前皮质。在开孔后缘与髁间窝顶点之间保持 5 ~ 10 mm 骨桥，这样可以控制股骨假体的屈曲相对于股骨远端解剖轴误差在 1° ± 2° 内[50]

面。钻孔后插入 8 ~ 10 cm 的定位杆。

　　验证检查 2：在定位杆开口后缘和髁间窝顶部之间保持 5 ~ 10 mm 的骨桥，用来将股骨假体组件的屈曲限制在与股骨远端解剖轴成角 1° ± 2° 之内，此时导致髌骨不稳定的风险可以忽略不计[49-51]。

　　通过使用偏置的远端参考导板，可以设置股骨假体近端 - 远端的位置和内外翻的方向（图 24.10）。选择导板的偏移量，使 2 mm 厚度的偏移量补偿股骨远端软骨磨损。不要试图纠正股骨远端的骨性磨损，因为在大多数膝关节炎患者中骨性磨损是微不足道的[34, 48]。将偏置的远端参考导板沿髓内定位杆滑动到导板接触到股骨远端，导钉固定截骨导槽后，截除股骨远端。用卡尺测量远端内侧和外侧截骨的厚度，补偿 2 mm 的软骨磨损和 1 mm 的锯口厚度后，调整股骨远端截骨量，直到股骨远端截骨量的厚度与股骨假体远端的厚度相比差距在 ±0.5 mm 以内。

- 通过使用 1 mm 股骨远端加截导板或是将股骨远端截骨导槽向近端移动 2 mm 进行增加截骨量的操作，来纠正股骨远端的截骨不足。

- 如果出现股骨远端 1 mm 或 2 mm 过度截骨，则可以将 1 mm 或 2 mm 厚的垫圈放置在四合一股骨前后截骨定位模块对应的固定钉上来填充间隙而加以纠正。

　　验证检查 3：将卡尺测量的结果记录在验证工作表上（见图 24.1）。在 97% 的受试者中[21]，与相对正常的对侧肢体相比，卡尺测量校对的方式恢复了股骨假体的内翻 - 外翻方向。

　　选择应用 0° 旋转的后参考股骨远端旋转定位导板，将导板的定位脚与股骨后髁相贴紧，同时设置股骨假体组件的前后位置和内外放置（图 24.11）。在大多数内翻性膝骨关节炎患者中，使用 0° 旋转后参考导板是合适的，因为股骨内侧后髁的软骨完全磨损是非常罕见的。而对于严重的外翻性膝骨关节炎，0° 后参考则偶尔需要将导板的后脚在软骨磨

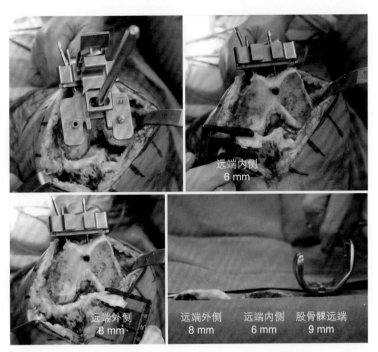

图 24.10　图示左侧内翻膝行股骨侧 KA 对线远端截骨的手术步骤。固定股骨远端截骨导板，将"磨损"补偿垫块置于内侧，未"磨损"垫块置于外侧（左上）。用卡尺测量股骨远端内侧截骨量（右上）。用卡尺测量股骨远端外侧截骨量（左下）。股骨假体远端髁厚 9mm（右下）。因此，股骨远端内侧和外侧截骨的厚度应分别为 6 mm 和 8 mm，并补偿股骨远端内髁上 1 mm 的锯片和 2 mm 的软骨磨损，与假体厚度一致。在 97% 的病例中[21]，记录的这些卡尺测量结果，证实股骨假体的内 / 外翻方向与自然关节线一致，并与对侧膝关节匹配

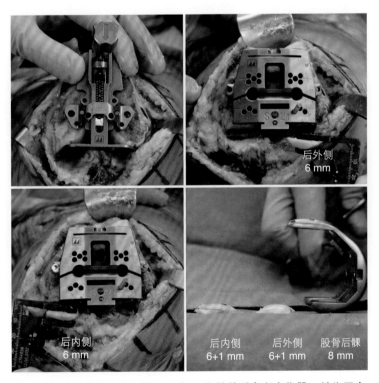

图 24.11　图示左侧内翻膝行 KA 对线后髁截骨步骤。插入一个 0° 旋转的后参考定位器，并为四合一截骨导板定位（左上）。用卡尺测量股骨外后髁截骨量（右上）。用卡尺测量内后髁截骨量（左下）。补偿 1 mm 锯片厚度后，内外侧后髁截骨厚度应为 7 mm（右下）。+1 表示额外的 1 mm 骨量被切除，以补偿锯片厚度。记录这些卡尺测量结果，证实股骨假体的内外旋与自然膝关节后髁连线夹角在 0° ± 1.1°[32]

损的股骨后外侧髁后侧增加 1~2 mm 的软骨补偿。不要试图纠正股骨后髁的骨性磨损，因为在大多数的膝骨关节炎，股骨后髁的骨性磨损也是微不足道的 [34, 48]。

通过将笔针定位于股骨前侧皮质来确定股骨假体的大小。在四合一定位导板上钻孔，插入四合一截骨导板，记住在相应的固定钉上放置 1 mm 或 2 mm 厚的垫圈，以纠正之前可能的 1 mm 或 2 mm 的股骨远端的过度截骨。在截除股骨滑车和后髁之后，用卡尺测量股骨后髁内侧和外侧截骨的厚度。在补偿 2 mm 的软骨磨损和 1 mm 的锯片后，调整股骨后髁的截骨量，直到其厚度与股骨假体的后髁相匹配在 ±0.5 mm 范围之内。当股骨后髁截骨量过厚或过薄 1~2 mm 时，应将针孔向矫正方向移动，并根据需要平移四合一截骨导板。最后拧入斜压螺钉固定四合一截骨导板。行股骨前侧及斜面截骨。

验证检查 4：将卡尺测量的结果记录在验证工作表上（见图 24.1）。卡尺测量校对的方法可以恢复股骨假体的内外旋方位与原有膝关节的后髁连线在 0°±1.1° 之内并复制出原有膝关节的屈伸平面。

24.6 通过卡尺测量的验证检查技术使胫骨假体与自然胫骨关节线相重合

接下来的手术步骤、卡尺测量和调整，可以使胫骨假体安放的远近端位置、内外翻、屈伸和内外旋方向与自然的胫骨关节线相一致。在进行运动学对线胫骨假体定位时，胫骨的机械轴、髓腔位置和胫骨结节并不作为参考使用 [11, 21, 40, 47, 52]。

使用胫骨髓外定位法，但不是以踝关节中心作为参考的方法（图 24.12）。通过将胫骨髓外定位器远端的内外侧滑块平移至踝中心外侧 12.5 mm 的位置，使胫骨截骨的内外翻方向平行于胫骨原有的关节面，可以在大多数患者中实现与胫骨解剖学或机械轴 2°~3° 的内翻 [3, 10]。通过在软骨完整的区域内，将偏差 8 mm 的两支笔针尖端靠在胫骨髁间棘基底部，相对保守地设定胫骨的截骨厚度。在胫骨截骨导槽内插入一个镰刀标尺，通过调整髓外定位器踝关节处的前后滑动块设定胫骨内侧平台后倾的

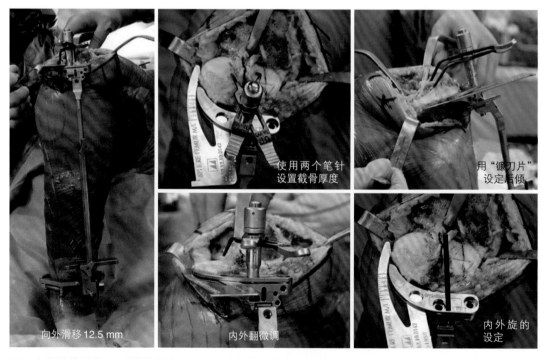

使用两个笔针设置截骨厚度

用"镰刀片"设定后倾

向外滑移 12.5 mm

内外翻微调

内外旋的设定

图 24.12 图示右膝关节胫骨 KA 对线截骨步骤。应用常规的髓外定位器械指向踝关节中心外侧 12.5 mm 的位置（左侧）。将两个笔针放置在胫骨内外侧有完整软骨覆盖的髁间棘基底部（中上），在补偿软骨和骨磨损后（右上），调整胫骨后倾，直到"镰刀片"平面与胫骨内侧关节线平行。微调胫骨截骨导板的内/外翻及后倾（中下）。确定外侧胫骨平台的椭圆长轴（蓝线），即胫骨的旋转轴，将该轴平移至髁间棘（黑线），即截骨导板的旋转方向（下右）

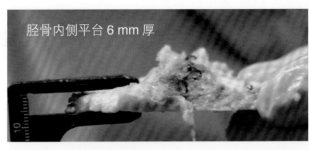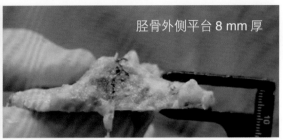

胫骨内侧平台 6 mm 厚　　　　　　胫骨外侧平台 8 mm 厚

图 24.13　图示胫骨髁间棘基底处内侧平台截骨 6 mm，外侧截骨 8 mm。检测伸直间隙时，发现内侧间隙比外侧紧。在本例中，使用 2° 内翻导板再次从胫骨内侧平台上截除 2 mm，并恢复了轻度的内翻 – 外翻松弛度和固有膝关节伸展时的矩形间隙（图 24.7）[13, 15]。轻度的内翻 – 外翻松弛验证了 97% 的病例胫骨假体的方位与对侧膝关节相匹配 [14, 16, 21]。

截骨，补偿软骨和骨性磨损后，使"天使翼"（国内术者也往往称之为"镰刀片"或是"飞镖"）的平面与胫骨内侧关节线平行。设定胫骨的旋转截骨时，将髓外定位器的顶部通过胫骨髁间棘前后轴与椭圆形的胫骨外侧平台前后长轴相平行 [32]。视觉观察下微调内外翻和胫骨后倾的截骨方向，以补偿软骨和骨磨损。随后固定钉固定胫骨截骨导槽，截除胫骨近端。截骨完成后检查所截下来的平台的内侧边缘，确认胫骨截骨平面与胫骨关节表面相平行。使用卡尺测量胫骨髁间棘基部胫骨内侧和外侧平台的厚度，厚度差值应在 ±0.5 mm 之内（图 24.13）。

验证检查 5：将卡尺测量结果记录在验证工作表上（见图 24.1）。

屈膝 90° 位。在股骨和胫骨之间插入间隙测块（在 10 mm、11 mm、12 mm、13 mm 和 14 mm 中选择）。当屈曲间隙对 10mm 的间隙测块显得过紧时，可以增加 2 mm 的胫骨截骨。

验证检查 6：屈膝 90° 位，内外旋转间隙测块，评估内侧和外侧间室之间的相对紧张程度。确认间隙测块内侧间室更紧，外侧间室更松，并围绕内侧间室旋转，从而恢复与自然膝关节一样的梯形屈曲间隙（见图 24.7）[14]。

膝关节完全伸直，重新插入间隙测块，观察股骨截面与间隙测块之间、间隙测块与胫骨截面之间的内外翻松弛情况。确认内外翻松弛差异可以忽略，内侧和外侧间室间隙的差异在 0 ± 0.5 mm 内，即恢复了膝关节伸直位的内外翻松弛度以及原有肢体和关节线对线，且具有高度的可重复性 [14, 21]。记住要考虑到股骨远端可能的过度切除，当内侧或外侧间室内外翻松弛较大时，可执行决策树中列出的纠正步骤之一（见图 24.2 和图 24.3）。

- 当外侧间室过紧 2 mm 时，胫骨侧增加 2° 的外翻截骨。
- 当内侧间室过紧 2 mm 时，胫骨侧增加 2° 的内翻截骨。
- 当需要进行 1 mm 的矫正时，可以将 1 mm 厚的"镰刀片"置于截骨导槽和胫骨截面之间，并进行 1° 的重新截骨。

验证检查 7：内外翻松弛平均 ±1° 是可以忽略的，这样的松弛度可恢复正常伸直位矩形空间、胫骨关节线、膝关节和肢体对线（图 24.7）[14, 20, 21, 32, 43]。

观察胫骨近端截骨表面以确定解剖性胫骨假体（Medacta 公司）的大小和位置（图 24.14）。6 个胫骨试模的解剖形状与 7 个运动学胫骨模板的解剖形状紧密匹配，可重复性地将胫骨假体的内外旋转设置在原有膝关节屈伸平面的 0° ±4° 之内 [33]。选择与胫骨截面皮质边界最大匹配的胫骨底托试模，旋转试模直到其边缘与皮质平行。用固定针固定试模后制作假体翼的骨槽。

验证检查 8：将解剖型胫骨底托的内外方向调整到膝关节屈伸平面 0° ±4° 内，可高度恢复膝关节的功能 [32, 33]。由于胫骨结节的中外侧位置不同，以胫骨结节中内 1/3 设置胫骨假体的旋转并不可靠 [52]。

最后，进行试模复位并在伸直位和屈膝 15° ~ 20° 位评估内外翻松弛度、胫骨前缘相对于股骨内髁的偏移度、内外旋转以及后抽屉胫骨位移度以决定是使用后交叉韧带保留型（CR）还是后交叉韧带替代型（CS）垫片（见图 24.2 和图 24.3）。这些决策树的共同原理是，对胫骨截面的近远端位置、内外翻和屈伸（后倾）方向进行微调，以平衡膝关节，而这些都是在不松解韧带的情况下完成的。

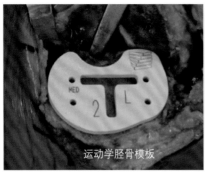
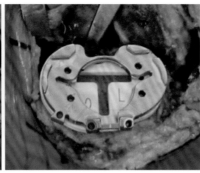
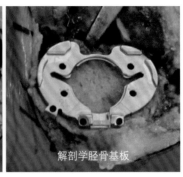

运动学胫骨模板　　　　　　　　　　　　　　　　　　　　　解剖学胫骨基板

图 24.14 图示 KA 对线胫骨组件的旋转对线步骤。在胫骨的皮层边缘内放置最大号的胫骨模板，有助于术者在进行 KA TKA 手术时，准确地放置平行于膝关节屈伸平面的胫骨组件的旋转定位（左）[33]。解剖型胫骨试模（Medacta）的形状与运动学胫骨模板匹配（中）。在胫骨切除的皮质边界内放置最大号的胫骨试模，验证了胫骨组件的内外旋角度在膝关节屈伸平面的 0°±4° 范围内，可恢复良好的膝关节功能（右）[32, 33]

24.6.1　胫骨假体组件的最后验证：验证检查 9

- 膝关节完全伸直：牵张软组织，直观地检查股骨假体和胫骨垫片之间的内外翻松弛度，这应该像自然膝关节一样可以忽略（图 24.7）[14, 15]。
  - 需要纠正 1° 内翻或 1° 外翻不稳定，因为这种程度的松弛比自然膝关节更大，并与伸直位的不稳定有关 [14]。
- 膝关节屈曲 15°～20°：检查内外翻松弛度。内侧开口约 1 mm，外侧开口约 2～3 mm，比完全伸直时更松（图 24.7）。
  - 当外侧开口超过 3～4 mm 时，通过重新测量胫骨髁间棘基底部的胫骨截骨量来验证胫骨截骨是否过度外翻。
- 屈膝 90°：
  - 当后交叉韧带完好且使用后交叉韧带保留型垫片（CR）时，调整胫骨截骨的后倾和垫片的厚度，直到胫骨前缘至股骨远端内侧髁偏心距与显露膝关节时的偏心距相匹配。后倾增加 2°，垫片厚度减少 2 mm，可使胫骨后移 3 mm[17, 53]。确认胫骨内外旋转在 ±14° 之内，这与自然膝关节相似（图 24.2 和图 24.7）[14, 48]。
  - 当切除后交叉韧带并使用球形后交叉韧带替代型垫片（CS）作为内侧球窝假体使用时，检查后抽屉试验。当垫片位于股骨假体的后部，且屈曲间隙松弛时，使用较厚的垫片收紧屈曲间隙。当较厚的垫片限制膝关节伸直时，需在股骨远端加截 1～2 mm。参照球形 CS 决策树第四列中的纠正步骤（图 24.3）。

24.7　运动学对线可以在不需要松解韧带的情况下矫正严重的内翻畸形

自 2006 年以来，我们所有适合初次全膝关节置换患者的手术都遵循了运动学对线的原则：假体组件的轴和关节线与自然膝关节或是骨关节炎发生之前的膝关节的三个运动学轴线以及关节线相重合，这其中并没有限制术前畸形的程度，也没有进行韧带的松解。在这 13 年中，在所有的患者中共有超过 5000 名继发性创伤后关节炎的严重畸形患者、胫骨高位截骨术后进展性骨关节炎患者和多节段畸形患者，我们为他们进行了运动学对线的全膝关节置换。

令人惊讶的是，侧副韧带和后交叉韧带的内在挛缩和延展都极为罕见。在慢性内翻或外翻畸形患者中，术前正位 X 线片通常显示关节间隙大于典型的间隙，提示外侧或内侧副韧带内在延长或松弛，而术中却发现这些韧带并没有松弛。固定屈曲挛缩膝关节的正位片解释了这种不一致性。屈曲的膝关节其外侧和内侧松弛的差异要比伸直的膝关节多几毫米，这就是为什么屈曲位是关节镜下半月板切除术的首选姿势。当治疗一个继发于创伤后侧副韧带或后交叉韧带松弛的患者时，仍然可以遵循运动学对线的原则使假体组件与原有的关节线相一致，但需要添加凸轮机制的约束以补偿外在的松弛。使用锥帽或是短柄可以使假体位置与原有关节线一致的情况下，降低柄与股骨和胫骨皮质撞击的风险。

24.7.1　病例：病史

58 岁男性患者，24 岁时骑摩托车受伤，右膝前后交叉韧带撕裂，并进行了内侧半月板切除术。此次术前，右膝关节严重的创伤后关节炎，伴有 20° 的内翻畸形和 15° 的固定屈曲挛缩，膝关节活动度为 15°~90°（图 24.15）。膝关节 0° 和 30° 的内外翻松弛试验表明内外侧副韧带完好无损。Lachman 试验和后抽屉检查显示慢性前交叉韧带和后交叉韧带功能不全。他的牛津膝关节评分（Oxford Knee Score）为 11 分（最好 48 分，最差 0 分），膝关节协会评分（Knee Society Score）31 分，膝关节协会功能评分（Knee Society Function Score）40 分。

24.7.2　病例：术后结果

由于 PCL 撕裂，运动学对线技术采用后交叉韧带替代型（CS）假体来矫正这种严重的 20° 内翻和 15° 屈曲挛缩畸形，不需要韧带松解。术后，患者的髋 - 膝 - 踝角为 6° 内翻。术后 2 年时，患者可无困难、无疼痛下床活动，关节活动度改善到 0~115°，牛津膝关节评分由 11 分增加到 45 分，膝关节协会评分由 31 分增加到 98 分，膝关节协会功能评分由 40 分增加到 70 分。

24.8　运动学对线可以在不需要松解韧带的情况下矫正严重的外翻畸形

24.8.1　病例：病史

68 岁女性患者，之前接受过关节镜半月板切除术，并发膝关节骨关节炎，外翻畸形 25°，17° 固定屈曲挛缩，膝关节活动度 20°~105°（图 24.16）。0° 和 30° 的内外翻松弛试验表明 MCL 和 LCL 完好无损。Lachman 试验和后抽屉测试显示 ACL 和 PCL 完好无损。牛津膝关节评分 13 分（最差 0 分，最好 48 分），膝关节协会评分 24 分，膝关节协会功能评分 30 分。

24.8.2　病例：术后结果

运动学对线技术采用后交叉韧带替代型假体来矫正这种严重外翻和屈曲挛缩畸形，不需要韧带松解。术后，患者髋 - 膝 - 踝角 3° 外翻。股骨和胫骨假体的横轴平行度在 3° 以内，带来好的功能兼容[24, 32]。术后 2 年时，患者可无困难、无疼痛下床活动，膝关节活动度改善到 0~119°，牛津膝关节评分由 13 分增加到 44 分，膝关节协会评分由 41 分增加到 98 分，

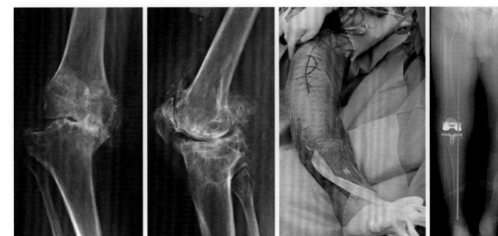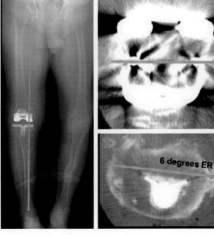

图 24.15　图示创伤性关节炎，重度内翻，屈曲挛缩，后交叉韧带（PCL）功能不良的患膝；术中图示重度内翻；以及术后下肢 X 线片，股骨及胫骨假体的 CT 影像。术前 X 线片显示外侧间室明显张开，提示 LCL 松弛。术中检查发现 LCL 并不松弛。这意味着屈曲挛缩的患膝 X 线片可能会造成假象。因为屈曲位的外侧间室松弛度比伸直位要大，这也是关节镜下外侧半月板切除术选择屈曲位的原因。遵循 KA 的原则，应用了 CS 假体（因为 PCL 撕裂），不松解内侧副韧带，术后恢复了自然膝的松弛度和对线

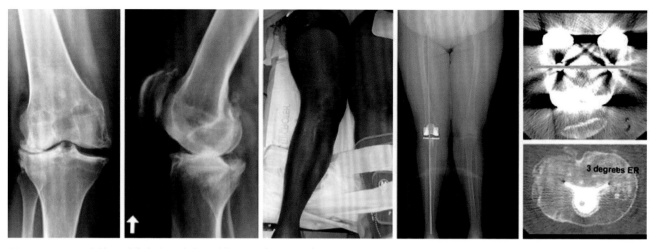

图 24.16　图示术前严重外翻膝。术中照片提示下肢为严重外翻。术后 X 线片及股骨和胫骨假体 CT 影像。术前 X 线片提示内侧间室明显张开，提示 MCL 松弛。术中检查发现 MCL 并不松弛。这意味着固定屈曲挛缩的患膝 X 线片可能会造成假象。因为屈曲位的内侧间室松弛度比伸直位要大，这也是关节镜下内侧半月板切除术选择屈曲位的原因。遵循 KA 的原则，应用了 CR 假体（PCL 完整），不松解侧副韧带、髌骨支持带，术后恢复了自然膝或对侧膝的力线、Q 角

膝关节协会功能评分由 30 分增加到 70 分。

24.9　运动学对线技术下的胫骨假体失败风险低，髌骨不稳定风险低，假体 10 年生存率高

准确的胫骨假体矢状面后倾安放几乎不会导致运动学对线术后胫骨假体的失败[11, 23, 54, 55]。在 2 ～ 9 年的随访中，运动学对线患者中胫骨假体组件失败的发生率为 0.3%（2725 个假体中有 8 个），与机械学对线股骨或胫骨组件无菌性松动故障的发生率 1.0%（5342 个假体中有 54 个）相当（图 24.17）[56]。在运动学对线时，胫骨假体后方下沉或后缘磨损是胫骨假体失败的机制，这是由于胫骨后倾截骨较原有膝关节大于 7° 所致[23]。在机械学对线中，假体内翻或内侧间室载荷过大是胫骨假体失败的机制，这是由于将原有的下肢对线改变为中立位对线后出现的难以纠正的间室不稳定，以及在步态中出现的膝关节内收力矩过高造成的[12, 35, 39, 40]。因此，在进行运动学对线全膝关节置换时，恢复自然胫骨关节线的后倾可以降低胫骨假体后方下沉和后缘磨损的风险[11, 23]。

三种生物力学优势解释了运动学对线全膝关节置换术后胫骨假体内翻松动的风险几乎可以忽略的

原因。首先，与机械学对线全膝关节置换相比，运动学对线在不松解韧带[41] 的情况下，通过恢复原有关节线和固有力线，提供了比机械学对线更加生理性的侧副韧带张力。其次，运动学对线提供的胫骨内外侧间室压力与自然膝关节相当。即使根据机械学对线标准，认为肢体、膝关节和胫骨假体组件的术后力线处于内翻或外翻异常范围内时，也没有胫骨间室负荷过重的证据[17-19]。再次，运动学对线对于较大的胫骨冠状位内弓畸形的患者是一种特别有利的选择，因为与机械学对线全膝关节置换[12] 相比，膝关节内收力矩和内翻负荷风险更低。

运动学对线全膝关节置换术后髌骨股骨不稳定的问题，在矢状面准确位置屈曲安放股骨假体时可以忽略不计[49-51]。在 1 ～ 10 年的随访中，接受运动学对线全膝关节置换治疗的患者出现髌股不稳定的发生率为 0.4%（3212 个假体中有 13 个）。运动学对线股骨组件的屈曲位置相对股骨远端解剖轴大于 10° 时，会导致股骨假体减小 1 ～ 2 个型号，降低滑车的横截面积，降低前翼的近端接触达到 8 mm，并延迟屈曲早期阶段髌骨和滑车的接触时间[49, 51]，从而增加了髌骨不稳定的风险。当运动学对线恢复原有 Q 角时不会导致髌骨不稳定，而机械学对线分别增加或减少了内翻或外翻固有对线的原有 Q 角（图 24.5 和图 24.6）[35]。股骨假体的设计并不会导致髌骨不稳定，因为运动学对线比机械学对线能更接近

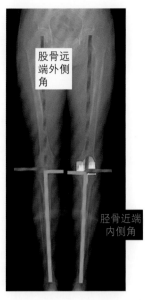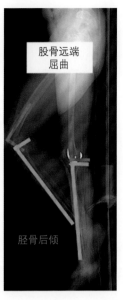

图 24.17　图示卡尺法 KA 恢复了自然膝的冠状面股骨远端外侧角及胫骨近端内侧角以及矢状面屈伸时股骨远端及胫骨近端关节线

地恢复原有滑车位置和滑车沟角以及滑车形态，并且不会有过度填塞[57, 58]。相对于机械学对线假体安放的位置，0~3°股骨假体内旋不会导致髌骨不稳定，因为外侧假体滑车与股骨外侧的距离增加 0~1.5 mm 可以忽略[49]。结合髓内杆使用的股骨远端定位导板可以将股骨假体相对于股骨解剖轴的屈曲位置限制在 1°±2°，这往往比髌骨不稳定患者少了 9°左右（图 24.9）[50]。因此，当进行运动对线全膝关节置换[51]时，限制股骨假体的屈曲可以降低髌骨不稳定的风险。

在不限制术前内外翻和屈曲畸形程度的情况下，单一术者运动学对线全膝关节置换的 10 年假体生存率高于两个单一术者的机械学对线全膝关节置换，表明两种技术是具有可比性的。以无菌性松动翻修作为终点，在 10 年随访时 220 例运动学对线全膝关节置换 98.5% 的假体生存率相比美国 398 例机械学对线全膝关节置换 93% 的假体生存率[59]高出 5.5%；相比英国 270 例机械学对线全膝关节置换 94% 的假体生存率[60]高出 4.5%。照此比例 1000 例运动学对线全膝关节置换患者的翻修数量估计为 15例，而美国和英国机械学对线全膝关节置换研究的翻修数量估计分别为 70 例和 60 例。在运动学对线的研究中，7 例翻修中有 4 例与股骨假体过度屈曲安放（*N*=3）和胫骨假体在矢状面前倾放置（*N*=1）有关。限制股骨假体的屈曲和恢复自然的胫骨后倾

可以降低这些翻修的发生率[23, 49-51]。依据机械学对线标准，胫骨组件、膝关节和下肢内翻外翻异常范围内的术后对线并不会对 10 年的假体生存率、年翻修率和功能水平产生不利影响（牛津膝关节评分和 WOMAC 评分[11]）。因此，无论术前内翻外翻和屈曲畸形的程度以及术后对线的程度如何，恢复每个患者原有的关节线、Q 角和下肢对线，都能获得较高的长期假体生存率。

24.10　总结

本章介绍了卡尺法 KA（本章原作者将改进的传统器械结合游标卡尺测量术中校对截骨厚度的运动学对线技术称为 calipered KA）的原理，以及使用 10 个卡尺测量值、手动器械和 9 个验证检查来使安装的假体与原有关节线一致的手术技术。运动学对线使股骨和胫骨假体轴线与膝关节的三条运动轴对线，无需韧带松解，不限制术前畸形水平和术后矫正。手术目标是：①恢复每位患者原有的下肢对线、Q 角和关节线；②恢复松弛度、胫骨间室压力、膝关节内收力矩和无韧带松解的固有膝关节步态。测量股骨和胫骨的截骨块厚度，直到它们的卡尺测量值在补偿磨损软骨、骨性磨损和 1 mm 的锯片以及调整截骨后的假体组件安装与原有关节线实现高度

匹配。这些测量结果要记录在工作表上，以在假体骨水泥固定前验证假体组件的运动学位置。平衡间隙的决策树采用后交叉韧带保留型和后交叉韧带替代型内轴垫片，通过调整胫骨截骨的内外翻和后倾来平衡膝关节，而不是通过韧带松解。最后，恢复原有的力线和胫骨间室压力降低了胫骨假体组件失败和髌骨不稳定的风险。无论术前是什么样的畸形程度以及术后即使是胫骨组件、膝关节和下肢内外翻对线处于机械学对线标准之外的情况下，假体植入术 10 年后都表现出很高的生存率。

（Alexander J. Nedopil, Stephen M. Howell, Maury L. Hull 著

温　亮　马德思 译　孙相祥 审校）

参考文献

1. Calliess T, Bauer K, Stukenborg-Colsman C, Windhagen H, Budde S, Ettinger M. PSI kinematic versus non-PSI mechanical alignment in total knee arthroplasty: a prospective, randomized study. Knee Surg Sports Traumatol Arthrosc. 2017;25(6):1743.

2. Courtney PM, Lee GC. Early outcomes of kinematic alignment in primary total knee arthroplasty: a meta-analysis of the literature. J Arthroplast. 2017;32(6):2028.

3. Dossett HG, Estrada NA, Swartz GJ, LeFevre GW, Kwasman BG. A randomised controlled trial of kinematically and mechanically aligned total knee replacements: two-year clinical results. Bone Joint J. 2014;96-B(7):907.

4. Lee YS, Howell SM, Won YY, Lee OS, Lee SH, Vahedi H, Teo SH. Kinematic alignment is a possible alternative to mechanical alignment in total knee arthroplasty. Knee Surg Sports Traumatol Arthrosc. 2017;25(11):3467.

5. Nam D, Nunley RM, Barrack RL. Patient dissatisfaction following total knee replacement: a growing concern? Bone Joint J. 2014;96-B(11 Supple A):96.

6. Li Y, Wang S, Wang Y, Yang M. Does kinematic alignment improve short-term functional outcomes after total knee arthroplasty compared with mechanical alignment? A systematic review and meta-analysis. J Knee Surg. 2018;31(1):78.

7. Matsumoto T, Takayama K, Ishida K, Hayashi S, Hashimoto S, Kuroda R. Radiological and clinical comparison of kinematically versus mechanically aligned total knee arthroplasty. Bone Joint J. 2017;99-B(5):640.

8. Nakamura S, Tian Y, Tanaka Y, Kuriyama S, Ito H, Furu M, Matsuda S. The effects of kinematically aligned total knee arthroplasty on stress at the medial tibia: a case study for varus knee. Bone Joint Res. 2017;6(1):43.

9. Waterson HB, Clement ND, Eyres KS, Mandalia VI, Toms AD. The early outcome of kinematic versus mechanical alignment in total knee arthroplasty: a prospective randomised control trial. Bone Joint J. 2016;98-B(10):1360.

10. Young SW, Walker ML, Bayan A, Briant-Evans T, Pavlou P, Farrington B. The Chitranjan S. Ranawat award: no difference in 2-year functional outcomes using kinematic versus mechanical alignment in TKA: a randomized controlled clinical trial. Clin Orthop Relat Res. 2017;475(1):9.

11. Howell SM, Shelton TJ, Hull ML. Implant survival and function ten years after kinematically aligned total knee arthroplasty. J Arthroplast. 2018;33:3678.

12. Niki Y, Nagura T, Nagai K, Kobayashi S, Harato K. Kinematically aligned total knee arthroplasty reduces knee adduction moment more than mechanically aligned total knee arthroplasty. Knee Surg Sports Traumatol Arthrosc. 2018;26(6):1629.

13. Blakeney W, Clément J, Ing M, Desmeules F, Hagemeister N, Rivière C, Vendittoli P. Kinematic alignment in total knee arthroplasty better reproduces normal gait than mechanical alignment. Knee Surg Sports Traumatol Arthrosc. 2019;27:1410–7.

14. Roth JD, Howell SM, Hull ML. Native knee laxities at 0 degrees, 45 degrees, and 90 degrees of flexion and their relationship to the goal of the gap-balancing alignment method of total knee arthroplasty. J Bone Joint Surg Am. 2015;97(20):1678.

15. Roth JD, Hull ML, Howell SM. The limits of passive motion are variable between and unrelated within normal tibiofemoral joints. J Orthop Res. 2015;33(11):1594.

16. Roth JD, Hull ML, Howell SM. Analysis of differences in laxities andneutral positions from native after kinematically aligned TKA using cruciate retaining implants. J Orthop Res. 2019;37:358–69.

17. Shelton TJ, Howell SM, Hull ML. A total knee arthroplasty is stiffer when the intraoperative tibial force is greater than the native knee. J Knee Surg. 2019;32:1008–14.

18. Shelton TJ, Howell SM, Hull ML. Is there a force target that predicts early patient-reported outcomes after kinematically aligned TKA? Clin Orthop Relat Res. 2019;477:1200–7.

19. Shelton TJ, Nedopil AJ, Howell SM, Hull ML. Do varus or valgus outliers have higher forces in the medial or lateral compartments than those which are in-range after a kinematically aligned total knee arthroplasty? Limb and joint line alignment after kinematically aligned total knee arthroplasty. Bone Joint J. 2017;99-B(10):1319.

20. Johnson JM, Mahfouz MR, Midillioglu MR, Nedopil AJ, Howell SM. Three-dimensional analysis of the tibial resection plane relative to the arthritic tibial plateau in total knee arthroplasty. J Exp Orthop. 2017;4(1):27.

21. Nedopil AJ, Singh AK, Howell SM, Hull ML. Does calipered kinematically aligned TKA restore native left to right symmetry of the lower limb and improve function? J Arthroplast. 2018;33(2):398.

22. Riviere C, Iranpour F, Harris S, Auvinet E, Aframian A, Chabrand P, Cobb J. The kinematic alignment technique for TKA reliably aligns the femoral component with the cylindrical axis. Orthop Traumatol Surg Res. 2017;103(7):1069.

23. Nedopil AJ, Howell SM, Hull ML. What mechanisms are associated with tibial component failure after kinematically-aligned total knee arthroplasty? Int

Orthop. 2017;41(8):1561.

24. Nedopil AJ, Howell SM, Rudert M, Roth J, Hull ML. How frequent is rotational mismatch within 0 degrees +/−10 degrees in kinematically aligned total knee arthroplasty? Orthopedics. 2013;36(12):e1515.

25. Coughlin KM, Incavo SJ, Churchill DL, Beynnon BD. Tibial axis and patellar position relative to the femoral epicondylar axis during squatting. J Arthroplast. 2003;18(8):1048.

26. Hollister AM, Jatana S, Singh AK, Sullivan WW, Lupichuk AG. The axes of rotation of the knee. Clin Orthop Relat Res. 1993;(290):259.

27. Iranpour F, Merican AM, Baena FR, Cobb JP, Amis AA. Patellofemoral joint kinematics: the circular path of the patella around the trochlear axis. J Orthop Res. 2010;28(5):589.

28. Pinskerova V, Iwaki H, Freeman MA. The shapes and relative movements of the femur and tibia at the knee. Der Orthopade. 2000;29(Suppl 1):S3.

29. Iwaki H, Pinskerova V, Freeman MA. Tibiofemoral movement 1: the shapes and relative movements of the femur and tibia in the unloaded cadaver knee. J Bone Joint Surg Br. 2000;82(8):1189.

30. Weber WE, Weber EFM. Mechanik der menschlichen Gehwerkzeuge. Göttingen: Verlag der Dietrichschen Buchhandlung; 1836.

31. Eckhoff DG, Bach JM, Spitzer VM, Reinig KD, Bagur MM, Baldini TH, Flannery NM. Three-dimensional mechanics, kinematics, and morphology of the knee viewed in virtual reality. J Bone Joint Surg Am. 2005;87(Suppl 2):71.

32. Nedopil AJ, Howell SM, Hull ML. Does malrotation of the tibial and femoral components compromise function in kinematically aligned total knee arthroplasty? Orthop Clin North Am. 2016;47(1):41.

33. Paschos NK, Howell SM, Johnson JM, Mahfouz MR. Can kinematic tibial templates assist the surgeon locating the flexion and extension plane of the knee? Knee. 2017;24(5):1006.

34. Nam D, Lin KM, Howell SM, Hull ML. Femoral bone and cartilage wear is predictable at 0 degrees and 90 degrees in the osteoarthritic knee treated with total knee arthroplasty. Knee Surg Sports Traumatol Arthrosc. 2014;22(12):2975.

35. Singh AK, Nedopil AJ, Howell SM, Hull ML. Does alignment of the limb and tibial width determine relative narrowing between compartments when planning mechanically aligned TKA? Arch Orthop Trauma Surg. 2017;138(1):91.

36. Bellemans J, Colyn W, Vandenneucker H, Victor J. The Chitranjan Ranawat award: is neutral mechanical alignment normal for all patients? The concept of constitutional varus. Clin Orthop Relat Res. 2012;470(1):45.

37. Shetty GM, Mullaji A, Bhayde S, Nha KW, Oh HK. Factors contributing to inherent varus alignment of lower limb in normal Asian adults: role of tibial plateau inclination. Knee. 2014;21(2):544.

38. Song MH, Yoo SH, Kang SW, Kim YJ, Park GT, Pyeun YS. Coronal alignment of the lower limb and the incidence of constitutional varus knee in Korean females. Knee Surg Relat Res. 2015;27(1):49.

39. Gu Y, Howell SM, Hull ML. Simulation of total knee arthroplasty in 5 degrees or 7 degrees valgus: a study of gap imbalances and changes in limb and knee alignments from native. J Orthop Res. 2017;35(9):2031.

40. Gu Y, Roth JD, Howell SM, Hull ML. How frequently do four methods for mechanically aligning a total knee arthroplasty cause collateral ligament imbalance and change alignment from normal in white patients? J Bone Joint Surg. 2014;96(12):e101.

41. Delport H, Labey L, Innocenti B, De Corte R, Vander Sloten J, Bellemans J. Restoration of constitutional alignment in TKA leads to more physiological strains in the collateral ligaments. Knee Surg Sports Traumatol Arthrosc. 2015;23(8):2159.

42. Meneghini RM, Ziemba-Davis MM, Lovro LR, Ireland PH, Damer BM. Can intraoperative sensors determine the "target" ligament balance? Early outcomes in total knee arthroplasty. J Arthroplast. 2016;31(10):2181.

43. Roth JD, Howell SM, Hull ML. Kinematically aligned total knee arthroplasty limits high tibial forces, differences in tibial forces between compartments, and abnormal tibial contact kinematics during passive flexion. Knee Surg Sports Traumatol Arthrosc. 2018;26(6):1589.

44. Verstraete MA, Meere PA, Salvadore G, Victor J, Walker PS. Contact forces in the tibiofemoral joint from soft tissue tensions: implications to soft tissue balancing in total knee arthroplasty. J Biomech. 2017;58:195.

45. Ji HM, Han J, Jin DS, Seo H, Won YY. Kinematically aligned TKA can align knee joint line to horizontal. Knee Surg Sports Traumatol Arthrosc. 2016;24(8):2436.

46. Eckhoff D, Hogan C, DiMatteo L, Robinson M, Bach J. Difference between the epicondylar and cylindrical axis of the knee. Clin Orthop Relat Res. 2007;461:238.

47. Howell SM, Kuznik K, Hull ML, Siston RA. Longitudinal shapes of the tibia and femur are unrelated and variable. Clin Orthop Relat Res. 2010;468(4):1142.

48. Howell SM, Papadopoulos S, Kuznik KT, Hull ML. Accurate alignment and high function after kinematically aligned TKA performed with generic instruments. Knee Surg Sports Traumatol Arthrosc. 2013;21(10):2271.

49. Brar AS, Howell SM, Hull ML, Mahfouz MR. Does kinematic alignment and flexion of a femoral component designed for mechanical alignment reduce the proximal and lateral reach of the trochlea? J Arthroplast. 2016;31(8):1808.

50. Ettinger M, Calliess T, Howell SM. Does a positioning rod or a patient-specific guide result in more natural femoral flexion in the concept of kinematically aligned total knee arthroplasty? Arch Orthop Trauma Surg. 2017;137(1):105.

51. Nedopil AJ, Howell SM, Hull ML. What clinical characteristics and radiographic parameters are associated with patellofemoral instability after kinematically aligned total knee arthroplasty? Int Orthop. 2017;41(2):283.

52. Howell SM, Chen J, Hull ML. Variability of the location of the tibial tubercle affects the rotational alignment of the tibial component in kinematically aligned total knee arthroplasty. Knee Surg Sports Traumatol Arthrosc. 2013;21(10):2288.

53. Christen B, Heesterbeek P, Wymenga A, Wehrli U. Posterior cruciate ligament balancing in total knee replacement: the quantitative relationship between tightness of the flexion gap and tibial translation. J

Bone Joint Surg Br. 2007;89(8):1046.

54. Howell SM, Howell SJ, Kuznik KT, Cohen J, Hull ML. Does a kinematically aligned total knee arthroplasty restore function without failure regardless of alignment category? Clin Orthop Relat Res. 2013;471(3):1000.

55. Howell SM, Papadopoulos S, Kuznik K, Ghaly LR, Hull ML. Does varus alignment adversely affect implant survival and function six years after kinematically aligned total knee arthroplasty? Int Orthop. 2015;39(11):2117–24.

56. Ritter MA, Davis KE, Meding JB, Pierson JL, Berend ME, Malinzak RA. The effect of alignment and BMI on failure of total knee replacement. J Bone Joint Surg Am. 2011;93(17):1588.

57. Lozano R, Campanelli V, Howell S, Hull M. Kinematic alignment more closely restores the groove location and the sulcus angle of the native trochlea than mechanical alignment: implications for prosthetic design. Knee Surg Sports Traumatol Arthrosc. 2019;27:1504–13.

58. Riviere C, Iranpour F, Harris S, Auvinet E, Aframian A, Parratte S, Cobb J. Differences in trochlear parameters between native and prosthetic kinematically or mechanically aligned knees. Orthop Traumatol Surg Res. 2018;104(2):165.

59. Parratte S, Pagnano MW, Trousdale RT, Berry DJ. Effect of postoperative mechanical axis alignment on the fifteen-year survival of modern, cemented total knee replacements. J Bone Joint Surg Am. 2010;92(12):2143.

60. Bonner TJ, Eardley WG, Patterson P, Gregg PJ. The effect of post-operative mechanical axis alignment on the survival of primary total knee replacements after a follow-up of 15 years. J Bone Joint Surg Br. 2011;93(9):1217.

第**25**章　使用个性化工具的运动学对线全膝关节置换术

要点

- 执行运动学对线全膝关节置换需要精确的截骨计划和工具，以实现设定的目标。
- 基于 CT 的患者个性化工具（PSI）是我们实施运动学对线全膝关节置换的首选方法。
- 有限的运动学对线（rKA）方案已发展成为在非典型的膝关节解剖情况下的"真正的"运动学对线技术替代解决方案。
- 有限的运动学对线（rKA）方案将股骨和胫骨假体冠状位对线限制在中立位 ±5° 之内，整体下肢冠状位力线限制在中立位 ±3° 之内。
- PSI 允许术前计划的微调。
- 与标准工具、计算机导航或机器人手术相比，PSI 缩短了手术时间，减少了工具的使用。
- PSI 是一种简单、标准化的解决方案，适用于特定患者的有限的运动学对线（rKA）方案，对外科医生和患者都有很多好处。

25.1　个性化工具重现患者特定的解剖形态

不同患者的膝关节解剖结构有很大的差异。在全膝关节置换术（TKA）中对解剖结构的精确修复可以改善膝关节的平衡、临床功能和患者的满意度。在早期的全膝关节置换术中，假体的大小型号和手术精度受到限制，患者解剖结构的离散程度对临床结果的影响也尚不清楚。然而，在个性化关节置换时代，我们认为精度应在 2 mm 或 2° 以内。完成一例运动学对线全膝关节置换术需要精确的截骨计划和精准的工具来实现设定的目标。患者个体化工具（patient-specific instruments, PSI）是一个非常有吸引力的解决方案。这些 PSI 是根据术前断层 CT 或磁共振成像构建而成的患者膝关节、髋关节或是踝关节的三维模型，通过识别解剖标志，根据手术医生

的偏好设置胫骨和股骨截骨的参数。术中，将 PSI 贴附于骨表面引导截骨。PSI 限定了假体的方向和尺寸。

一般来说，基于 CT 影像的 PSI 是运动学对线全膝关节置换的首选，因为测量患者的骨骼解剖需要测量患者膝关节的固有力线。大多数接受膝关节置换手术的患者骨性磨损很小，大部分关节表面磨损为软骨性。根据股骨和胫骨的骨性解剖结构对截骨部分进行调整，使其内侧和外侧的软骨层相等，可以恢复原有的关节线和对线。然而，当存在骨性缺失时，在规划截骨平面时应考虑到这一点。一项 meta[1] 分析比较了基于 MRI 和 CT 系列对 PSI 的准确性的影像。他们报道了 CT 系列中异常值大于 3° 的发生率为 12.5%，MRI 系列中为 16.9%，尽管这种差异没有统计学意义。

大量研究和 meta 分析对 PSI 的准确性进行了评估 [2-10]。3 项 meta 分析显示，与传统方法相比，使用 PSI 可以改善股骨冠状位的对线 [6-8]。然而，其他 4 项 meta 分析均未发现显著差异 [2-5]。在 4 项 meta 分析中显示，胫骨冠状位力线方面传统器械优于 PSI，而另 3 项没有发现任何显著差异 [3,6,7]。在全部 meta 分析中，股骨矢状位力线均未发现显著差异。4 项研究发现 PSI 增加了胫骨矢状面对线不良的风险 [2,4,5,8]。一项研究发现，PSI[10] 改善了旋转对线。这些研究都着眼于机械学对线（MA）方案的准确性。PSI 对于运动学技术的准确性可重复这些结果。

25.2　有限的运动学对线方案和个性化工具

自 2011 年起，我们开发并在临床上使用了有限的运动学对线方案（restricted kinematic alignment, rKA，见第 17 章）[11]。PSI 方法（MyKnee®, Medacta International SA, Castel San Pietro, Switzerland）是我们首选的有限的运动学对线全膝关节置换术的假体

方案。根据标准的 MyKnee® 方案需在术前进行 CT 扫描，然后根据医生的习惯制作截骨模块和三维膝关节模型。rKA 方案旨在给定的安全范围内重建患者的膝关节解剖构造[11, 12]。rKA 技术将股骨和胫骨假体冠状位力线范围限制在中立位的 ±5° 之内，整体联合下肢冠状位力线限制在中立位的 ±3° 之内。正如前面所讨论的（见 rKA，第 17 章），在需要改变胫骨和股骨的解剖形态以保持力线限制在上述范围内的更为复杂的病例中，我们的做法是尽可能地保留股骨解剖形态不被改变，而是对胫骨侧进行更

大程度的修改变化。我们认为股骨屈曲轴在膝关节运动学中起着更重要的作用，包括股骨旋转设置为与后髁连线呈 0° 角，股骨假体的大小以及股骨远端解剖结构均能做到最合适的匹配；矢状位股骨前方避免过切，并且通常是相对于股骨机械轴 2°～4° 的屈曲位安装；根据制造商的建议，胫骨后倾为 3°。rKA 方案的实施由 Medacta International SA 一位经验丰富的 MyKnee® 工程师完成。最后，根据这些规则，将术前计划（图 25.1）和模拟的截骨和假体植入的图像（图 25.2）发送给手术医生审批。如果需

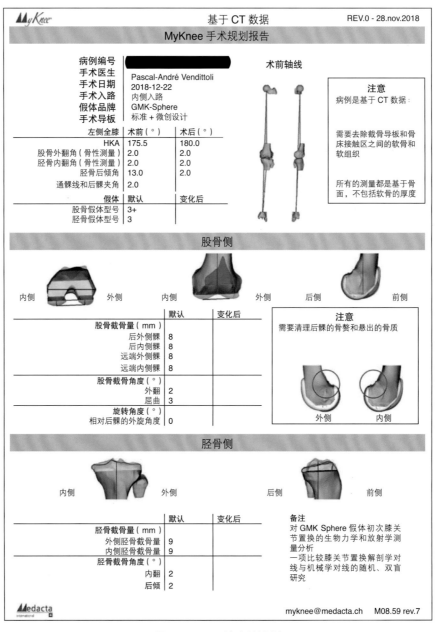

图 25.1　rKA 的术前计划

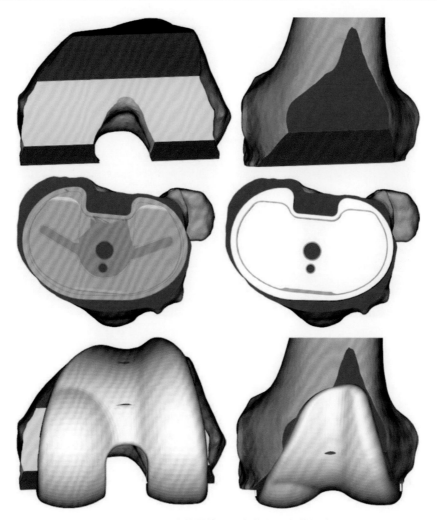

图 25.2　图示截骨面情况（安装和不安装假体）

要的话手术医生也可以对术前计划做出修改。

　　在术中，带有截骨导向槽的无菌 PSI 三维模型可以上手术台（图 25.3）。股骨和胫骨的截骨导向情况可以在三维模型上进行测试，以评估出最佳的匹配位置（图 25.4）。当我们使用基于 CT 的方案设计时，覆盖 PSI 模块接触区域的软骨和软组织必须在电刀的帮助下从骨表面上移除，在骨模型上也可以识别出这些接触区域（图 25.2）。然后将股骨截骨模块手动放置在股骨远端，使其处于最稳定的位置（图 25.5）。一旦定位满意，截骨模块用固定钉固定。除了定位股骨远端截骨的固定钉外，这些固定钉还确定了股骨四合一截骨导板的旋转方位。

　　对于胫骨的截骨，需要将 PSI 模块和模型反复比对以确保导板的最大稳定性，手术医生应验证胫骨模块与胫骨骨面之间的接触点与模型相符（图

25.4）。一旦在胫骨上正确定位了截骨导板后，就可以根据术前计划设置截骨的参数了（图 25.6）。试模复位后，手动调整胫骨旋转以匹配股骨的屈伸位置。

25.3　个性化工具的优势

　　笔者使用的 PSI（MyKnee®, Medacta International SA, Castel San Pietro, Switzerland），在许多研究中都已经证明了假体定位的准确性 [13-16]。50 例连续全膝关节置换应用 MyKnee® PSI 报告显示，98% 的病例都在术前计划的 HKA 角度 ±3° 范围之内 [13]。所预计胫骨和股骨假体的冠状面力线分别在 100% 和 96% 的患者中实现，股骨和胫骨假体的矢状位对线在 98% 和 92% 的患者中实现。90% 的患者在计划

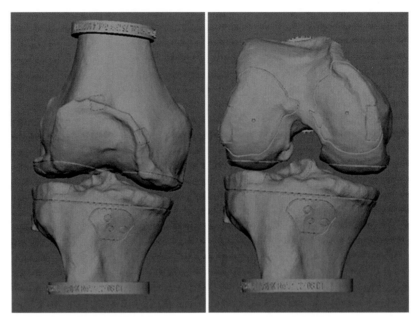

图 25.3　rKA 的 3D 模型显示内、外侧的截骨厚度及关节线

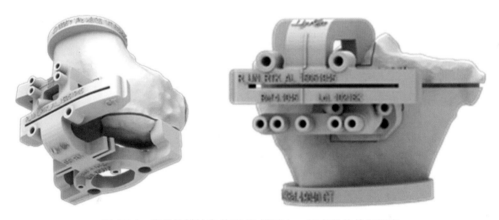

图 25.4　将截骨模块安装到 3D 模型上，确定最佳的匹配度

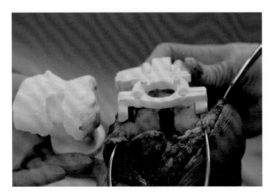

图 25.5　安放股骨截骨模块

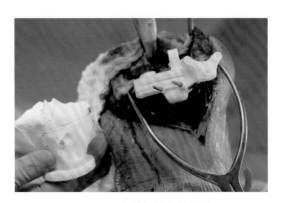

图 25.6　安放胫骨截骨模块

的 3° 内实现了准确的股骨旋转。

评估 PSI 的大多数研究表明，与胫骨相比，股骨假体的位置更为理想。根据笔者的经验，股骨截骨导板与股骨远端解剖结构一致，定位准确。我们建议，当定位胫骨时，手术医生需要多花时间来确认准确的位置。二次检查中可以用导针进行定位，然后用卡钳减除多余的导针。大多数 rkA TKA 患者没有出现韧带不平衡。使用 PSI 进行 rKA 简化了膝关节置换的流程，使截骨更为精准。我们更倾向于使用精密锯片（Stryker, USA）进行这些操作以避免使用摆锯的截骨偏差。这个锯片有一个摆动的尖端，锯片的核心保持静止，它消除了 PSI 截骨导槽中的锯片振动，从而避免了塑料磨损碎屑的产生。

PSI 的另一个好处是，与计算机导航[11]或机器人手术相比，术前所有计划都能实现手术的标准化。与传统仪器的卡尺技术相比，也很少需要二次截骨（见第 24 章），这可能会缩短操作时间。一项 meta 分析[17]显示，与常规器械相比，PSI 手术在总手术时间（–4.4 min, P=0.002）和失血量（–37.9 ml, P=0.015）方面都略有减少，纳入的研究均采用机械学对线技术植入假体。在需要定制的情况下，使用患者个性化对线技术节省的时间可能会更多。

其他潜在的好处包括降低对器械和托盘的要求（图 25.7），提高新手或低手术量外科医生的准确性。一项比较使用 PSI 与常规器械的试验表明，PSI 组的器械工具处理时间减少了 90 分钟[18]。节省的

人工、器械和手术时间，相当于每例手术共节省了 628 美元。然而，他们也注意到，这种成本的降低被术前额外的影像学检查和 PSI 制造的高成本所抵消了。然而，与机器人手术相比，这些费用可能又要少得多，特别是在低手术量的医学中心。经验丰富的手术医生使用标准工具时比经验较少的医生截骨更为准确[19]。在一项使用假骨膝关节模型的研究中[20]，PSI 已被证明可以将缺乏经验的手术医生的准确性提高到与专业外科医生相当的水平。大多数比较 PSI 与常规器械准确性的临床研究是在有丰富经验关节外科医生[8]的手术量比较大的医学中心进行的，其结果可能会受到专家偏见的影响。

PSI 是全膝关节置换中针对患者 rKA 方案的一种简单、标准化的解决方案，对外科医生和患者都有很多好处。

25.4　病例

58 岁女性患者，患有终末期膝骨关节炎，在保守治疗无效后考虑膝关节置换治疗。6 年前，她在另一家机构接受了右膝置换手术，但临床结果并不满意（因为疼痛和僵硬）。2 年前，她接受了右膝关节翻修术（仍由最初的手术医生完成），但并没有改善她的右膝关节功能。左膝骨关节炎严重致残，右膝手术结果令人失望，患者非常犹豫是否再次接受

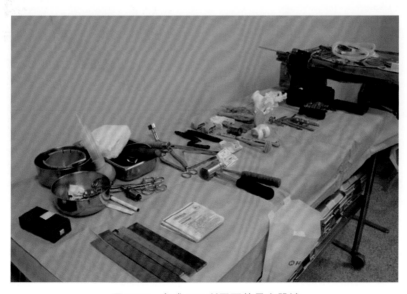

图 25.7　完成 TKA 所需要的最少器械

置换手术（图 25.8）。我们给她做了左膝 PSI 辅助下的有限运动学对线全膝关节置换。术前 CT 扫描显示股骨外翻 2°，胫骨内翻 2°（见图 25.1 和图 25.2）。由于胫骨内侧平台软骨磨损，术前髋 - 膝 - 踝角为 4.5° 内翻。与大概 50% 的病例一样，术前不需要对其解剖形态进行改变就可以保证在我们方案中规定的安全范围内，做到完全的运动学对线假体植入。因此，股骨假体为 2° 外翻，胫骨假体为 2° 内翻，术后整体髋 - 膝 - 踝角为 0°。患者术后恢复顺利（图 25.8b）。术后 4 个月，她的人工膝关节感觉很自然，活动没有任何限制。她现在要求我们对她的右膝进行第二次翻修手术，以纠正假体的方位。

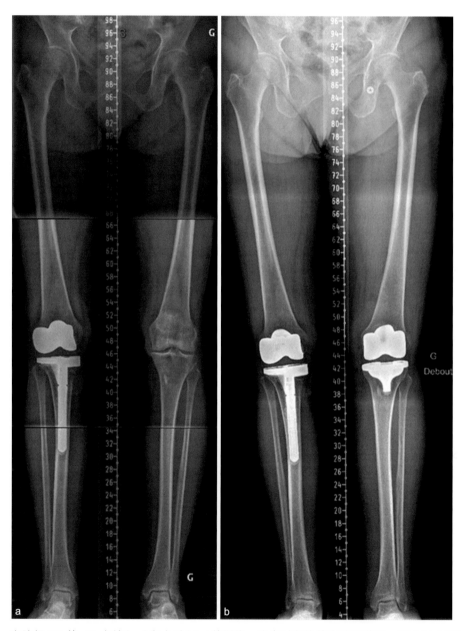

图 25.8　左膝行 PSI 的 rKA 术前（a）和术后（b）的影像。患者对翻修的右膝不满意，要求对右膝再次翻修

（William G. Blakeney, Pascal-André Vendittoli　著

温　亮　马德思译　孙相祥　审校）

参考文献

1. Stirling P, Valsalan Mannambeth R, Soler A, Batta V, Malhotra RK, Kalairajah Y. Computerised tomography vs magnetic resonance imaging for modeling of patient-specific instrumentation in total knee arthroplasty. World J Orthop. 2015;6(2):290–7. Epub 2015/03/21

2. Fu H, Wang J, Zhou S, Cheng T, Zhang W, Wang Q, et al. No difference in mechanical alignment and femoral component placement between patient-specific instrumentation and conventional instrumentation in TKA. Knee Surg Sports Traumatol Arthrosc. 2015;23(11):3288–95. Epub 17 Jul 2014

3. Jiang J, Kang X, Lin Q, Teng Y, An L, Ma J, et al. Accuracy of patient-specific instrumentation compared with conventional instrumentation in total knee arthroplasty. Orthopedics. 2015;38(4):e305–13. Epub 23 Apr 2015

4. Shen C, Tang ZH, Hu JZ, Zou GY, Xiao RC, Yan DX. Patient-specific instrumentation does not improve accuracy in total knee arthroplasty. Orthopedics. 2015;38(3):e178–88. Epub 12 Mar 2015

5. Zhang QM, Chen JY, Li H, Chai W, Ni M, Zhang ZD, et al. No evidence of superiority in reducing outliers of component alignment for patient-specific instrumentation for total knee arthroplasty: a systematic review. Orthop Surg. 2015;7(1):19–25. Epub 25 Feb 2015

6. Sharareh B, Schwarzkopf R. Review article: patient-specific versus standard instrumentation for total knee arthroplasty. J Orthop Surg (Hong Kong). 2015;23(1):100–6. Epub 30 Apr 2015

7. Cavaignac E, Pailhe R, Laumond G, Murgier J, Reina N, Laffosse JM, et al. Evaluation of the accuracy of patient-specific cutting blocks for total knee arthroplasty: a meta-analysis. Int Orthop. 2015;39(8):1541–52. Epub 11 Oct 2014

8. Thienpont E, Schwab PE, Fennema P. A systematic review and meta-analysis of patient-specific instrumentation for improving alignment of the components in total knee replacement. Bone Joint J. 2014;96-B(8):1052–61. Epub 3 Aug 2014

9. Ageberg E, Björkman A, Rosén B, Roos EM. Principles of brain plasticity in improving sensorimotor function of the knee and leg in patients with anterior cruciate ligament injury: a double-blind randomized exploratory trial. BMC Musculoskelet Disord. 2012;13:68.

10. Mannan A, Akinyooye D, Hossain F. A meta-analysis of functional outcomes in patient-specific instrumented knee arthroplasty. J Knee Surg. 2017;30(7):668–74. Epub 3 Dec 2016

11. Hutt JRB, LeBlanc MA, Massé V, Lavigne M, Vendittoli PA. Kinematic TKA using navigation: surgical technique and initial results. Orthop Traumatol Surg Res. 2016;102(1):99–104.

12. Almaawi AM, Hutt JRB, Masse V, Lavigne M, Vendittoli P-A. The impact of mechanical and restricted kinematic alignment on knee anatomy in total knee arthroplasty. J Arthroplast. 2017;32(7):2133–40.

13. Nabavi A, Olwill CM, Do M, Wanasawage T, Harris IA. Patient-specific instrumentation for total knee arthroplasty. J Orthop Surg (Hong Kong). 2017;25(1):2309499016684754. Epub 1 Feb 2017

14. Lyras DN, Greenhow R, Loucks C. Restoration of the mechanical axis in total knee artrhoplasty using patient-matched technology cutting blocks. A retrospective study of 132 cases. Arch Bone Joint Surg. 2017;5(5):283–9. Epub 12 Dec 2017

15. Koch PP, Muller D, Pisan M, Fucentese SF. Radiographic accuracy in TKA with a CT-based patient-specific cutting block technique. Knee Surg Sports Traumatol Arthrosc. 2013;21(10):2200–5. Epub 15 Aug 2013

16. Anderl W, Pauzenberger L, Kolblinger R, Kiesselbach G, Brandl G, Laky B, et al. Patient-specific instrumentation improved mechanical alignment, while early clinical outcome was comparable to conventional instrumentation in TKA. Knee Surg Sports Traumatol Arthrosc. 2016;24(1):102–11. Epub 20 Oct 2014

17. Thienpont E, Schwab PE, Fennema P. Efficacy of patient-specific instruments in total knee arthroplasty: a systematic review and meta-analysis. J Bone Joint Surg Am. 2017;99(6):521–30. Epub 16 Mar 2017

18. Barrack RL, Ruh EL, Williams BM, Ford AD, Foreman K, Nunley RM. Patient specific cutting blocks are currently of no proven value. J Bone Joint Surg Br. 2012;94(11 Suppl A):95–9. Epub 9 Nov 2012

19. Plaskos C, Hodgson AJ, Inkpen K, McGraw RW. Bone cutting errors in total knee arthroplasty. J Arthroplast. 2002;17(6):698–705. Epub 7 Sept 2002

20. Jones GG, Logishetty K, Clarke S, Collins R, Jaere M, Harris S, et al. Do patient-specific instruments (PSI) for UKA allow non-expert surgeons to achieve the same saw cut accuracy as expert surgeons? Arch Orthop Trauma Surg. 2018;138:1601–8. Epub 5 Sept 2018

第26章　使用术中规划和辅助设备（导航、机器人）的个性化膝关节置换术

26.1　导言

计算机辅助手术（computer-assisted surgery, CAS）和机器人技术在关节置换手术中已展示了良好的应用前景，因为其能提高截骨和韧带平衡准确性[1]。它的目的不是替代外科医生，而是协助外科医生更精确地植入假体。

有证据表明，三维重建的术前计划和定制导板的应用日渐普遍，并有利于精准地植入假体。这种技术的缺点是需要按照特殊要求进行术前 CT 扫描，制作导板也需要成本。

机器人手术也在不断发展，它有赖于手术中的骨表面形态的注册，所以不需要术前 CT 成像，例如 NAVIO 系统（Smith Nephew®）[2, 3]。这种技术有助于提高膝关节置换的准确性，但会导致手术步骤增加或术中面临其他困难。本章介绍机器人辅助手术技术的现状、应用前景以及使机器人辅助手术变得更轻松的手术技巧。

26.2　计算机辅助手术和机器人

CAS 和机器人手术可通过表面形态注册的方法在术中定义股骨远端和胫骨近端的解剖结构，并确定机械轴（股骨、胫骨和下肢）和膝关节的运动范围。

机器人技术在手术计划阶段就能动态获取韧带松弛度，协助安装截骨导向器，并能在最后评估韧带松弛度。

在手术过程中，通过机器人系统和 3D 规划可以精确地进行假体定位。使用 BlueBelt 系统（Smith and Nephew®）时，由外科医生来实施截骨操作：手术医生操控手柄，当球磨钻头位于计划的骨切除范围之外时，计算机可以回撤球磨钻。该技术需要较少的术前影像学检查，无需三维影像检查，仅需常规的 X 线片。

26.3　单间室膝关节置换

股胫关节或髌股关节 UKA 的手术技术要求较高，其成功有赖于严格的手术适应证及假体植入的精准性，这使得这些术式非常适合使用机器人技术。

26.3.1　内侧 UKA 手术技术

26.3.1.1　准备工作

患者仰卧位，通过侧方挡板和足托保持膝关节屈曲 90°。按照手术医生的偏好使用止血带。

NAVIO PFS 控制台由三部分组成：

- 红外摄像头（与常规外科手术导航系统一致）必须安装在距术区约 1 m 的位置，面向术者，以便一直监视安装在股骨和胫骨上的传感器。
- 触摸屏上覆盖无菌透明罩，需位于手术者可及的范围内，通常位于对侧髋部的水平。
- 在切骨过程中，控制台定位球磨钻头并控制冲洗系统。手柄单手握持，并通过电缆和水管连接到控制台。

首先定位安装股骨和胫骨传感器，胫骨侧通常经皮安装，股骨侧微创股内侧肌下入路安装可以不干扰股四头肌。在手术过程中和膝关节全运动范围内，这些传感器都必须全程可监视。髌旁（内侧或外侧）切口，通常从髌骨上极到关节线下方约 1 cm，长度约为 10 cm。重要的是，在韧带平衡系统进行配准之前，必须去除骨赘。

26.3.1.2　注册过程

在原来的 CAS 系统中，这一过程冗长而乏味，但是计算和技术的进步优化了这个过程。为了确保传感器在整个过程中都保持稳定，在胫骨和股骨分别设定一个参考点，使手术医生可以用探针检查传感器是否未移动。

髋关节中心是通过腿的环绕运动获得的，最大允许误差为 0.9 mm。内踝和外踝均通过探针直接在脚踝处获得。首先在没有内外翻应力状态下记录膝关节屈伸运动范围。然后在外翻（在外侧单室置换的情况下为内翻）应力下进行相同的屈伸运动，以记录在整个范围内畸形的可复性。动态获取这些数据非常重要，因为它允许系统在制订手术计划时参考韧带的松弛度。

然后用探针在股骨上进行注册：膝关节中心（髁间窝的顶部），股骨内髁的最远端、最后侧和最前端的点（膝关节完全伸直时，胫骨平台前缘所对应的股骨髁的位置）。以上关键点获取完毕后，使用探针继续在股骨髁关节面进行连续滑动使系统获得股骨髁的空间形态（图 26.1）。

胫骨侧重复类似的过程：胫骨的中心点，平台关节面的最低点，最后面的点（由于完整的股骨髁，探针很难进入），最内侧点和最前侧点。在获取胫骨平台表面形态的注册点之前，先用探针标记胫骨的前后轴线。

26.3.1.3　术中手术规划

这是机器人系统的关键步骤之一，因为它可以进行实时动态规划，并充分考虑畸形的可复性。

首先选择股骨假体的型号，并可以在手术期间对其进行修改。然后在三个空间平面内选择股骨组件的位置。一个四分屏幕能显示假体相对于股骨髁形状的确切位置。使用触摸屏可以操控股骨髁的 3D 视图以精确显示假体的最终位置。股骨假体的植入角度可实时查看，包括内外翻、屈曲和旋转。

手术规划的目的是获得最大的骨表面覆盖率、保持关节线高度并避免与胫骨髁间棘发生撞击。

胫骨部件植入的规划采用相似的步骤。首先确定假体部件的大小和聚乙烯的厚度。然后选择内外翻角度、旋转、胫骨后倾和假体部件相对于胫骨髁间棘的位置。可使用触摸屏旋转 3D 图像准确查看假体在三个空间平面中的位置。单间室假体应尽量减少胫骨的切骨量。

接下来是查看我们计划的结果，即 0° 至屈曲 120° 之间的角度纠正情况（术前对比术后）。在此阶段，我们可以更改胫骨部件（内外翻、后倾、旋转、截骨深度）和股骨部件（内外翻、屈曲、旋转、切除高度）的位置，并查看最终角度矫正的效果。这些参数不仅是静态获取的数据，还综合了最初的动态获取数据，所以能获得膝关节在每个屈曲角度时的畸形可复性（图 26.2）。

手术规划的最后可查看膝关节屈曲过程中股骨和胫骨部件之间的接触点，必要时可以向外或向内调整部件位置，以使该接触点更好地居中。医生可以在分屏之间自由切换，一旦获得所需的结果，就可以最终确定手术规划。

26.3.1.4　骨面准备

一旦确定了手术规划，就可以准备植入假体的骨面了。机器人球磨钻与冲洗系统的组装和校准只需要数秒时间。最后的控制步骤可以查看需要磨除的区域，我们需要观察它是否与要植入假体的区域相对应。

我们通常从更容易操作的股骨开始，当然如有

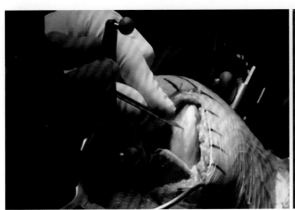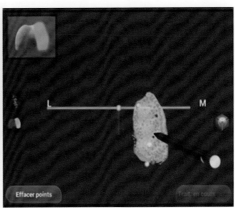

图 26.1　股骨髁表面形态注册

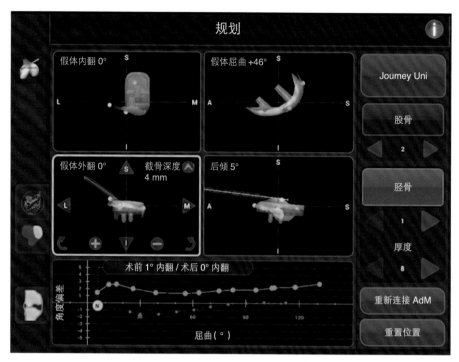

图 26.2　根据股骨和胫骨假体制订的总体膝关节平衡计划

必要，也可以从胫骨开始。自动反馈系统仅对规划区域进行磨除。如果偏离此区域，球磨钻头将缩回，从而不可能误操作切除了规划区域以外的骨质。残余骨的深度标以不同的颜色在屏幕上实时显示，这也可以有效地定位球磨钻头。医生可随意移动手柄，机器人系统仅在偏离到计划区域之外时才缩回球磨钻头。逐渐活动膝关节并使膝关节达到最大屈曲状态以使球磨钻头到达股骨后侧，有时在到达股骨髁的最后部之前需要对胫骨平台进行部分磨除。

股骨侧磨骨完毕后，胫骨侧使用相同的"看屏幕控制手柄"方法。一般从胫骨的最前面开始，逐渐扩展到整个规划骨面。为了节省几分钟的手术时间，可以把最前面的磨挫部分作为电锯的参考，直接锯除后面的部分。一旦完成磨除过程，然后用锉刀锉掉骨切除表面上的不平整部位。这时可以切除半月板。最后看屏幕控制钻头制作股骨部件的固定窝孔。

26.3.1.5　试模安装和假体植入

这时我们可以植入试模，并在屏幕上显示在整个运动范围内获得的矫正角度及韧带平衡情况。根据术者的偏好植入并使用骨水泥固定假体。植入假体后还可以再次检查角度矫正和膝关节的平衡状态。

26.3.1.6　结果

根据我们在 NAVIO 系统上的经验，临床结果，尤其是假体的位置已得到显著改善。单髁假体的成功植入的基本评价指标之一是重建关节线水平[4]。自 2013 年以来，我们有关单间室假体发表的研究结果表明，使用该机器人系统可以很好地控制此指标，并在短期和中期获得良好的临床效果[5]，并希望长期随访能进一步证实这些放射学和临床结果。文献提示机器人辅助 UKA 不能显著改善平均的假体定位安装，但却能显著减少离群值[6]，因此与减少手术失败有关。Ponzio 和 Lonner 报道了机器人辅助 UKA 可减少胫骨截骨过多的发生[3]。

机器人辅助 UKA 的研究报道了令人满意的短、中期假体生存率[7]，然而没有对比研究证明机器人辅助 UKA 的假体生存率比传统 UKA 更好。已报道的机器人辅助 UKA 的中期翻修率从 3% 到 10% 不等[8-10]。

26.4 髌股关节置换

髌股假体的常规植入方式会面临种种困难，但是髌股置换可能是机器人手术的最佳适应证之一，这是因为理想的假体定位需要参考股骨远端的三维解剖结构。即使使用常规器械，骨面准备也需要使用球磨钻头。NAVIO 系统的解剖信息采集可生成滑车的 3D 模型并记录参考轴（通髁轴、Whiteside 线、股骨机械轴），这使 3D 规划变得非常容易。可以在截骨前查看滑车假体的期望的 3D 定位，并确保股骨假体与股骨髁软骨的完美衔接。借助机器人手柄和可回缩的球磨钻系统，根据规划进行软骨和软骨下骨的制备比常规器械更可靠，也使骨面准备更容易。机器人辅助的髌股关节置换的研究数量很少，且缺乏可比性。第一个病例系列报道了令人满意的功能评分和良好的假体植入位置[11]。

26.5 全膝关节置换术

26.5.1 计算机辅助手术

计算机辅助外科手术技术始于 20 世纪 90 年代初期，并在 1997 年完成了首例全膝关节置换术。计算机导航提供术中对线、平衡和运动学的动态评估。

计算机辅助系统包括以下两方面内容：

- 红外摄像头必须安装在距术区约 1 m 的位置，面向术者，并保证在手术过程中传感器一直处于监视状态。
- 一块触摸屏。

手术需要先在股骨和胫骨上安装传感器，使用手柄获取各机械角度和髋关节中心。使用常规入路显露术区。手柄用于股骨髁和胫骨平台的解剖形态，然后在股骨上放置截骨导向器并进行股骨远端截骨。

计算机导航可以在内外翻、屈伸以及内外旋自由度上控制股骨和胫骨的截骨导向器，这是因为股骨和胫骨上安装有传感器，这使计算机系统能够计算出截骨角度。在调整截骨导向器时，术者可以通过屏幕上观察到这种调整对截骨的影响。术者可以按照屏幕上的规划进行截骨，截骨操作完成后，其他步骤与传统的全膝关节置换术相同。

26.5.2 机器人技术

计算机辅助手术系统根据解剖和韧带平衡数据辅助安置截骨导向器。NAVIO 系统的先进之处在于使用更详细的解剖数据，尤其是软组织平衡数据（图 26.3）。实际操作中，在膝关节全运动范围内采集数据，以便植入的股骨和胫骨组件能提供全运动范围的稳定性，而不是仅仅保证伸直和屈曲 90° 时的稳定性。

在数据采集阶段就可以检查和改善软组织平衡和软组织松解，在全运动范围内可采集下肢力线以及可能存在的韧带挛缩或过度松弛的信息。

在切骨前，需要选择假体型号并进行模拟定位。虚拟手术规划可以根据解剖和韧带平衡调整假体的型号和位置。一旦确定手术规划，术者使用机器人球磨钻在股骨远端开 4 个孔，在胫骨近端开 2~4 个孔。参考这些孔放置截骨导向器，并将其固定在骨骼上（图 26.4）。截骨前，在导向槽中放置工具，可以在屏幕上查看虚拟截骨。截骨完成后，也可以使用同一工具检查截骨是否准确。

然后安装试模，在全运动范围内检查韧带平衡情况，并与初始规划进行比较。最后骨水泥固定假体。

当使用假体重现了膝关节的运动学时，这种程序设计特别吸引人。实际上，为了重现理想的关节运动学，不仅需要参照骨骼形态，还需要参考软组织张力。机器人辅助手术可以通过提高截骨精准度达到上述目的。

26.5.3 文献结果

Cip 等在一项研究中比较了传统手术和计算机辅助 TKA 术后 5 年随访的结果，假体的生存率两组之间没有差异，但是传统组中机械轴和胫骨后倾的准确性较差；临床检查显示两组之间无差异，但导航组的 KSS 评分更好[12]。关于机器人辅助 TKA 的研究很少，基本上都是没有对照组或长期随访的初步研究。为了更客观地评价机器人辅助 TKA 的效果，需要长期随访和随机性研究。

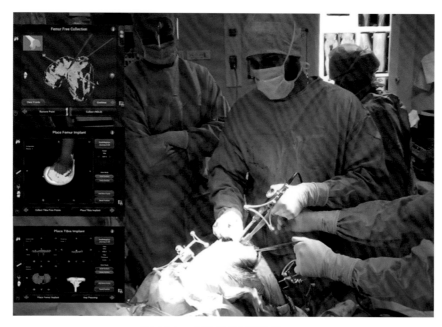

图 26.3 应用 NAVIO 系统行 TKA

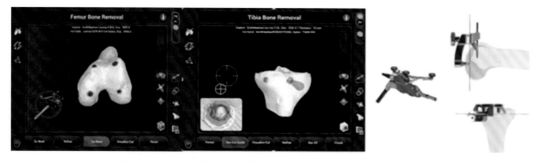

图 26.4 应用机器人手柄辅助定位股骨及胫骨的截骨导向器

26.6 展望

机器人手术系统的成功表明它们在手术室中的角色将变得越来越重要。它可能为双交叉韧带保留型假体的正确植入提供有力保障，因为植入该类型假体需要深入理解内侧和外侧间室的不同特点以及精确的骨面准备。通过使用机械手柄引导的球磨钻，胫骨髁间棘的保护也应该更简单。

目前在 TKA 的对线技术方面已形成了新的概念。通过 TKA 的运动学对线（KA），可以保留膝关节的部分固有性畸形，这样韧带平衡更加容易，并最终获得更符合生理状态的膝关节。几项研究报道了运动学对线术后更好地恢复正常步态[13, 14]。很少有传统器械可精确实施 KA-TKA。一些研究报道了

机器人手术获得满意的运动学对线结果，并与机械学对线的结果进行了比较[15-17]。在一项随机研究中，Yeo 等比较了机器人辅助的 KA-TKA 和 MA-TKA 的结果和步态分析[15]，经过 8 年的随访，两组之间临床结果相同。当 TKA 使用精确的运动学对线技术时，机器人辅助手术可能非常有吸引力。相关研究很少见，需要更多的研究来探索机器人辅助手术在 KA-TKA 中的应用前景。

膝关节假体翻修例数呈指数增长，膝关节翻修也可从机器人手术中受益。使用机器人技术对骨缺损部位的骨面进行处理，能对楔形（wedges）垫块或圆锥形（cone）结构性填充金属块进行精确调整，另外可参考取出假体前的韧带平衡状态，选择合适的翻修假体。

26.7　病例

一位 40 岁的患者因疼痛不稳的髌骨就医。她有复发性髌骨脱位的病史，并通过胫骨结节截骨远移手术获得部分改善。该患者膝关节外翻对线，但没有关节僵硬、髌骨轨迹不良或 J 形征。X 线片显示髌股关节炎和 D 型滑车发育不良（Dejour 分类），

髌骨高度正常（图 26.5）。CT 测得的胫骨结节 - 滑车沟（TT-TG）距离为 35 mm。

她接受了双侧髌股关节置换和胫骨结节内移手术。机器人辅助技术可以在三个维度上精确植入滑车组件，从而获得良好的髌骨轨迹同时避免发生撞击。在这种情况下，滑车组件略微偏外侧植入以优化髌骨轨迹是没有问题的，同时应进行充分的磨挫以避免前间室过度填塞（图 26.6）。

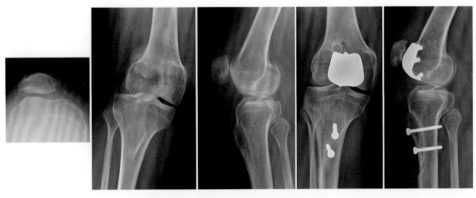

图 26.5　术前、术后膝关节 X 线片

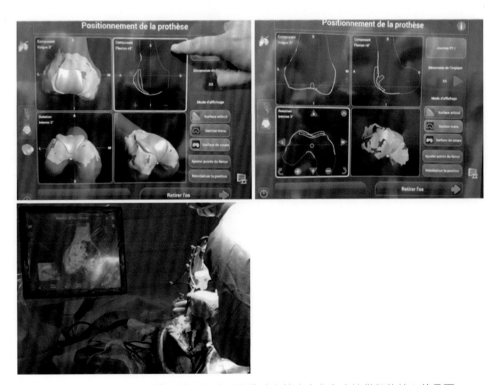

图 26.6　通过机器人辅助的可自动回缩的球磨钻来定位和磨挫供假体植入的骨面

（M. Cievet-Bonfils, C. Batailler, T. Lording, E. Servien, S. Lustig 著　温　亮译　孙相祥审校）

参考文献

1. van der List JP, Chawla H, Joskowicz L, Pearle AD. Current state of computer navigation and robotics in unicompartmental and total knee arthroplasty: a systematic review with meta-analysis. Knee Surg Sports Traumatol Arthrosc. 2016;24:3482–95.
2. Lonner JH, Moretti VM. The evolution of image-free robotic assistance in unicompartmental knee arthroplasty. Am J Orthop (Belle Mead NJ). 2016;45: 249–54.
3. Ponzio DY, Lonner JH. Robotic technology produces more conservative tibial resection than conventional techniques in UKA. Am J Orthop (Belle Mead NJ). 2016;45:E465–8.
4. Weber P, Schroder C, Laubender RP, et al. Joint line reconstruction in medial unicompartmental knee arthroplasty: development and validation of a measurement method. Knee Surg Sports Traumatol Arthrosc. 2013;21:2468–73.
5. Herry Y, Batailler C, Lording T, Servien E, Neyret P, Lustig S. Improved joint-line restitution in unicompartmental knee arthroplasty using a robotic-assisted surgical technique. Int Orthop. 2017;41:2265–71.
6. Bell SW, Anthony I, Jones B, MacLean A, Rowe P, Blyth M. Improved accuracy of component positioning with robotic-assisted unicompartmental knee arthroplasty: data from a prospective, randomized controlled study. J Bone Joint Surg Am. 2016;98: 627–35.
7. Marcovigi A, Zambianchi F, Sandoni D, Rivi E, Catani F. Robotic-arm assisted partial knee arthroplasty: a single centre experience. Acta Biomed. 2017;88: 54–9.
8. Pearle AD, van der List JP, Lee L, Coon TM, Borus TA, Roche MW. Survivorship and patient satisfaction of robotic-assisted medial unicompartmental knee arthroplasty at a minimum two-year follow-up. Knee. 2017;24:419–28.
9. Plate JF, Augart MA, Seyler TM, et al. Obesity has no effect on outcomes following unicompartmental knee arthroplasty. Knee Surg Sports Traumatol Arthrosc. 2017;25:645–51.
10. Gladnick BP, Nam D, Khamaisy S, Paul S, Pearle AD. Onlay tibial implants appear to provide superior clinical results in robotic unicompartmental knee arthroplasty. HSS J. 2015;11:43–9.
11. Turktas U, Piskin A, Poehling GG. Short-term outcomes of robotically assisted patello-femoral arthroplasty. Int Orthop. 2016;40:919–24.
12. Cip J, Widemschek M, Luegmair M, Sheinkop MB, Benesch T, Martin A. Conventional versus computer-assisted technique for total knee arthroplasty: a minimum of 5-year follow-up of 200 patients in a prospective randomized comparative trial. J Arthroplast. 2014;29:1795–802.
13. Blakeney W, Clement J, Desmeules F, Hagemeister N, Riviere C, Vendittoli PA. Kinematic alignment in total knee arthroplasty better reproduces normal gait than mechanical alignment. Knee Surg Sports Traumatol Arthrosc. 2019;27:1410–7.
14. Courtney PM, Lee GC. Early outcomes of kinematic alignment in primary total knee arthroplasty: a meta-analysis of the literature. J Arthroplast. 2017;32:2028–2032.e2021.
15. Yeo JH, Seon JK, Lee DH, Song EK. No difference in outcomes and gait analysis between mechanical and kinematic knee alignment methods using robotic total knee arthroplasty. Knee Surg Sports Traumatol Arthrosc. 2019;27:2385.
16. Calliess T, Ettinger M, Savov P, Karkosch R, Windhagen H. Individualized alignment in total knee arthroplasty using image-based robotic assistance: video article. Orthopade. 2018;47:871–9.
17. Urish KL, Conditt M, Roche M, Rubash HE. Robotic total knee arthroplasty: surgical assistant for a customized normal kinematic knee. Orthopedics. 2016;39:e822–7.

第**27**章 增强现实技术在关节置换中的应用

要点

- 增强现实是一种新的导航技术，它能够将临床信息叠加到外科医生的视野里。
- 除了个性化关节置换技术的规划和实施之外，骨科手术的培训也将受益于增强现实技术。
- 增强现实技术的实用性取决于计算机的算力、示踪系统的精度和环境理解算法的持续改进。

本章旨在介绍一些关于使用增强现实平台进行个性化髋膝关节置换的基本知识。本章由三个主要部分组成，第一部分简要介绍"现实概念"和最新的技术进步，这些技术上的进步使得这项新技术能够应用于手术室中；第二部分描述了增强现实的实施过程以及亟待解决的技术瓶颈；最后一部分提供了在手术室中使用这种技术的几个案例。

27.1 从现实到增强现实

外科医生习惯了与他们的手术环境相互动，在这个过程中，外科医生使用他们的感官以最佳的标准来执行复杂的任务。然而，视觉、触觉和听觉是他们工作中最容易依赖的，他们用感官评估病情的能力是通过医学训练和临床实践中的经验获得并提高的。

近几十年来，为了与人类感官进行互动，增强现实中使用的数字技术已经得到了发展。这些技术将使用者投射到通过数字存储器描述的现实中，然后这种数字化现实通过数字界面呈现给人类，这些界面媒介包括传递给眼睛的图像、给耳朵的声音和给触觉的压力。当数字系统能够感测到使用者的动作时，它就可以改变数字现实，并向使用者呈现出实时更新的界面。

除了触觉之外，这些技术已经广泛应用在了电子游戏中，特别是第一人称的射击游戏，在这种游戏中，画面是呈现在屏幕上的，这种案例使用的是非沉浸式虚拟现实，因为操作者仍然与他们现实的部分相连。沉浸式头盔的出现使操作者从现实中分离出来，并将操作者暴露于立体显示器下。在这种情况下，每只眼睛都有自己的显示器，计算机从不同的位置为每只眼睛呈现一幅画面。操作者的立体感知允许其在虚拟环境中的完全 3D 沉浸。此外，还可以用增强现实耳机把虚拟物体立体投影给现实环境中的操作者。

从一开始，增强现实中使用的数字技术就旨在改变操作者的感官体验。事实上，数字系统能够处理代表一个物体、一个场景的信息或者场景相关的信息，这就制造出某种现实。已经开发了几种产品可以通过这种界面向操作者的感官传递虚拟信息。主要的目标感官是视觉和听觉，屏幕和音频设备首先被用来帮助数字系统更好地向操作者传递虚拟信息。触觉也已经通过触觉设备的开发而得到解决，但触觉比较困难的是它涉及到机械力的传递，这种力的传递通过可穿戴设备是难以模拟的。增强现实的概念旨在将信息从虚拟现实投射到操作者的现实中，需要理解操作者的现实并正确呈现出虚拟对象。

信息的可用性与信息的质量及其呈现方式是密切相关的。例如，很难在低质量的图像和低精度的骨表面上进行术前规划，多年来这都是一个技术瓶颈。在过去的几十年里，数字世界在技术和可用性方面都有所进步，事实上，技术进步带来了更高的计算力、更好的输出界面和更小的设备体积。计算能力呈指数级增长，最新的超级计算机天河二号比 1954 年的 IBM 704 强大 2.73×10^{12} 倍。

随着计算能力的提高，实用性也随之提高，例如 1985 年发布的 Cray-2 和 iPhone 6 的计算能力差不多。如表 27.1 所示，技术的进步使我们现在能够方便地携带和使用这些设备，设备有更好的实用性。Cray-2 卖出了不到 100 台，而 iPhone 6 卖出了超过 2.2 亿台。专业水平是使用 Cray-2 的一个重要因素，它需要计算机科学家或工程师来使用，而几乎任何人都可以操作 iPhone 6。第二个关键因素是成本，

表 27.1　Cray-2 和 iPhone 6 在功耗、重量和价格方面的差异

	Cray-2	iPhone 6
功耗	195 000 W	~ 1 W
重量	2500 kg	0.129 kg
价格	3200 万美元	649 美元

此表显示了具有相同计算能力的 Cray-2 和 iPhone 6 在功耗、重量和价格方面的差异

Cray-2 的价格是 3200 万美元，而 iPhone 6 的价格是 649 美元。显示设备和图像渲染计算能力的改进推动了图像质量的进一步提高，并更好地将逼真度与现实联系起来（图 27.1）。触觉是与机器人领域相关的一个特殊部分。

这种简单的比较有助于了解数字技术的重要改进，这些改进推动了增强现实在临床领域的最新发展。通过更好的术前规划和实时可见的植入物定位参数，可以改善手术效果。增强现实是一种很有潜力的技术，通过此技术可以在手术中向手术医生提供额外的信息来辅助手术的进行。

27.2　增强现实是如何工作的？

增强现实技术旨在将虚拟元素引入操作者环境，所使用的信息需要与现实相关联，这意味着系统需要测量和理解操作者的场景，对其进行信息计算处理和渲染，然后将该信息与现实相关联地投射给操作者。为此，患者的位置以及相关工具和显示设备的相对位置是需要测量的关键要素，而且是计算反馈信息所必需的。

27.2.1　*示踪*

为了测量和示踪物体的位置，推出了几种技术，可以通过三种测量方法来实现：接触式、半接触式和非接触式，这取决于物体与测量设备之间的联系方式。

在接触式系统中，测量系统和物体之间存在机械性联系，例如 Acrobot 使用的数字化手臂来定位对象物体的位置和方向。手臂锚定在骨骼上，手臂的每个关节测量所有的空间参数，包括每个手臂节段之间的长度和角度数值。

半接触式系统依赖于解剖结构和标记之间的接触连接，以及标记和镜头之间的非接触连接。标记的空间位置通过光学系统的每个摄像机中标记的二维位置的三角测量来计算。由于附着在目标物上的每个标记独特的空间排布方式，系统能够识别目标物，实际上大多数的导航系统都是采用的这种方法。

非接触式系统是最近才出现的，仍然是一个发展中的概念。在这种情况下，没有任何设备与患者的解剖结构相接触，示踪不需要在患者身上附加任何的标记。Liu 等的研究显示，深度相机（depth camera）的出现使其成为可能[1]。深度相机是一种主动传感器，它将结构化的光模式投射到场景上，由于这种投射模式，深度相机可以重建场景的三维表面。在这种情况下，目标物的解剖结构即成为自身的标记，示踪是通过沿着时间识别和追踪物体表面来实现的。但这种方法尚处于早期阶段，只是在文献中提出了概念性的证明。这种方法很有前景，因为它不仅可以追踪骨骼的位置，而且可以跟踪骨骼的形态变化。对于接触式和半接触式的方法，操作者需要用专用的工具和追踪设备一起注册骨表面的信息，而不是像非接触式系统那样已经把目标物的三维表面信息传送给了系统，骨表面的信息将直接用于骨骼表面形态配准的计算阶段。

对于增强现实系统，半接触和非接触系统将是最合适的。图 27.2 显示了一个半接触和非接触追踪系统的混合解决方案，钻头通过标记进行追踪，股

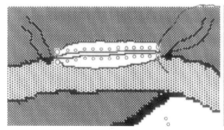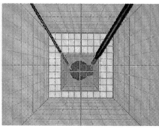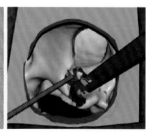

图 27.1　虚拟现实平台产生的图像显示了渲染质量随时间的演变，这增加了操作者的真实感。从左到右：1994 年的图像，2002 年的图像，2019 年的图像（摘自 [9–11]）

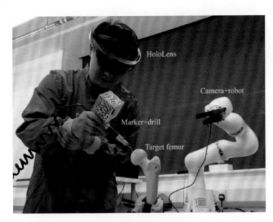

图 27.2　术中增强现实辅助系统的概念验证。该系统在增强现实头盔中引入了对股骨的非接触式追踪系统和对操作者的视觉反馈。这种设置的一个特点是由机械臂自动定位深度相机，以确保在遮挡出现时仍能看到股骨，该工具仍然用附加标记的经典半接触式追踪方法进行追踪（摘自[1]）

骨头用深度相机进行追踪。

接触式和半接触式追踪系统的瓶颈是在手术开始时需要一个骨骼形态的数字化阶段，并且每个骨骼的修改控制都需要一些时间来执行。然而，它们对于骨骼形状的修饰是可靠的，因为它们是依靠标记物来进行示踪。对于非接触式系统，其技术瓶颈是深度传感器的精度和系统对所测三维场景的理解，以准确分辨和识别场景中的不同物体。

27.2.2　计算

计算过程包括两个操作，第一个操作是用术前图像对解剖形态进行注册，第二个操作是从原始信息中计算临床指标，例如将实际情况与术前计划进行比对。由于患者在术前成像时的体位和在手术室中的实际位置是不同的，因此需要进行注册配准操作。这一过程需要从术前信息和术中信息中识别相应的元素，以便计算它们之间的空间变换。在骨科手术中，这一操作比较容易，因为与软组织手术相比骨组织是较硬的。对于接触式和半接触式的追踪方法，这一操作很可靠并已经用于大多数的导航系统中。通常是使用基于基准点的注册方法，在这种情况下，解剖上的基准点在术前图像中进行标注，并在手术中由医生确认。通过空间变换，将骨骼样本点与术前表面影像相吻合。这种方法中骨表面的确认由医生完成，医生自己来进行识别和采样。注册过程通常是由 CT 数据合成的表面和术中的采样

点匹配完成。如果使用非接触式方法，这一操作会比较困难，因为深度相机记录环境、骨骼、软组织和背景多种信息，分析的第一步是分析区分组织的性质，区分完成后，测量得到的骨表面才能与术前影像得到的骨表面进行匹配。第二步计算操作侧重于处理先前为患者解剖结构和设备的位置获得的位置信息，来传递临床相关的信息。将术中实际的状况和术前或术中规划相比对，自始至终，每一步特定的手术步骤，都将比对相应的信息。例如，在膝关节置换股骨远端切骨的过程中，摆锯的位置会与股骨的位置相比对，这样的话系统就可以计算实际切骨平面和术前规划的相对位置。然后可以提取两条有意义的临床信息，包括切骨平面和正确平面之间的角度误差，以及和切入点之间的距离误差。

27.2.3　可视化

可视化的过程是产生图像，并呈现给操作者。在增强现实中，代表数字现实的图像必须与医生的现实相一致。为了这个目的，对象的追踪信息和头戴式耳机允许定义现实中的视点，并在正确的位置呈现虚拟对象。图 27.3 和图 27.4 显示了视觉反馈的例子，临床信息呈现在手术医生的视野里。在图 27.4 中，该信息覆盖在真实物体上，相反，在图 27.3 中，信息作为虚拟仪表板放在场景对象之外。实际的瓶颈是系统在适应场景改变时花费的时间，例如在快速运动的情况下，在测量追踪信息的时刻、图像渲染完成的时刻以及最终显示图片的时刻之间，视点的位置可能不同。这将在视觉反馈中产生一些不一致。这个问题可以通过减少追踪和渲染的延迟来解决，以后技术性能的提高将会解决这些问题。

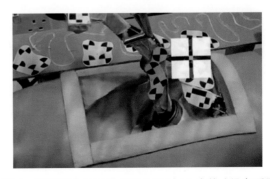

图 27.3　这张照片显示的是学生通过 AR 头戴式设备看到的视图，交叉线上的绿点代表到达目标的距离，垂直方向代表外展角，水平方向代表前倾角。该点会保持红色直到两个角度的误差都小于 1° 时转为绿色（摘自[8]）

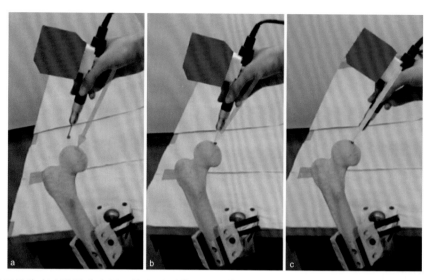

图 27.4　这张照片显示操作者在髋关节表面置换中看到的股骨头钻头的视觉反馈，箭头表示入点和目标方向。（a）箭头是全红的，因为入点和方向都没有满足小于 1° 和 1 mm 的误差范围。（b）入点的误差小于 1 mm，显示为绿色的箭头尖端。（c）箭头全绿表示方向也满足小于 1° 的误差范围（摘自 [1]）

27.3　增强现实技术如何帮助手术?

髋关节和膝关节置换手术的成功与假体植入位置密切相关。当考虑到每个关节的解剖和运动学的个性化植入时，精确的植入是尤为重要的。也就是说，要遵循个性化的术前规划，植入就需要尽可能的精确，而且需要这种精度的实时反馈，以确保最终的结果与规划的一致。增强现实将很快融入骨科的不同方面。事实上，手术的一些步骤会得益于信息的三维呈现。增强现实技术将提高术前和术中规划、术中辅助和医生的培训等能力和水平。

27.3.1　术前和术中规划

为了准备手术，医生需要考虑信息的诸多方面。解剖的外形通常是以 2D 的信息方式呈现的，例如 X 线片、CT 断层扫描，甚至是 3D 表面信息呈现在屏幕上依然是以 2D 的形式。这种信息的 3D 特性会受到呈现界面的限制，而新的增强现实头戴式设备可以让每只眼睛都有自己的屏幕，这样的话术前规划就可以以 3D 界面的形式更准确地呈现出来。这将有助于临床医生充分理解空间属性、感知深度，并最终有利于植入的质量和潜在的临床结果。

27.3.2　术中辅助

如今，一些设备已经能够提供术中辅助功能，例如导航或者机器人系统。但是，用来显示反馈信息的主界面是位于手术区域旁边的屏幕，这就意味着手术医生必须将他们的注意力分散在手术区域和屏幕之间。增强现实技术可以通过将反馈信息直接叠加到视野中，帮助医生将注意力集中在患者身上。这就增强了手术室的人体工程学。手术医生能够在保持对其姿势进行精确运动控制的同时，获得来自导航系统的信息反馈。Pr Rodriguez 的研究迈出了第一步，他把导航屏幕投影到手术医生的视野中，这一简化步骤避免了头戴式设备精确定位和图像处理延时等限制，确保了反馈信息直接叠加到患者身上的可靠性。Pr Gregory[2] 在肩关节手术中使用了全息透镜，手工完成注册。因为全息透镜把自己定位在参考房间内，一旦透镜定位错误（±5 mm[3]）或患者移动，配准就会失效，需要矫正。这就突出了增强现实技术在示踪阶段的重要性。

最后，髋膝关节置换的个性化运动学技术的目标是在考虑到关节运动学参数的情况下恢复个体的关节解剖。增强现实技术可以提高恢复自然解剖的精度，也能够高质量植入最终的假体。

很快，这项技术将会涵盖到手术医生进行手术所需的所有信息，这些信息可以贯穿手术的所有步骤，从截骨平面的定位到假体的最终植入位置。此外，在某些情况下，一旦手术开始并已经完成了切骨，那么标记假体位置所需的一些标记就可能发生了改变。这些标记便不再可靠，并可危及最终假体的植入位置。

一些临床前的应用测试中已经将其用于髋膝关节手术。对于髋关节置换手术来讲，Fotouhi 等[4] 使用实时 RGBD 数据覆盖 C 臂机的数据来帮助髋关节置换中臼杯的定位，深度、前倾角和外展角的误差水平分别是 1.98 mm、1.10° 和 0.53°。Liu 等[1] 在髋关节表面置换中导向孔的钻孔中使用机器人辅助深度数据，将钻孔位置和方向与术前计划进行比较，发现平均误差接近 2 mm 和 2°。Van Duren 等[5] 使用数字荧光成像模拟器和正交摄像机追踪在动力髋螺钉插入过程中导丝上的彩色标记，该算法的精度随着迭代次数的增加而增加。当迭代到 20 代的时候，误差逐渐达到了 2 mm。Hiranaka 等[6] 展示了在股骨头螺钉插入过程中，使用增强现实技术在手术医生视野内投影透视机显示器，有助于改善精度、射线暴露和操作时间。在膝关节手术中，Dario 等[7] 使用了一种用于关节镜手术的增强现实机电工具，总体系统误差在 3～4 mm。

这些初步结果显示增强现实技术可以帮助手术医生在膝关节置换和髋关节置换中提高效率和安全性，特别是个性化的假体定位上。

27.3.3　培训

增强现实很快将在医疗实践的各个方面发挥重要作用。例如，增强现实已经被用在了髋关节的培训平台上，这个平台可以反馈髋臼杯和目标位置的相对关系。通过这种方式，受训者可以利用来自头戴式设备的实时反馈信息来提高其安装髋臼杯的外展和前倾的准确性。这种方法有助于避免视觉反馈和精细运动控制训练中的任何中断，例如，用于髋臼杯定位的增强现实训练平台训练一个医学生时和传统的专家训练效果几乎相同[8]。图 27.3 显示在全髋关节置换术这一关键步骤中，训练平台的视觉反馈和专家反馈是相当的。

27.4　结论

增强现实技术无疑将很快在辅助关节置换手术中发挥重要作用，与计算机导航系统或机器人不同，增强现实可能通过更好的术中人体工程学和工作流程来提高植入的精度，而不会显著地增加额外成本。在增强现实技术完全融入日常临床工作之前，还有一些技术瓶颈必须得到解决。

（Edouard Auvinet, Cedric Maillot, Chukwudi Uzoho 著

李子剑 译　王志为　谢杰 审校）

参考文献

1. Liu H, Auvinet E, Giles J, Rodriguez F. Augmented reality based navigation for computer assisted hip resurfacing: a proof of concept study. Ann Biomed Eng. 2018;46(10):1595–605.

2. Gregory T, Gregory J, Sledge J, Allard R, Mir O. Surgery guided by mixed reality: presentation of a proof of concept. Acta Orthop. 2018;89(5):480–3.

3. Auvinet E, Galna B, Aframian A, Cobb J. O100: validation of the precision of the Microsoft HoloLens augmented reality headset head and hand motion measurement. Gait Posture. 2017;57(1):175–6.

4. Fotouhi J, Alexander CP, Unberath M, Taylor G, Lee SC, Fuerst B, et al. Plan in 2D, execute in 3D: an augmented reality solution for cup placement in total hip arthroplasty. J Med Imaging. 2018;5(02):1.

5. van Duren BH, Sugand K, Wescott R, Carrington R, Hart A. Augmented reality fluoroscopy simulation of the guide-wire insertion in DHS surgery: a proof of concept study. Med Eng Phys. 2018;55:52–9.

6. Hiranaka T, Fujishiro T, Hida Y, Shibata Y, Tsubosaka M, Nakanishi Y, et al. Augmented reality: the use of the PicoLinker smart glasses improves wire insertion under fluoroscopy. World J Orthop. 2017;8(12):891–4.

7. Dario P, Tonet O, Megali G. A novel mechatronic tool for computer-assisted arthroscopy. IEEE Trans Inf Technol Biomed. 2000;4(1):15.

8. Logishetty K, Western L, Morgan R, Iranpour F, Cobb JP, Auvinet E. Can an augmented reality headset improve accuracy of acetabular cup orientation in simulated THA? A randomized trial. Clin Orthop Relat Res. 2019;477:1190–9.

9. Ota D, Loftin B, Saito T, Lea R, Keller J. Virtual reality in surgical education. Comput Biol Med. 1995;25(2):127–37.

10. Seymour NE, Gallagher AG, Roman SA, O'Brien MK, Bansal VK, Andersen DK, Satava RM. Virtual reality training improves operating room performance results of a randomized, double-blinded study. Ann Surg. 2002;236(4):458–64.

11. De Luca G, Choudhury N, Pagiatakis C, Laroche D. A multi-procedural virtual reality simulator for orthopaedic training. Virtual, augmented and mixed reality. Applications and case studies. HCII 2019. Lect Notes Comput Sci. 2019;11575:256–71.

第**28**章 运动学对线全膝关节置换术后假体组件位置的质量评价

要点

• 运动学对线（KA）的膝关节假体植入是参考患者的关节面和韧带张力，而不是机械轴。

• 这种对线技术术后 X 线片的评估也需要专门的方法。

• 假体的位置必须参考患者自身的解剖进行测量，因此在大多数患者会出现股骨的外翻定位、胫骨的内翻定位和关节线的倾斜。

• 在所有三个平面上对三维图像进行评估可以对旋转对线提供更准确的信息。

28.1 导言

膝关节置换术后的影像学评价是术后常规处理的必要部分。虽然膝关节置换术后的效果越来越多地关注于功能评分，但传统的 X 线片在术后诊断和处理并发症上还有着重要作用，特别是冠状面上假体组件的对线在机械学对线（mechanically aligned，MA）TKA 的假体生存率上起着重要作用[1-4]。

膝关节协会全膝关节置换术放射学评价和评分系统最初发表于 1989 年[5,6]，是基于解剖轴的膝关节置换术后 X 线报告的系统的方法，然而，对 TKA 术后对线的诠释和评价可能受到不同手术理念的影响。

在这一章中，我们旨在讨论 TKA 的运动学对线如何影响术后 X 线片的解读。此外，我们对传统的局部前后位和侧位 X 线片是否足以评价运动学对线 TKA 提出质疑。

28.2 什么是运动学对线？

膝关节的运动是通过软组织结构（韧带和半月板）与股骨、胫骨关节面之间的生物力学相互作用

获得的。相对于各自的机械轴，平均的股骨关节角（femoral joint angle，FJA）近似 3° 外翻，胫骨关节角（tibial joint angle，TJA）近似 3° 内翻[7]。因此，平均固有的膝关节线相对于下肢机械轴是 3° 内翻。

Freeman 等首先描述了 TKA 的机械学对线方法，它目前仍是膝关节置换的金标准。机械学对线旨在创建一个中立的下肢力线。这是通过在股骨远端和胫骨近端做垂直于机械轴的截骨而实现的，此外，股骨后髁切骨要有 3° 的外旋。这样做的净效益是用一条新的关节线来获得均等的负荷分布，当达到这一目标时有助于保证假体的生存率[3,8,9]。

然而在最近，Stephen Howell 等提出了一种 TKA 对线的替代方法，正式的名称是运动学对线（kinematic alignment，KA）。许多关于运动学对线的工作的原动力是机械学对线 TKA 术后的高不满意率[10]，于是开始质疑这一传统手术理念。KA 的原则是纠正关节畸形、重建患者自身的固有关节方向，提供更为个性化的关节置换。考虑到骨和软骨的损失，关节表面置换是通过调整切骨厚度以匹配假体厚度来实现的。

对于 KA 的理解需要了解膝关节的运动学轴线，Hollister 等在 20 世纪 90 年代早期[11]以及最近的 Eckhoff 等[12]介绍了 KA 背后的生物力学原理。虽然膝关节的机械轴是基于二维模式（冠状面和矢状面），但运动轴是基于其三维的定位，从定义上讲，三个运动轴线包括：

• **主横轴**（或圆柱轴，或经髁轴）：这条轴线通过与股骨内髁和外髁关节面相吻合的圆心，代表了胫骨在股骨上从 10° 到 120° 的屈曲轴线。

• **次横轴**：这条轴线与主横轴平行，位于其近端，代表了髌骨在股骨上屈伸的轴线。

• **纵轴**：它代表了胫骨的纵轴，是胫骨围绕股骨做内外旋转的轴线，该轴线垂直于主横轴和次横轴。

KA 的关节操作目标是将适当尺寸的股骨假体的横轴与股骨的主横轴相共轴，以此来恢复三个轴线之间的正常相互关系。

28.3　MA 与 KA 之间假体的位置有何变化？

到目前为止，大部分膝关节置换术后对线的评价文献都是基于机械学对线，采用前面说的标准 X 线片来做的。对 MA 膝关节的影像学评价通常会证明关节处于 4°～6° 的外翻（胫股解剖角），Fang 等报告的理想的范围是 2°～7°[8]。股骨假体的对线通常是相对于股骨纵轴 5°～9° 的外翻[13]。胫骨假体垂直于胫骨的长轴。Ritter 等报道 6070 例 TKA 最少随访 2 年，假体失败更多的是出现在假体相对于胫骨轴线小于 90°（例如外翻）和股骨假体大于 8° 的外翻。

相比之下，KA 假体对线就更加多变。Dossett 等的一项研究报道了他们比较运动学对线和机械学对线膝关节的 RCT 研究，他们注意到在 KA 组股骨假体更加外翻、胫骨假体更加内翻放置的趋势，重要的是，他们报道下肢整体机械学对线在两组是近似的，KA 组的髋 - 膝 - 踝角是平均 0.3° 内翻，MA 组是 0°。他们得出的结论是自然关节线的倾角（最好是在负重位全下肢全长片上评价）在 KA 组比 MA 组获得更好的恢复。

这一研究的结果在 Lee 等[15]最近做的 KA 与

MA 膝关节置换系统综述中得到了呼应，他们得出的结论是：虽然两组下肢的整体力线是相似的，但在 KA 组股骨假体对线更加的外翻，胫骨假体对线会更加的内翻。他们还进一步得出结论，KA 组的关节线倾斜度与正常膝关节相似，这也是 MA 没能做到的。

28.4　KA TKA 的影像学评价方法

假体位置的评价传统上是常规用负重位前后片和侧位片来评价。和 MA 不同，KA 是用同侧术前片或正常的对侧膝关节片作为参照进行比较。

使用这些 X 线片，假体在冠状面上的对线可以用解剖轴和相应假体组件关节面的切线之间的夹角来表示，并与术前的影像对比（图 28.1）。此外，负重位冠状面上还可以评价关节线的倾斜度（图 28.2）。

在侧位片上，评价股骨假体的偏心距，来提示股骨假体尺寸是否过大、过小或过度前置。后髁偏心距定义为后髁投影到股骨后皮质切线的垂直距离（图 28.3）。偏心距的减小可能会因为胫骨假体与股骨干后侧撞击而限制膝关节活动度。同样的，股骨

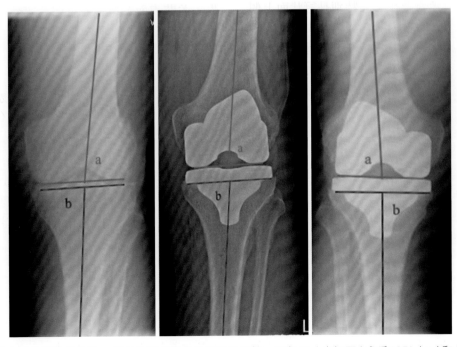

图 28.1　用解剖轴来评价假体的位置。将术前和术后的角度进行比较，证实 KA（中间图）术后 LDFA（a）和 MPTA（b）的恢复。相比之下，使用 MA 技术的对侧膝关节可见这些角度的变化（右图）

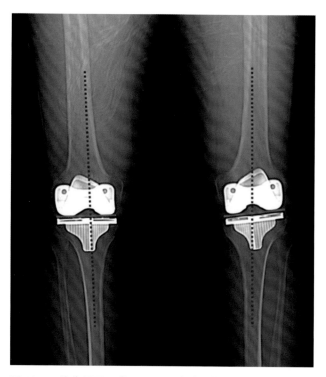

图 28.2　综合显示：①KA TKA（左膝）恢复了膝关节线的自然倾斜度（红线）并保持了自然膝关节的力线（蓝线），尽管胫骨假体解剖上是内翻对线；②MA TKA（右膝）改变了自然膝关节线的倾斜度（红线）。

假体的过度前置可能会导致髌股关节间室的过度填充，从而导致不良后果。在矢状面上评价股骨后髁轮廓和股骨假体的匹配也是一个评价股骨尺寸的有用的方法。

胫骨假体通常放置在能够提供最大的骨覆盖的同时优化髌骨轨迹。恢复胫骨的后倾来确保关节在前后位的稳定性，同时允许膝关节高屈曲和保持膝关节运动学。胫骨的后倾是由通过胫骨中段画条线和胫骨假体的切线相交得到（图 28.4）。

关节线高度的保持对于膝关节运动学也起着重要作用，会影响到膝关节活动度和髌股关节的接触应力[16]。这可能是通过它对后交叉韧带的功能的影响来发挥作用。关节线高度的评价可以在侧位 X 线片上进行，通常通过测量胫骨结节上缘和胫骨假体平面之间的垂直距离来表示（图 28.4）。

术后低位髌骨会因为髌骨轨迹不良和对活动度的进一步限制，对 TKA 术后效果产生负面影响。术后低位髌骨的定义是髌腱长度较术前减小10%。

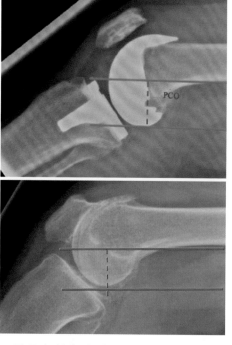

图 28.3　测量术前和术后股骨后髁偏心距（posterior condylar offset，PCO）。以股骨后皮质和股骨后髁两条平行线之间的垂直距离来表示

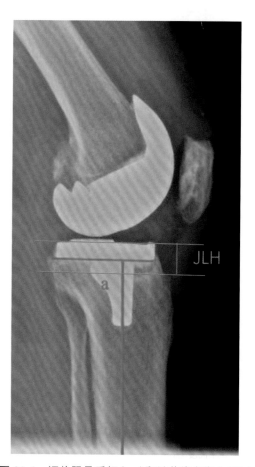

图 28.4　评价胫骨后倾（a）和关节线高度（JLH）

手术技术中比如过多切除髌下脂肪垫导致髌腱缺血是髌骨低位的常见原因[17-19]。同样，一些因素例如假体的设计和关节线的抬高同样也会影响髌骨高度，双交叉韧带替代型假体的髌腱短缩程度与交叉韧带保留型假体相比更接近自然膝关节[20]。虽然有很多髌骨高度的测量方法，但 Insall-Salvati 比率具有许多理论上的优势，因为其不受关节线位置、膝关节大小、膝关节位置和摄片放大率的影响。这种测量方法在 1971 年首先被描述[21]，是通过髌腱长度与髌骨对角长度之比计算的（图 28.5）。而后，Grelsamer 和 Meadows 在 1992 年改良了这一测量方法，以弥补识别真实髌骨和髌腱长度的不确定性[22]，这一改良方法可以作为 Insall-Salvati 比率的补充。

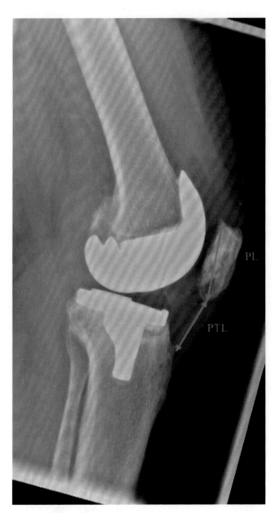

图 28.5　髌骨高度评估。Insall-Salvati 比值是髌腱长度（PTL）与髌骨长度（PL）的比值

28.5　用传统的局部 X 线片评价运动学 TKA 是否足够？

TKA 术后的传统做法是用局部 X 线片来评价假体位置和胫股关节整体对线，对于门诊患者，这样做更方便，且减少射线暴露。

虽然有支持这样的方法提供了足够的临床信息[23]，但最近的一些研究比较了负重下髋-膝-踝全长片来评价冠状面上的对线，对局部 X 线片的准确性提出了质疑[24, 25]。此外，虽然非负重位片能够提供股骨和胫骨假体相对于解剖轴的对线关系，但却不能准确地反映膝关节假体是如何承受功能性负荷的，对功能性负荷的评价与 MA 和 KA 理念都相关。Hutt 等[26]的研究强调了这一点的重要性，他们评价了 50 例 KA TKA 的术后片，如果观察胫骨假体相对于胫骨机械轴时（就像在局部 X 线片上评价时那样），会发现过度内翻的错误对线（66% 偏出安全区 3° 内翻），这是一种误导，如果在负重全长片上对关节线角度做评价时，偏出会明显变小（12%）。Hutt 得出结论，KA TKA 通常会造成关节线相对于胫骨机械轴为内翻成角，如果是负重位，实际的关节线方向变得更容易接受，这可能解释了 KA 膝关节早期可靠的生存率。

尽管如此，人们普遍认为负重位全长片在评价 MA TKA 或在做研究时更有意义，对于 KA TKA，传统的术后局部 X 线片在冠状面和矢状面上与术前股骨远端和胫骨近端相比较已经能够提供足够的信息了。

28.6　CT 评价的作用

到目前为止，本章已经描述了 KA TKA 术后二维冠状面和矢状面的假体位置评价方法。目前，没有文献支持 3D 影像如 3D-CT 在评价 KA TKA 方面优于 2D 影像。我们认为这是因为 KA 依然是一个相对新的概念，目前许多文献仍关注于患者效果和假体生存率的评价上。显而易见的是尽管我们用标准 X 线片可以对假体的内外翻和前后位置进行评价，但对于旋转对线的评价价值非常有限[27-29]。而且，许多研究都证实由于拍片时体位的改变和放大率的变化会对评价的准确性造成挑战[30,31]。早期描述的旋转评价方法仅限于假体的设计[32,33]，因此对于旋转评价的金标准是断层 CT 扫描[34]，而与是 KA 还是 MA 无关。

关于 KA 膝关节，正如前面讨论的，这一理念侧重于膝关节的三维模型，在这种情况下，CT 在评估方面可以发挥一定作用，特别是轴面上对股骨假体的旋转位置评价。Hirschmann 等的一项研究中对传统 X 线片、2D-CT 横断面和 3D-CT 重建在 TKA 假体位置的评价进行了比较，结论是他们 3D-CT 重建的方法对假体旋转、矢状面和冠状面假体位置的评价可以减少测量误差，可以减少观察者之间和观察者自身的误差。CT 的一个局限是不能够常规行负重位成像，如前所述负重位片对理解关节的功能性载荷传递非常重要。因此，在 CT 能够常规可用之前，负重位 X 线片仍然是一种最有用的方法。

同样，在这一点上考虑是否常规评价 KA TKA 轴向定位的临床相关性也很重要。基于测量截骨法的手术策略，不能平行后髁截骨的理论可能性很低。再加上胫骨假体在轴向定位上有更大的容忍度（30°~40°），这可能表明 KA TKA 与 MA TKA 相反，整体的轴向定位不太可能成为临床问题的主要原因，因此没有太多评估价值。

28.7　总结

因为在功能结果和患者满意度上很好的早期报道，KA TKA 正成为越来越流行的理念，对功能性负荷的评估是评价 KA TKA 的关键部分，传统的局部 X 线片为解剖学评估假体位置提供了足够的信息，特别是与术前或对侧正常 X 线片做对比的时候，但文献中还是有提示局部 X 线片上显示的过度内翻或外翻的对线异常在 KA 模式下有错误解读的可能。术后 CT 扫描作为常规评价假体位置的作用仍不确定。

经验与教训：

1. KA TKA 的早期临床结果是可靠的。
2. 目前局部 X 线片为术后评价 KA 关节提供的信息是足够的。
3. 将术后片与同侧术前或对侧正常 X 线片做比较是评价假体位置准确性的重要组成部分。
4. CT 扫描和全长片在评价 MA TKA 或作为研究内容起着越来越重要的作用，它们作为 KA TKA 的常规评价还没有一致的结论。

28.8　病例

62 岁男性，双侧膝关节骨关节炎，表现为左膝严重的机械性疼痛（图 28.6、图 28.7）。下肢明显内翻，但可矫正。使用手工工具和卡尺测量技术为患者植入了运动学对线的内轴设计的膝关节假体（图 28.8）。在术前计划和操作过程中，难点是对内侧间室骨缺损的估计。右膝关节的骨缺损可以忽略，如果与右膝关节相比较，那么左膝胫骨侧和股骨侧分别有 4 mm 和 1 mm 的骨缺损。

膝关节假体的运动学定位的质量控制可以在术中进行，而不仅仅在术后的 X 线片上。这是通过使用卡尺测量每个切骨的厚度来实现的，要补偿软骨和骨的损失，目的是和假体的厚度相匹配。由于卡尺测量是很精确的，这种方法无疑是保证正确运动学对线的最佳方法。术后，可以通过比较人工关节线和自然关节线来评价运动学对线的质量。可以使用对侧膝关节（术后含有双侧膝关节的冠状面 X 线片）或者是手术侧的术前片来比较。对于这个有骨缺损的特定的病例，可以用对侧膝关节来做术后参照（图 28.7、图 28.9）。虽然局部 X 线片足以评价运动学植入的质量，但全长片也有价值，可以评价下肢的整体力线（髋 - 膝 - 踝角）。

2D 图像的测量精度不高（三维结构转化为二维，膝关节在轴面上和矢状面上的旋转对冠状面上的测量影响明显），因此 3D 图像能够更准确地评估，应该成为标准。

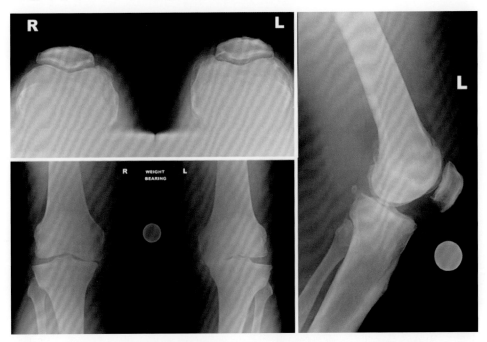

图 28.6　双侧原发性膝关节骨关节炎，累及内侧间室，左膝更为严重

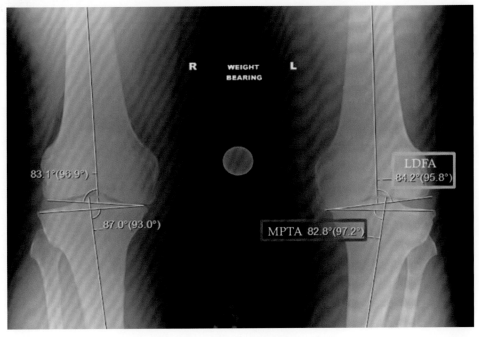

图 28.7　在局部 X 线片上测量股骨远端外侧角（LDFA）和胫骨近端内侧角（MPTA）。右膝的骨缺损可以忽略不计，可以用来估计股骨和胫骨关节线在关节炎之前的位置。估算左膝股骨远端的骨缺损是 1 mm（84.2°−83.1°=1.1°），胫骨内侧平台的骨缺损是 4 mm（87°−82.8°=4.2°），1° 膝关节畸形大约对应 1 mm 关节面的骨缺损

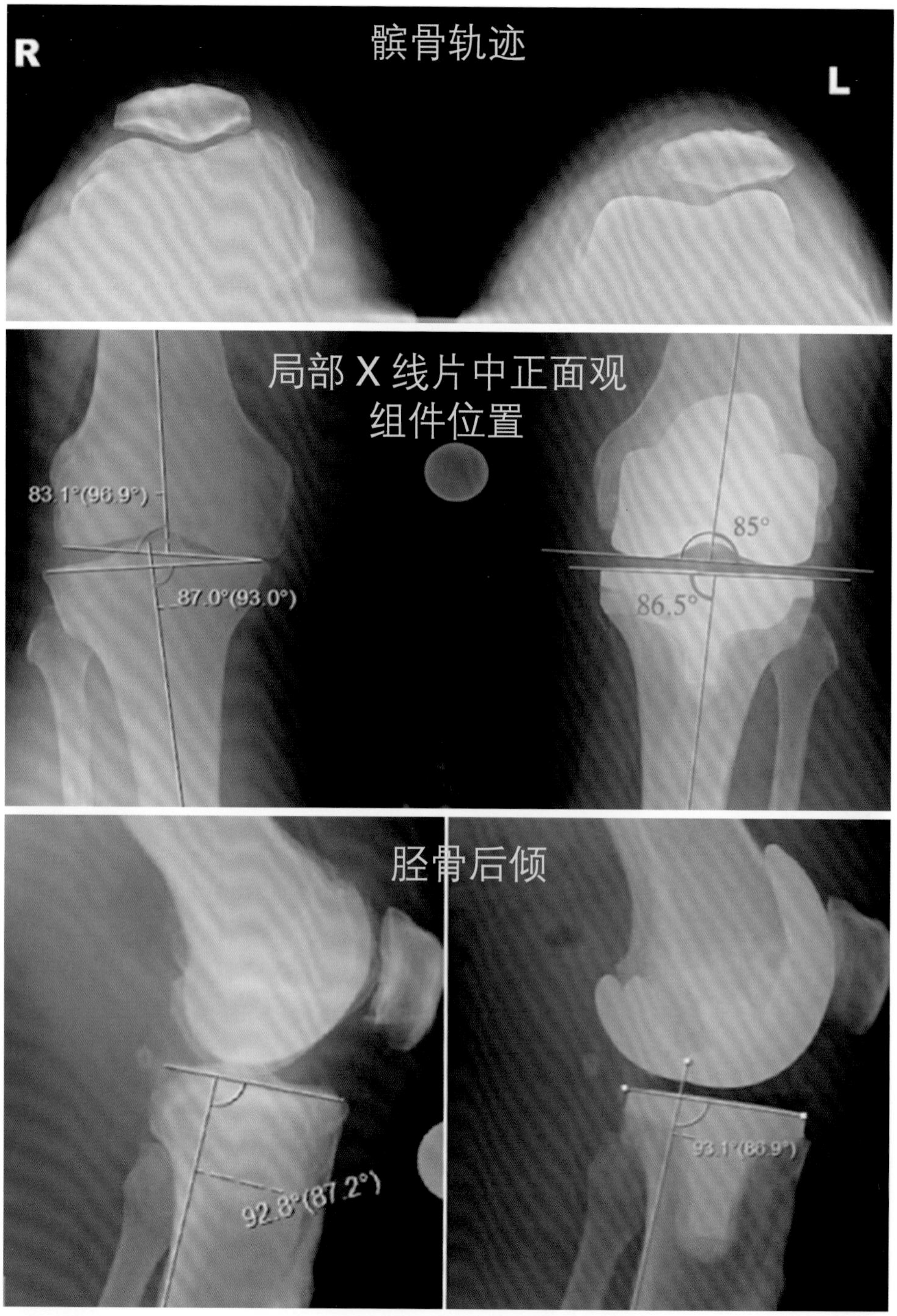

图 28.8　用膝关节局部 X 线片（轴位、正位和侧位）来评估假体运动学植入的质量，可以对比左侧的手术侧和右侧的自然侧关节线的对线。髌骨轨迹在术中很好，是采用无拇指技术评估的，但术后轴位片上髌骨有意料外的外移，其重要性还不清楚，患者在术后 1 年的随访中没有任何抱怨。在冠状面上，两侧膝关节角度上的差异更像是二维测量上的不精确造成的，因为术中卡尺测量的切骨量是很精确的，因此可以保证股骨远端关节线重建到关节炎发病前的位置

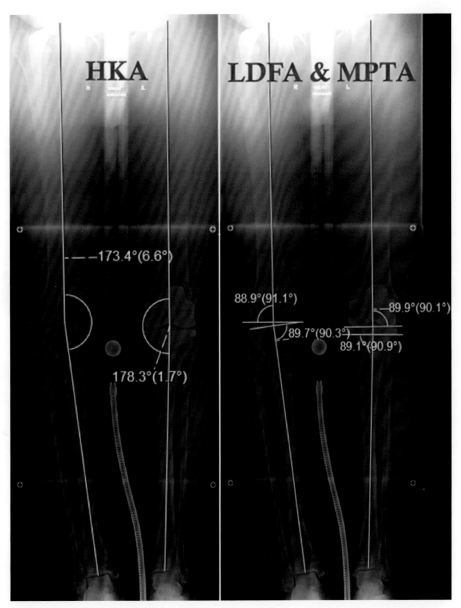

图 28.9 下肢全长片也可以用来评价假体冠状面的位置（机械 LDFA 和 MPTA），还可以通过测量髋－膝－踝（HKA）角来评价整体力线。在这个病例中，冠状面假体运动学定位的结果近似于机械学植入，但是两种对线技术在轴位和矢状位上的假体定位还是有区别的

（Raj R. Thakrar, SamOussedik 著　李子剑 译

王志为　谢杰 审校）

参考文献

1. Longstaff LM, Sloan K, Stamp N, Scaddan M, Beaver R. Good alignment after total knee arthroplasty leads to faster rehabilitation and better function. J Arthroplast. 2009;24(4):570–8. [cited 2018 Jul 30]. http://www.ncbi.nlm.nih.gov/pubmed/18534396

2. Choong PF, Dowsey MM, Stoney JD. Does accurate anatomical alignment result in better function and quality of life? Comparing conventional and computer-assisted total knee arthroplasty. J Arthroplast. 2009;24(4):560–9. [cited 2018 Jul 30]. http://www.ncbi.nlm.nih.gov/pubmed/18534397

3. Ritter MA, Davis KE, Meding JB, Pierson JL, Berend ME, Malinzak RA. The effect of alignment and BMI on failure of total knee replacement. J Bone Joint Surg Am. 2011;93(17):1588–96. [cited 2018 Jul 30]. http://www.ncbi.nlm.nih.gov/pubmed/21915573

4. Benjamin J. Component alignment in total knee arthroplasty. Instr Course Lect. 2006;55:405–12. [cited 2018 Jul 31] http://www.ncbi.nlm.nih.gov/pubmed/16958475

5. Ewald FC. The Knee Society total knee arthroplasty roentgenographic evaluation and scoring system. Clin Orthop Relat Res. 1989;248:9–12. [cited 2018 Aug 12]. http://www.ncbi.nlm.nih.gov/pubmed/2805502

6. Scuderi GR, Bourne RB, Noble PC, Benjamin JB, Lonner JH, Scott WN. The new knee society knee scor-

ing system. Clin Orthop Relat Res. 2012;470(1):3–19. https://doi.org/10.1007/s11999-011-2135-0. [cited 2018 Jul 30]. http://link.springer.com/

7. Moreland JR, Bassett LW, Hanker GJ. Radiographic analysis of the axial alignment of the lower extremity. J Bone Joint Surg Am. 1987;69(5):745–9. [cited 2018 Aug 11]. http://www.ncbi.nlm.nih.gov/pubmed/3597474

8. Fang DM, Ritter MA, Davis KE. Coronal alignment in total knee arthroplasty. J Arthroplast. 2009;24(6):39–43. [cited 2018 Aug 11]. http://www.ncbi.nlm.nih.gov/pubmed/19553073

9. Jeffery RS, Morris RW, Denham RA. Coronal alignment after total knee replacement. J Bone Joint Surg Br. 1991;73(5):709–14. [cited 2018 Aug 9]. http://www.ncbi.nlm.nih.gov/pubmed/1894655

10. Bourne RB, Chesworth BM, Davis AM, Mahomed NN, Charron KDJ. Patient satisfaction after total knee arthroplasty: who is satisfied and who is not? Clin Orthop Relat Res. 2010;468(1):57–63. [cited 2018 Jun 3]. http://www.ncbi.nlm.nih.gov/pubmed/19844772

11. Hollister AM, Jatana S, Singh AK, Sullivan WW, Lupichuk AG. The axes of rotation of the knee. Clin Orthop Relat Res. 1993;290:259–68. [cited 2018 Jun 3]. http://www.ncbi.nlm.nih.gov/pubmed/8472457

12. Eckhoff DG. Three-dimensional mechanics, kinematics, and morphology of the knee viewed in virtual reality. J Bone Joint Surg. 2005;87(suppl_2):71. https://doi.org/10.2106/JBJS.E.00440. [cited 2018 Aug 12]. http://jbjs.org/cgi/doi/

13. Allen AM, Ward WG, Pope TL. Imaging of the total knee arthroplasty. Radiol Clin North Am. 1995;33(2):289–303. [cited 2018 Aug 12]. http://www.ncbi.nlm.nih.gov/pubmed/7871170

14. Dossett HG, Swartz GJ, Estrada NA, LeFevre GW, Kwasman BG. Kinematically versus mechanically aligned total knee arthroplasty. Orthopedics. 2012;35(2):e160–9. [cited 2018 Aug 11]. http://www.ncbi.nlm.nih.gov/pubmed/22310400

15. Lee YS, Howell SM, Won Y-Y, Lee O-S, Lee SH, Vahedi H, et al. Kinematic alignment is a possible alternative to mechanical alignment in total knee arthroplasty. Knee Surg Sports Traumatol Arthrosc. 2017;25(11):3467–79. [cited 2018 Sep 30]. http://www.ncbi.nlm.nih.gov/pubmed/28439636

16. Figgie HE, Goldberg VM, Heiple KG, Moller HS, Gordon NH. The influence of tibial-patellofemoral location on function of the knee in patients with the posterior stabilized condylar knee prosthesis. J Bone Joint Surg Am. 1986;68(7):1035–40. [cited 2019 Mar 24]. http://www.ncbi.nlm.nih.gov/pubmed/3745240

17. Kayler DE, Lyttle D. Surgical interruption of patellar blood supply by total knee arthroplasty. Clin Orthop Relat Res. 1988;229:221–7. [cited 2019 Mar 24]. http://www.ncbi.nlm.nih.gov/pubmed/3349681

18. Weale AE, Murray DW, Newman JH, Ackroyd CE. The length of the patellar tendon after unicompartmental and total knee replacement. J Bone Joint Surg Br. 1999;81(5):790–5. [cited 2019 Mar 24]. http://www.ncbi.nlm.nih.gov/pubmed/10530838

19. Lee G-C, Cushner FD, Scuderi GR, Insall JN. Optimizing patellofemoral tracking during total knee arthroplasty. J Knee Surg. 2004;17(3):144–9; discussion 149–50. [cited 2019 Mar 24]. http://www.ncbi.nlm.nih.gov/pubmed/15366269

20. Brilhault J, Ries MD. Measuring patellar height using the lateral active flexion radiograph: effect of

total knee implant design. Knee. 2010;17(2):148–51. [cited 2019 Mar 24]. http://www.ncbi.nlm.nih.gov/pubmed/19720535

21. Insall J, Salvati E. Patella position in the normal knee joint. Radiology. 1971;101(1):101–4. [cited 2019 Mar 24]. http://www.ncbi.nlm.nih.gov/pubmed/5111961

22. Grelsamer RP, Meadows S. The modified Insall-Salvati ratio for assessment of patellar height. Clin Orthop Relat Res. 1992;282:170–6. [cited 2019 Mar 24]. http://www.ncbi.nlm.nih.gov/pubmed/1516309

23. Patel DV, Ferris BD, Aichroth PM. Radiological study of alignment after total knee replacement. Int Orthop. 1991;15(3):209–10. https://doi.org/10.1007/BF00192296. [cited 2018 Aug 12]. http://link.springer.com/

24. Park A, Stambough JB, Nunley RM, Barrack RL, Nam D. The inadequacy of short knee radiographs in evaluating coronal alignment after total knee arthroplasty. J Arthroplast. 2016;31(4):878–82. [cited 2018 Sep 12]. http://www.ncbi.nlm.nih.gov/pubmed/26410551

25. Abu-Rajab RB, Deakin AH, Kandasami M, McGlynn J, Picard F, Kinninmonth AWG. Hip–knee–ankle radiographs are more appropriate for assessment of post-operative mechanical alignment of total knee arthroplasties than standard AP knee radiographs. J Arthroplast. 2015;30(4):695–700. [cited 2018 Aug 12]. http://www.ncbi.nlm.nih.gov/pubmed/25702592

26. Hutt J, Massé V, Lavigne M, Vendittoli P-A. Functional joint line obliquity after kinematic total knee arthroplasty. Int Orthop. 2016;40(1):29–34. [cited 2018 Aug 12]. http://www.ncbi.nlm.nih.gov/pubmed/25795248

27. Dennis DA. Evaluation of painful total knee arthroplasty. J Arthroplasty. 2004;19(4 Suppl 1):35–40. [cited 2018 Sep 30]. http://www.ncbi.nlm.nih.gov/pubmed/15190547

28. Mandalia V, Eyres K, Schranz P, Toms AD. Evaluation of patients with a painful total knee replacement. J Bone Joint Surg Br. 2008;90(3):265–71. [cited 2018 Sep 30]. http://www.ncbi.nlm.nih.gov/pubmed/18310744

29. Toms AD, Mandalia V, Haigh R, Hopwood B. The management of patients with painful total knee replacement. J Bone Joint Surg Br. 2009;91(2):143–50. https://doi.org/10.1302/0301-620X.91B2.20995. [cited 2018 Sep 30]. http://online.boneandjoint.org.uk.

30. Bäthis H, Perlick L, Tingart M, Lüring C, Zurakowski D, Grifka J. Alignment in total knee arthroplasty. A comparison of computer-assisted surgery with the conventional technique. J Bone Joint Surg Br. 2004;86(5):682–7. [cited 2018 Sep 30]. http://www.ncbi.nlm.nih.gov/pubmed/15274263

31. Skyttä ET, Lohman M, Tallroth K, Remes V. Comparison of standard anteroposterior knee and hip-to-ankle radiographs in determining the lower limb and implant alignment after total knee arthroplasty. Scand J Surg. 2009;98(4):250–3. [cited 2018 Sep 30]. http://www.ncbi.nlm.nih.gov/pubmed/20218424

32. Takai S, Yoshino N, Isshiki T, Hirasawa Y. Kneeling view: a new roentgenographic technique to assess rotational deformity and alignment of the distal femur. J Arthroplasty. 2003;18(4):478–83. [cited 2018 Aug 12]. http://www.ncbi.nlm.nih.gov/pubmed/12820092

33. Eckhoff DG, Piatt BE, Gnadinger CA, Blaschke RC. Assessing rotational alignment in total knee arthroplasty. Clin Orthop Relat Res. 1995;((318)):176–81. [cited 2018 Aug 12]. http://www.ncbi.nlm.nih.gov/pubmed/7671514

第29章 "菜单点菜"式的个性化关节置换

要点

- 关节置换的目的是用高性能的人工关节来替换关节，以适应当代患者的高期望值和更长的预期寿命。
- 教条式的、一刀切的治疗方法不太可能产生可重复的、理想的临床结果。
- 应该根据每个患者的解剖和生物力学个性化地对入路、假体设计和假体位置的不同选择做出决定，并且应该是患者与医生之间分享决定的过程。
- 手术医生应该通过个性化运动学对线和保守的（软组织和骨）关节置换技术，以重建正常功能为目标。
- 这种"菜单点菜"式的个性化关节置换方法挑战了当前的通常做法，其在技术上具有挑战性，但代表了关节置换的技艺水平，因此这种方法适合高手术量的专业的外科医生。

29.1 "菜单点菜"式的个性化关节置换理念

髋膝关节置换手术是改变生活质量的手术，对于终末期骨关节病可以减轻疼痛和恢复关节功能，大约 90% 的髋关节置换患者和 82% 的膝关节置换患者在术后的生活质量得到了改善[1]，但也留下了大量不满意的患者。当代的外科医生要针对手术入路、假体设计和假体组件的体内定位做出决定，然而要想熟练掌握各种组合是有挑战性的，简单的原则在技术上和经济上都更容易执行，因此一刀切式的方法很常见。髋膝关节置换术是一种宽容的手术，更多的是没有高功能要求的老年患者。未来，关节置换医生将面临新的挑战：患者更高的要求、手术预期和更长的预计寿命，以及翻修手术负担的增加。在这里，我们讨论"菜单点菜"式的个性化关节置换

换（图 29.1），关乎患者的个体化治疗和骨/软组织的保护，它在改善总体的满意度的同时，为未来可能的翻修手术保留了骨量。

"菜单点菜"式的个性化关节置换这一理念源于观察到每个患者都是独特的，因此在治疗关节退变时用一成不变的方法不能获得可重复的、最佳的临床结果。骨的质量、关节的解剖、生物力学和运动学在患者之间差异很大。"菜单点菜"式的个性化关节置换的目标是基于这些因素和患者的预期调整每个手术决策。在可行的情况下，通过更小的切口、使用骨保留型的假体设计来进行保守的手术，例如膝关节间室置换和髋关节表面置换，应该有利于未来可能的翻修手术。因此，关于手术入路的选择、假体的不同设计和组件的定位植入，都是基于个体化治疗的理念，目的是用高性能假体来置换关节，尊重并恢复自然生物学状态。

髋[2, 3]、膝[4, 5] 关节置换的运动学对线的目标是通过将假体组件植入在和自然关节生物力学相协调的位置和方向来恢复关节功能。KA 手术技术的目的是恢复自然的关节解剖，调整假体组件的位置来适应个体化脊柱 - 髋关节联动（髋关节置换）或膝关节生物力学（膝关节置换）[6, 7]。技术细节的描述详见第 11、16、17、24 和 25 章。总之，髋关节 KA 是对传统假体植入"安全区"概念的背离，而关注于实现旋转中心、髋臼外展角和股骨髋臼联合前倾角，提供稳定和无撞击的运动范围。这一动态概念在髋、骨盆和脊柱联动机制改变时特别有意义，常见于老年人或脊柱融合之后。膝关节 KA 关注于恢复自然的、关节炎之前的胫骨和髌骨围绕两条股骨横轴（主轴线和髌骨轴线）的屈曲活动，以及胫骨围绕纵轴的旋转，目标是恢复自然关节线的高度和角度以平衡侧副韧带，以及髌股和胫股关节的运动学。髋膝 KA 考虑的是患者特定的关节解剖、关节周围的软组织平衡和关节运动学，以重建生物力学友好的假体关节，这会通过改善假体关节的生物力学（减少假体撞击和边缘负荷的风险）来提高假体

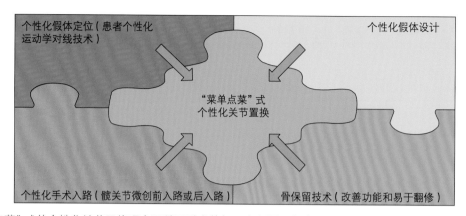

图29.1　"菜单点菜"式的个性化关节置换理念涵盖了手术的每一个方面，包含了手术入路的选择、假体设计和假体植入位置，这些都是基于患者个性化，目的是恢复固有的关节解剖。除非有严重的异常，需要调整假体的位置以补偿较差的关节生物力学，并尽可能地保留骨量和关节周围软组织的完整性

的使用寿命、患者的功能和满意度[8, 9]。

手术入路的选择在髋关节置换中尤为重要，它对术后早期恢复和长期的临床结果有显著的影响。最常争议的是后侧入路（Moore）和直接前入路（Hueter），后入路可以提供充分的显露，也是髋关节翻修手术中最常用的入路，直接前入路是肌间隙、神经间隙入路，对技术要求更高，但有利于早期康复，而且可以采用更为美观的皮肤比基尼切口。当在不同手术入路间进行选择时，医生要考虑到年龄、患者的功能要求、有无前方或后方的软组织挛缩、手术的技术要求以及个体的脊柱-髋关节联动机制（图29.2）[2]。有脊柱退变的老年患者有腰椎僵硬的倾向，在站立的时候，脊柱-髋关节关联为C型或D型[2, 10]，会增加骨盆的后倾。因为这样的患者站立位骨盆的倾角不会有明显的改变，如果髋臼杯的定位是平行于自然髋臼（例如利用髋臼横韧带），这样的患者在站立时有前脱位的风险。通过微创后入路可以保留前方结构的完整性，也有利于后方挛缩关节囊的松解。相反，继发于钳夹型股骨-髋臼撞击综合征的髋关节骨关节炎的年轻患者，更倾向于脊柱-髋关节关联B型[2]，当从站立到坐位转换体位时，骨盆后倾不足[11]。因此在髋关节置换术后，患者处于后脱位的风险。保留后方软组织的完整性就更合理，采用前入路的臼杯充分的前倾就会更好地恢复稳定的关节活动度。当脊柱-髋关节关联是正常的（2A型）[2]，任何的入路都是适合的，即便

作者推崇直接前入路，因为其不需要术后防范后脱位而且能够更早地恢复功能[12]。

理想假体设计的选择取决于众多患者特异性的因素，包括患者功能的需求、骨的质量（骨密度和骨量）、关节形态学、翻修手术的可能性（主要受手术时患者年龄的影响）和假体不稳定的风险。年轻的患者可以受益于硬质关节界面的假体设计，只需要保守的截骨，这些特征会有助于提高关节性能和假体生存率，并更容易翻修。对没有三间室关节炎、韧带不稳定和明显的屈曲挛缩患者进行膝关节间室置换（单髁或髌股关节置换）是一个更安全、功能更好的选择[13]。髋关节表面置换以及股骨颈保留型的全髋关节置换也是保留股骨颈的手术选择。髋关节表面置换的患者的步态比传统长度的股骨柄的患者更正常。在假体失败的时候能够把这些假体翻修为初次标准假体是特别有吸引力的。相比之下，对于老年或多合并症患者，手术医生必须优先考虑患者的安全而不是人工关节的性能。作者认为，单髁置换适合于任何年龄的患者，与全膝关节置换相比，单髁置换功能恢复更快、功能效果更好并且有更低的围手术期并发症发生率和死亡率[14, 15]，即使在年龄75岁以上的患者也是如此[16]。对于髋关节置换，应推广使用带颈领的股骨柄、大直径球头和双动假体，因为它们可以分别降低假体下沉、围手术期股骨骨折[14]和不稳定的风险[10]。

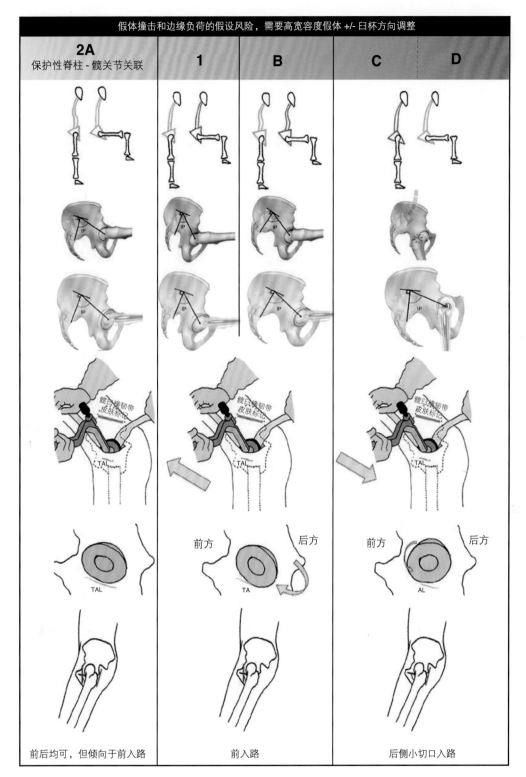

图 29.2 示意图显示个体化脊柱－髋关节关联的类型如何影响 THR 假体的个性化定位。确定患者脊柱－髋关节关联（spine-hip relationship, SHR）类型后指导手术规划，涉及手术入路的选择、假体的设计和定位

29.2　能做到吗？

通过众多的假体设计和手术入路可靠地实现运动学植入假体需要高水平的专业知识。"菜单点菜"式的个性化理念代表了植入假体的最新技术，目标是高度专业化、高手术量的接受过多种专业训练的关节置换医生。使用导航、个性化截骨导板或定制假体等辅助技术，有助于达到更高的手术可靠性。最终，提供个性化的、保守的关节置换依赖于医生个体对特定患者的灵活考虑和实施手术的能力。

29.3　对现状的挑战

"菜单点菜"式的关节置换概念挑战着当前手术技术和假体的发展趋势。成本效益高的关节置换是一个有价值的社会目标，使用技术上宽容的手术技术，采用负担得起的假体会减少医疗系统中不必要的变化。一般来说，如果大多数外科医生都能熟练和频繁地进行关节置换术，则更有可能实现满意的功能。医生一般不愿意实施很少使用的，或技术上困难的创新性的个性化解决方案来挑战现状，比如双间室置换和保留股骨颈的髋关节置换或髋关节表面置换。医生个人手术效果的公开报道会鼓励医生去做难以翻修但疗效很好的手术[17]。"菜单点菜"式个性化解决方案是一种循证的理念，但需要额外的专业知识水平。运动学对线、膝关节间室置换和保守的髋关节置换需要目前基础培训之外的经验，但当由专家级医生实施时，可能会获得出色的短期和长期效果。

29.4　病例

29.4.1　*病例* 1

矢状面平衡的 80 岁患者，右髋骨关节炎（图

29.3b, c）和退变僵硬的脊柱，混合型脊柱 - 髋关节关联，B/C 型（正常骨盆入射角 ≈ 55°，站立位腰椎前凸角 ≈ 21°，存在 24° 的不匹配，低骶骨倾斜角变化值 ≈ 10°）（图 29.3a）。患者站立时有 10° 的骨盆过度后倾，这就导致了代偿性的脊柱矢状面失衡，坐位时骨盆缺少 10° 的后倾。在这个患者髋关节置换时如果采用解剖学位置安放假体，将会造成不利的运动学、站立时撞击（后方边缘负荷和不稳定）和坐位撞击（前方边缘负荷和不稳定）。为了避免这些风险，患者接受了通过微创后入路的运动学对线的双动髋关节置换，这就保留了前方关节囊的完整性，解剖放置（未做调整）的双动臼杯可以增加活动度，避免撞击和不稳定。为了降低术中股骨骨折或下沉的风险，植入的是双锥带颈领的生物型股骨柄。

29.4.2　*病例* 2

62 岁高活动量患者，右髋骨关节炎（图 29.4b, c），脊柱 - 髋关节关联 B 型（正常骨盆入射角 ≈ 60°，正常站立位腰椎前凸角 ≈ 52°，低骶骨倾斜角变化值 6°）（图 29.4a）。解剖学对线全髋关节置换会导致不利的运动学、坐位时撞击（后方边缘负荷）和后方不稳定。为了降低这些风险，为患者采用了微创直接前方入路的运动学对线全髋关节置换，保留了后方关节囊以及外旋肌群的完整性，股骨柄解剖学植入，保持自然的股骨前倾，髋臼杯的定位做了微调，相对于髋臼横韧带增加额外的 5° 前倾，顾及稳定性和耐用性选择 36 mm 陶瓷 - 陶瓷界面（图 29.4e, f）。

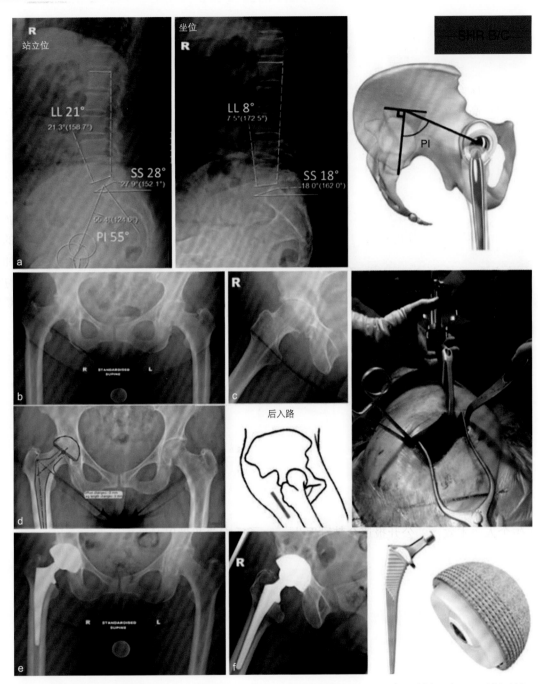

图 29.3 病例 1：老年患者的右髋骨关节炎，骨质尚好，脊柱-髋关节关联 B/C 型，采用后侧入路，运动学对线 THR，生物型带颈领股骨柄和双动髋臼杯。术前腰椎-骨盆侧位片（a），站立位（左），坐位（右）。术前站立位前后位骨盆片（b），右髋侧位（c）。KA-THA 数字模板测量（d）。术后平卧位骨盆片（e）和右髋关节侧位片（f）

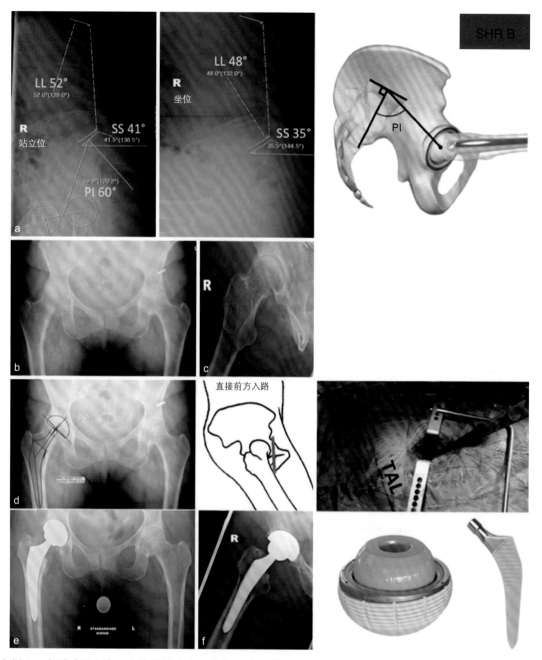

图 29.4　病例 2：高活动量患者，右髋骨关节炎，骨盆 – 髋关节关联 B 型。采用运动学对线 THR，生物型无颈领股骨柄，大直径陶瓷 – 陶瓷界面，直接前方入路。术前腰椎 – 骨盆侧位片（a），站立位（左），坐位（右）。术前站立位骨盆前后位片（b），髋关节侧位片（c）。KA-THA 数字模板测量（d），术后前后位骨盆仰卧位片（e）以及右髋关节术后侧位片（f）

（Charles Rivière, Ciara Harman, Kartik Logishetty 著

李子剑 译　王志为　谢　杰 审校）

参考文献

1. Provisional Quarterly Patient Reported Outcome Measures (PROMs) in England—Data Quality Note April 2017 to March 2018.

2. Rivière C, Lazennec J-Y, Van Der Straeten C, Auvinet E, Cobb J, Muirhead-Allwood S. The influence of spine-hip relations on total hip replacement: a systematic review. Orthop Traumatol Surg Res. 2017;103(4):559–68.

3. Riviere C. Kinematic versus conventional alignment techniques for total hip arthroplasty: a retrospective case control study. Orthop Traumatol Surg Res. 2019;105:895–905.

4. Howell SM, Papadopoulos S, Kuznik KT, Hull ML. Accurate alignment and high function after kinematically aligned TKA performed with generic instruments. Knee Surg Sports Traumatol Arthrosc. 2013;21(10):2271–80.

5. Rivière C, Iranpour F, Auvinet E, Howell S, Vendittoli P-A, Cobb J, et al. Alignment options for total knee arthroplasty: a systematic review. Orthop Traumatol Surg Res. 2017;103(7):1047–56.

6. Almaawi AM, Hutt JRB, Masse V, Lavigne M, Vendittoli P-A. The impact of mechanical and restricted kinematic alignment on knee anatomy in total knee arthroplasty. J Arthroplast. 2017;32(7):2133–40.

7. Hutt JRB, LeBlanc M-A, Massé V, Lavigne M, Vendittoli P-A. Kinematic TKA using navigation: surgical technique and initial results. Orthop Traumatol Surg Res. 2016;102(1):99–104.

8. Price AJ, Alvand A, Troelsen A, Katz JN, Hooper G, Gray A, et al. Knee replacement. Lancet. 2018;392(10158):1672–82.

9. Takahashi T, Ansari J, Pandit H. Kinematically aligned total knee arthroplasty or mechanically aligned total knee arthroplasty. J Knee Surg. 2018;31(10):999–1006.

10. Dagneaux L, Marouby S, Lazic S, Canovas F, Riviere C. Dual mobility device reduces the risk of prosthetic hip instability for patients with degenerated spine: a case-control study. Orthop Traumatol Surg Res. 2019;105:461–6.

11. Grammatopoulos G, Speirs AD, Ng KCG, Riviere C, Rakhra KS, Lamontagne M, et al. Acetabular and spino-pelvic morphologies are different in subjects with symptomatic cam femoro-acetabular impingement: acetabular and spinopelvic morphology in FAI. J Orthop Res. 2018;36(7):1840–8.

12. Taunton MJ, Trousdale RT, Sierra RJ, Kaufman K, Pagnano MW. John Charnley Award: randomized clinical trial of direct anterior and miniposterior approach THA. Clin Orthop. 2018;476(2):216–29.

13. Burn E, Liddle AD, Hamilton TW, Judge A, Pandit HG, Murray DW, et al. Cost-effectiveness of unicompartmental compared with total knee replacement: a population-based study using data from the National Joint Registry for England and Wales. BMJ Open. 2018;8(4):e020977.

14. Commitee NS. National Joint Registry for England, Wales, Northern Ireland and the Isle of Man: 15th annual report, 2017. National Joint Registry Centre. 2018.

15. Arirachakaran A, Choowit P, Putananon C, Muangsiri S, Kongtharvonskul J. Is unicompartmental knee arthroplasty (UKA) superior to total knee arthroplasty (TKA)? A systematic review and meta-analysis of randomized controlled trial. Eur J Orthop Surg Traumatol. 2015;25(5):799–806.

16. Fabre-Aubrespy M, Ollivier M, Pesenti S, Parratte S, Argenson J-N. Unicompartmental knee arthroplasty in patients older than 75 results in better clinical outcomes and similar survivorship compared to total knee arthroplasty. A matched controlled study. J Arthroplast. 2016;31(12):2668–71.

17. Liddle AD, Judge A, Pandit H, Murray DW. Adverse outcomes after total and unicompartmental knee replacement in 101 330 matched patients: a study of data from the National Joint Registry for England and Wales. Lancet. 2014;384(9952):1437–45.